LA

VÉRITÉ EN

SUIVIE

de l'étude de quelques-unes des sciences qui lui prêtent leur concours;

OUVRAGE PUBLIÉ

PAR UNE SOCIÉTÉ DE MÉDECINS ET DE SAVANTS,

sous la direction de

F. PERRUSSEL,

Docteur en Médecine,

Ex-interne des hôpitaux de Lyon, membre correspondant du cercle chirurgical de Montpellier, des sociétés homœopatiques de Leipsick, Liège, Madrid, Lyon, etc.

ET ORNÉ DES PORTRAITS DE S. HAHNEMANN, DU COMTE S. DES GUIDI ET D'UN DESSIN DU PETIT HOPITAL QUE L'AUTEUR A LE PROJET DE FONDER EN 1847.

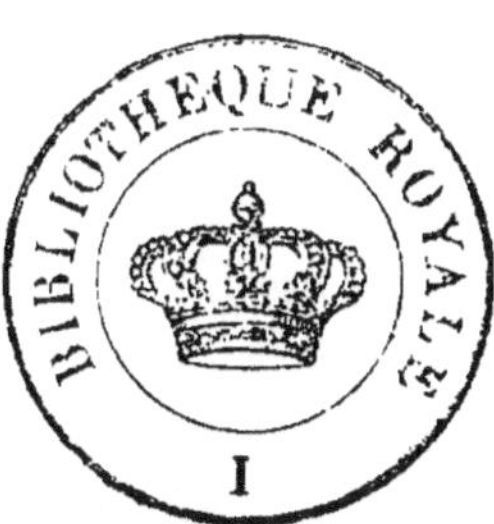

« Si pour cultiver les sciences il faut
» les séparer, pour les perfectionner il
» faut les réunir. Elles ne s'accroissent et
» ne se complètent que par des échanges.
(D'AMADOR, *professeur à Montpellier.*)

NANTES,

IMPRIMERIE DE CH. GAILMARD, RUE DE GUÉRANDE, 3.

1846.

LA
VÉRITÉ EN MÉDECINE,

SUIVIE

de l'étude de quelques-unes des sciences qui lui prêtent leur concours;

OUVRAGE PUBLIÉ

PAR UNE SOCIÉTÉ DE MÉDECINS ET DE SAVANTS,

sous la direction du

Docteur F. PERRUSSEL,

Disciple de Hahnemann,

Ex-interne des hôpitaux de Lyon, membre correspondant du cercle chirurgical de Montpellier, des sociétés homœopathiques de Leipsick, Liége, Madrid, Lyon, Paris, etc., décoré d'une médaille d'honneur pour ses services au choléra de Marseille, en 1835.

AVEC LES PORTRAITS DE S. HAHNEMANN ET DU COMTE S. DES GUIDI.

« Si pour cultiver les sciences il faut les
» séparer, pour les perfectionner il faut
» les réunir. Elles ne s'accroissent et ne se
» complètent que par des échanges. »
(D'AMADOR, *professeur à Montpellier.*)

PARIS,

CHEZ BAILLIÈRE, RUE DE L'ÉCOLE DE MÉDECINE, 17.

NANTES,

CHEZ TOUS LES LIBRAIRES.

1846-47.

1847

LA
VÉRITÉ EN MÉDECINE,

SUIVIE

de l'étude de quelques-unes des sciences qui lui prêtent leur concours;

OUVRAGE PUBLIÉ

PAR UNE SOCIÉTÉ DE MÉDECINS ET DE SAVANTS,

sous la direction du

Docteur F. PERRUSSEL,

Disciple de Hahnemann,

Ex-interne des hôpitaux de Lyon, membre correspondant du cercle chirurgical de Montpellier, des sociétés homœopathiques de Leipsick, Liége, Madrid, Lyon, Paris, etc., décoré d'une médaille d'honneur pour ses services au choléra de Marseille, en 1835.

AVEC LES PORTRAITS DE S. HAHNEMANN ET DU COMTE S. DES GUIDI.

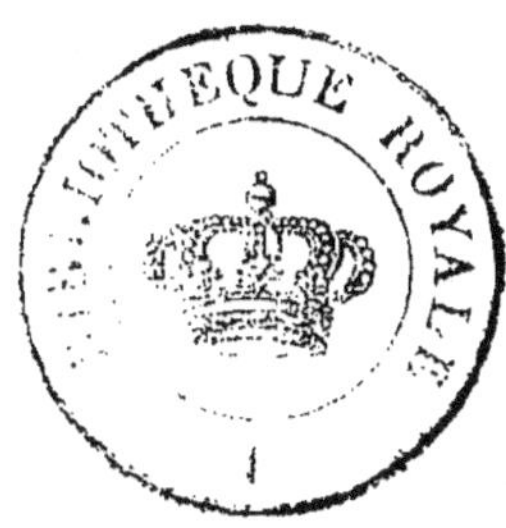

« Si pour cultiver les sciences il faut les
» séparer, pour les perfectionner il faut
» les réunir. Elles ne s'accroissent et ne se
» complètent que par des échanges. »

(D'AMADOR, *professeur à Montpellier.*)

PARIS,

CHEZ BAILLIÈRE, RUE DE L'ÉCOLE DE MÉDECINE, 17.

NANTES,

CHEZ TOUS LES LIBRAIRES.

1846-47.

1847

A

LA MÉMOIRE

DE

SAMUEL HAHNEMANN;

AU

VÉNÉRABLE COMTE S. DES GUIDI,

Doyen des homœopathes français, à Lyon, docteur en médecine, INTRODUCTEUR de l'Homœopathie en France, chevalier de la Légion-d'Honneur, ancien inspecteur de l'université, membre de plusieurs sociétés savantes, auteur et propagateur des premières traductions des principaux ouvrages sur l'Homœopathie, etc., etc.;

A

M. LE DOCTEUR RISUEÑO D'AMADOR,

Professeur de pathologie et de thérapeuthique générale à Montpellier, Chevalier de la Légion-d'Honneur, de l'ordre d'*Isabelle II La Catholique*, etc., etc., etc.

Témoignages d'estime et de reconnaissance,

Dr F. PERRUSSEL.

Nantes, 30 avril 1847.

AVANT-PROPOS.

Pendant la publication de cet ouvrage, et lorsque chacune de ses livraisons faisait son entrée dans la société, l'intérêt qu'excitait partout la nouvelle doctrine, appelait l'attention des lecteurs sur l'esprit nouveau sous lequel nous présentions la réforme de Hahnemann. Les amis de cette médecine, comme ceux qui la repoussaient sans la connaître, les hommes étrangers à l'art de guérir, aussi bien que les médecins, tous désiraient trouver dans cet écrit la démonstration évidente de ses principes, et la preuve irrécusable de sa logique.

Réduit presque à nos propres forces, et entraîné par le besoin de dire nos convictions, pour en faire naître de nouvelles, nous avons abordé franchement ce travail, avec les opinions *philosophiques*, *médicales* et *socialistes* que nous avons acquises depuis quinze ans, par la série des divers travaux auxquels nous nous sommes livré, et surtout par le contact que nous avons eu avec les hommes nouveaux et supérieurs de notre époque.

La méthode que nous avons adoptée est celle suivie dans les sciences; nous avons dû procéder du connu à l'inconnu, pour arriver, à l'aide de l'analyse et de la logique, à la doctrine en cause, et une fois sur ce terrain, nous avons esquissé la question dans tous ses détails, pour la traiter avec toute la partialité de l'historien et du philosophe.

Nous savons qu'on nous a reproché déjà, comme on nous reprochera encore, d'avoir allié à la médecine, à sa science, à son dogme, à ses corollaires, des doctrines encore en litige, regardées comme *hypothèses*, comme *utopies* par les hommes *réputés* de bon sens, et d'avoir compromis peut-être l'avenir d'une vérité médicale, en l'associant ainsi avec des projets de réformes sociales, comme celles proposées par l'école de FOURIER.

C'est pour répondre à ces accusations, que nous avons senti le besoin de faire précéder notre livre des lignes suivantes qui expliqueront toute notre pensée.

D'abord, qu'est-ce que la médecine ?

N'est-ce que la science de l'art de guérir ; ne doit-elle s'occuper que des maladies physiques et morales ; et en dehors d'elles, doit-elle rester étrangère à tout ce qui peut servir au bonheur, à l'harmonie de l'âme et du corps ? Sous ce double rôle, n'est-elle pas quelque chose de plus qu'une simple science, ne devient-elle pas un sacerdoce ?

Le médecin ne doit-il être qu'un *guérisseur* confiné dans le silence de son cabinet, recherchant en dehors du monde et de ses influences, les secrets que renferme la science de son art ?

S'il en était ainsi, il faudrait dire adieu à la foi, à l'enthousiasme, aux nobles élans de l'âme et du cœur ; à ces sympathiques influences qui naissent de mille rapports que l'amitié cimente, que l'esprit anime, que la science éclaire ; à ces conseils d'ordre supérieur, à ces réformes législatives, à ces administrations nouvelles, que l'étude de la physiologie humaine comme celle de toutes les sciences, permet aux médecins de produire, souvent avec une lucidité heureuse !

C'est donc parce que la médecine appelle ses prêtres à une pareille mission, qu'elle doit embrasser dans sa doctrine toutes les idées, toutes les réformes ; son but est l'harmonie, son monde est l'univers !

Eh quoi ! le médecin à force de zèle et de science, aura,

après des veilles prolongées, et souvent au péril de sa santé, rendu la vie à un de ses semblables qui était devenu son ami, son frère, et vous voulez qu'il lui reste indifférent, qu'il l'abandonne, à la merci d'une société égoïste et qu'il attende, pour s'occuper avec le même intérêt de lui, qu'une nouvelle crise vienne mettre encore ses jours en danger? Vous voulez que, satisfait comme savant, d'une difficulté vaincue, il se retire en enregistrant, avec le froid d'un mathématicien, la preuve d'un fait..., qu'il sourie à son esprit, et qu'il interdise à son cœur les élans de la sympathie, cette communion de l'avenir!!!

Vous exigeriez, qu'après tant de labeur et sur le point de voir menacée à nouveau une existence qu'il vient de sauver, il ne se préoccupât nullement des causes, des influences qui peuvent assiéger son malade?... Si ce dernier, père de famille ou simple ouvrier, se trouve, après une longue maladie qui a brisé ses membres, réduit à la plus affreuse misère, ainsi que les siens, vous voudriez que le médecin ne s'occupât plus de ce qui n'a aucune espèce de rapport, suivant vous, avec la science de son art et que pâlissant à nouveau sur ses livres, il attendît l'heure d'employer son sacré ministère?

Oh! si c'est là la médecine que vous voulez imposer à des hommes de cœur, pour profession honorable ici-bas, souffrez que nous refusions de nous enrôler sous un pareil drapeau qui a bien pu être la bannière des sectes médicales du passé, mais qui ne peut être celle d'une science aussi vraie, aussi entraînante, aussi chrétienne que l'HOMOEOPATHIE!

Et si la médecine doit être autre chose,..... dites-nous donc alors ce qu'elle peut être? où commence sa doctrine, où doit finir son influence?

Si le médecin doit être guérisseur et socialiste; s'il doit s'occuper de la société dans laquelle va rentrer son malade sauvé, et des chances salutaires qu'elle offre à celui-ci pour le présent et l'avenir,.... dites-nous donc quelles études socialistes alors, le médecin est appelé à faire ; tranquillisez-le en lui offrant par votre législation *cette organisation du travail*, tant désirée, tant appelée et si mal comprise et étudiée par vos économistes de renom ?

En démontrant au contraire, le lien étroit qui attache la médecine à l'étude des sciences sociales, nous avons voulu faire voir le rôle nouveau, intéressant et utile qu'est appelé à remplir une réunion d'hommes dont les lumières et le dévouement pourraient servir d'une manière plus complète encore, le bonheur de l'humanité.

Nous avons tenu à faire voir le côté vraiment chrétien de ces études nouvelles ; nous sommes allé même jusqu'à exposer par des faits, comment tout dans l'univers se rallie au même principe, et par conséquent nous avons espéré éloigner de certains esprits, l'accusation d'étrangeté appliquée à nos idées, en faisant reconnaître qu'elles découlent toutes d'une même théorie, d'une même LOI : l'ATTRACTION, l'AMOUR.

Nous le répétons, en montrant l'homœopathie comme toutes les sciences, toutes les doctrines, découlant de cette même source divine, nous n'avons pas cru jeter le moindre nuage sur la valeur de ses principes, ni compromettre en rien le succès de son avenir ; nous avons été entraîné surtout, par le désir d'une bonne action, en appelant à une aussi inté-ressante étude, des hommes d'intelligence et de cœur que divise encore un triste esprit de parti !...

Si nous réussissons dans notre entreprise, que tout le succès en revienne à la sainteté d'une cause aussi belle ; si au contraire nous devons échouer, que la faute retombe sur l'apôtre présomptueux qui n'aura pas su faire la part d'un désir, avec l'impuissance de ses moyens, et qui n'aura pas pu, de si féconds éléments, tirer la semence nécessaire à la réussite d'une aussi grande vérité !

Nantes, 30 *avril* 1847.

A

LA MÉMOIRE

DE

SAMUEL HAHNEMANN;

AU

VÉNÉRABLE COMTE S. DES GUIDI,

Doyen des homœopathes français, à Lyon, docteur en médecine, INTRODUCTEUR de l'Homœopathie en France, chevalier de la Légion-d'Honneur, ancien inspecteur de l'université, membre de plusieurs sociétés savantes, auteur et propagateur des premières traductions des principaux ouvrages sur l'Homœopathie, adressés aux académies, aux médecins, aux savants de tous les pays, etc., etc.;

A

M. LE DOCTEUR RISUEÑO D'AMADOR,

Professeur de pathologie et de thérapeuthique générale
à Montpellier;

Témoignage de regrets, de reconnaissance et d'admiration,

Dr F. PERRUSSEL.

Nantes, ce 1er novembre 1846.

À TOUS.

A une époque comme la nôtre, où les esprits, fatigués des luttes qui ont si longtemps bouleversé la société, semblent se replier sur eux-mêmes pour méditer sur les découvertes modernes et en rendre l'application facile et profitable à tous ; pourquoi, au milieu de tant de généreux efforts, les médecins resteraient-ils étrangers à cet admirable élan, et ne chercheraient-ils pas à soumettre de nouveau leur art aux règles sévères de la logique, en étudiant avec toute la dignité que commande un pareil sujet, les progrès opérés dans son sein ou promis par une école nouvelle ?

Il n'est pas possible en effet qu'une indifférence coupable ou une opposition systématique puissent retenir toujours dans les limbes de la routine, des hommes dont le sacerdoce est aussi sacré que celui du prêtre, et qui ont juré de faire servir leurs études aux progrès et au bonheur de l'humanité.

1

Il est inutile aujourd'hui de le nier, l'art de guérir, on le sait trop, n'est pas du tout établi sur une base véridique : toutes les doctrines, depuis des siècles, s'attribuent l'honneur de l'avoir élevé au rang de science positive ; et pendant que les systèmes divers, glorifiés et délaissés tour à tour, se disputent la victoire, les malades, soumis à leur expérience trompeuse, succombent de toute part, comme pour donner aux vaines théories du passé un démenti solennel.

Aujourd'hui, le problème n'est plus seulement entre Hippocrate et Galien, dont les préceptes sont respectés pour leur juste valeur ; la question plus vaste encore et plus rajeunie, ne doit être résolue qu'à l'aide des études variées que peut embrasser dans son intelligence multiple, l'esprit de l'homme à notre époque.

L'étude des sciences médicales offre à la pensée un vaste champ à parcourir, où se déroule successivement l'immense réseau des connaissances humaines. Il ne s'agit plus, en effet, comme autrefois, d'avoir quelques aperçus sur l'anatomie, quelques recettes de plantes ; de posséder certains arcanes, certaines formules sacramentelles, et de porter, avec une espèce de magnanimité, la perruque à trois marteaux et la canne à pomme d'or. Non, le médecin au xixᵉ siècle doit être versé dans toutes les connaissances acquises, aussi bien celles simplement du domaine des lettres et des sciences naturelles, comme celles plus élevées et plus métaphysiques qui traitent de la théologie et de la philosophie générale.

La science de la médecine, c'est-à-dire celle qui s'occupe de conserver la santé et de guérir les maladies de l'homme, cet être supérieur dans la création, cette admirable synthèse de l'univers, dont il résume, dans son atôme parfait, les éléments multiples....., est bien à notre avis la science première, pivotale, à placer en tête de la vaste hiérarchie des études si difficiles et si diverses que nous avons à faire tous, pour arriver à comprendre et servir la destinée que nous devons remplir ici-bas. C'est la seule, on peut le dire, qui réponde avec vérité à l'aphorisme de Delphes : γνωθι σεαυτον : Connais - toi toi - même. Bien comprise dans son immense étendue et variété, cette sience intégrale de l'homme, c'est-à-dire physique et morale, donne à l'esprit une supériorité incontestable dans toutes les questions qui lui sont soumises, et permet ainsi à celui qui la possède de remplir, dans quelque condition de la société où il soit placé, une haute mission d'ordre et d'harmonie providentielle.

Comment, en effet, raisonner sur l'équilibre à faire naître ou à conserver dans n'importe quelle organisation de la société, si de bonne heure l'esprit du législateur n'a pas été préparé par l'étude des lois d'harmonie qui régissent la nature et l'homme, son admirable image ? Comment arriver à faire régner la paix dans les populations hétérogènes qui s'agitent, s'antagonisent sur le globe, si tout d'abord on ne sait pas les lois de rapport et de contraste qui existent dans la nature, et si on n'a pas réfléchi longtemps sur les moyens de faire prévaloir les uns sur les autres, en étudiant, par exemple, dans la biologie humaine, les fonctions diverses, contrastées et sympathiques dont l'accord parfait, bien entretenu, amène seul la santé, l'harmonie?

Nous n'hésitons pas à le proclamer, il faut en revenir plus que jamais à l'aphorisme grec, et étudier l'homme non pas isolé, mais bien dans ses rapports *avec l'univers, avec ses semblables, avec Dieu,* car c'est sous la trinité admirable de de cette large conception, que l'on acquerra les connaissances nécessaires, indispensables, pour remplir dignement le rôle de directrice qui a été donné à l'intelligence humaine.

Nous faisons donc des vœux pour que l'étude des sciences physiologiques entre, comme complément intégral du cadre de l'enseignement universitaire, dans toutes les écoles du royaume, depuis les colléges les plus secondaires jusqu'à l'école polytechnique, où il est honteux, on peut dire, qu'elle ne soit pas encore professée.

Pour contribuer, nous aussi, à cette mission d'unité à laquelle tendent aujourd'hui les sciences, cédant au désir qui nous entraîne malgré la conviction où nous sommes de la faiblesse de nos moyens, nous allons chercher à démontrer le degré de vérité qu'a acquis la médecine et la mission importante qu'elle est appelée à exercer dans le monde.

Le plan que nous suivrons dans ce travail d'un genre tout à fait nouveau, et pour lequel nous réclamons l'assistance de nos confrères et des hommes adonnés aux études humanitaires, se renferme dans les limites suivantes :

Chaque livraison présentera des considérations générales sur ces données :

1° *Doctrine et philosophie médicale,* c'est-à-dire recherche de la loi, de la vérité, de la science qui doit servir enfin de base à la médecine, jusqu'à ce jour regardée comme incertaine.

2° *Physiologie générale,* ou étude des lois qui président à la vie, à l'équilibre, à l'harmonie des fonctions des êtres.

3° *Hygiène,* ou étude des conditions nécessaires., que doivent avoir les éléments divers et les circonstances, pour servir à l'entretien de la santé, de l'harmonie.

4° *Thérapeutique,* recherche et étude expérimentale des instruments ou remèdes qui servent à guérir.

5° *Clinique interne et externe,* observations de guérisons obtenues dans les maladies.

6° *Variétés.* Nouvelles scientifiques, congrès, écoles, cours, propagande homœopathique.

Écrivant pour toutes les intelligences, nous chercherons à éloigner de notre rédaction toutes les formes et expressions sous lesquelles tenait à se voiler la médecine du passé, et nous prendrons le langage le plus simple et le mieux approprié à notre but, afin d'arriver plus facilement à nous faire comprendre de tous.

Seulement, comme le temps nous suffit à peine déjà pour remplir l'immense tâche que nous apporte chaque jour notre position médicale, et devant prendre sur nos nuits les heures consacrées à ce nouveau travail, nous espérons beaucoup de l'indulgence de nos lecteurs, pour nous faire pardonner ce que notre style laissera sans doute à désirer, sous le rapport du coloris et de la correction peut-être, cherchant plutôt à répandre la vérité et l'esprit de la pensée, que la forme plus ou moins brillante de sa lettre morte.

Notre désir étant de publier assez de livraisons pour faire de toutes un volume, qui puisse être relié; nous aurons soin de faire suivre chaque article sans *nouveau titre général*, mais avec sa pagination continue et correspondante, afin qu'on puisse réunir convenablement les pages et faire de chaque mémoire un tout compact et non divisé, pour cette raison encore, les signatures ne paraîtront qu'à la *fin réelle* des articles traités, et non à chaque numéro.

La médecine devait suivre la loi du progrès général et arriver à l'état de *science positive;* tant d'hommes de génie, tant de travaux importants ne pouvaient avoir apparu sans résultat; l'heure de la réhabilitation devait donc sonner aussi pour elle, car sa place était marquée par le doigt de Dieu, dans le concert harmonieux que font entendre dans l'humanité, les vérités déjà conquises! Faible soldat d'une nouvelle phalange, nous allons essayer nos forces à un travail de géant, mais du moins la foi qui nous conduit nous fera pardonner notre témérité en faveur de la sainteté du sujet, et si nous sommes assez heureux pour satisfaire un peu nos lecteurs, eh bien! les sympathies dont ils voudront nous honorer seront, avec le sentiment d'un devoir accompli, la plus belle et la plus noble récompense que nous puissions désirer.

F. PERRUSSEL, d. m. h.

LA VÉRITÉ EN MÉDECINE,

DÉMONTRÉE PAR

LA LOI DE L'ATTRACTION UNIVERSELLE.

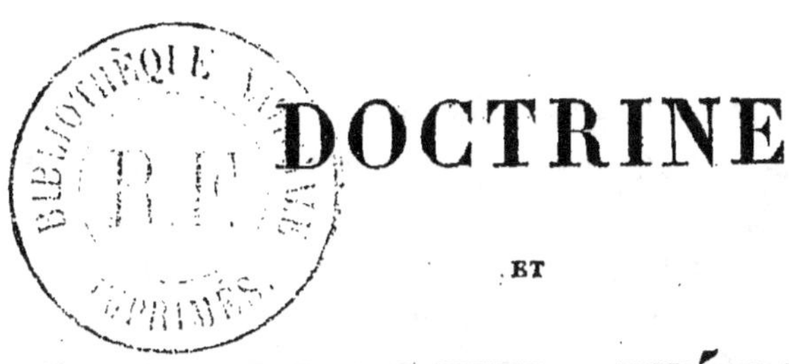

DOCTRINE

ET

PHILOSOPHIE MÉDICALE.

LA VÉRITÉ EN MÉDECINE,

TROUVÉE ET DÉMONTRÉE

PAR LA LOI DE L'ATTRACTION UNIVERSELLE.

> « Pour qu'il y ait dans l'univers
> » UNITÉ de système, il faut qu'il
> » y ait UNITÉ de loi;
> » Les attractions sont propor-
> » tionnelles aux destinées;
> » La destinée de tous les êtres,
> » comme de tous les mondes, est
> » l'UNITÉ, l'HARMONIE!
> « *Trahit sua quemque voluptas.*»

La VÉRITÉ est une... Toutes les sciences, toutes les découvertes démontrées vraies par l'expérience, ne peuvent être
que des corollaires qui émanent d'une VÉRITÉ PRIMORDIALE,
pour tendre au même but : l'UNITÉ... De même que les
rayons d'un cercle, *quelle que soit leur direction*, doivent partir d'un point CENTRAL, UNIQUE, pour arriver tous aussi vers
un horizon commun : la CIRCONFÉRENCE.

En partant de cette idée, s'il est possible de trouver la LOI
qui préside à la destinée de l'être collectif, HUMANITÉ; il faudra, pour être *vraies*, que les *lois secondaires, dites vérités*

1—a

par les faits, se rattachent, par analogie du moins, à la loi première et fondamentale.

Ainsi, nous aurons donc découvert la VÉRITÉ en médecine, si, après avoir démontré la loi qui dirige la marche générale des choses, nous faisons voir cette science comme un corollaire de cette loi.

Mais pour atteindre ce but difficile, et remplir dignement cette tâche bien au-dessus de nos forces, nous sentons tout le besoin que nous avons, soit pour l'étrangeté peut-être du sujet, comme pour le cadre immense qu'il embrasse, de l'extrême indulgence de nos lecteurs que nous prions de vouloir bien nous juger plutôt sur l'intention qui nous anime en faveur de notre cause, que sur les difficultés sans nombre que présente ce travail.

Désireux d'écrire pour tous les esprits, et non plus seulement pour les médecins de toutes les écoles, chez lesquels nos travaux, restent souvent enfouis au milieu de leurs autres publications, nous avons dû, comme preuve importante à citer en faveur de notre thèse, décrire avant la question médicale, d'abord l'histoire de l'humanité. En effet, comme philosophie et point saillant de vérité, elle préparera, par la logique des faits et la démonstration évidente de la GRANDE LOI qui en découle, les esprits avancés et sérieux qui nous liront, à la conception de l'idée-mère qui nous occupe et à l'admission logique par eux de la médecine nouvelle que nous tenons à faire voir comme un corollaire de cette même loi. On nous pardonnera donc, en raison de l'importance que nous y attachons, de faire entrer dans une question de DOCTRINE ET DE PHILOSOPHIE MÉDICALE l'étude historique de l'humanité, qui peut-être, nous l'espérons, paraîtra à certains esprits comme à nous, offrir à la vérité que nous allons chercher, des traits de lumière nécessaires pour apporter enfin dans un semblable sujet, la lucidité de pensée et la simplicité de forme qu'on a voulu jusqu'à ce jour lui refuser.

COUP-D'ŒIL SYNTHÉTIQUE

SUR LA MARCHE PROGRESSIVE DE L'HUMANITÉ.

> « Trouver la loi qui a présidé à la
> » marche progressive de l'humanité et
> » démontrer l'analogie de cette loi avec
> » celle qui doit servir de base à la
> » vérité en médecine. »

Le philosophe moderne qui consacre sa vie à l'étude des faits et qui, jetant un regard en arrière, envisage d'un coup-d'œil intelligent l'immense tableau de l'humanité, reconnaît avec bonheur de combien s'élève au-dessus des époques passées, la phase nouvelle dans laquelle nous sommes engagés aujourd'hui; et désireux d'étudier les faits nombreux, variés qu'il découvre à chaque regard et dont l'ensemble vient lui donner la forme agréable ou triste du tableau, il cherche à savoir et à dévoiler par quelles séries de circonstances se sont succédé les faits passés, pour arriver ainsi à constituer un tout plus ou moins régulier et uniforme.

C'est là ce qu'on appelle aller du connu à l'inconnu, du passé vers le présent et l'avenir... Or, s'il advient qu'étonné de ce phénomène, il se mette à l'œuvre pour découvrir la loi qui le dirige, il voudra acquérir une preuve évidente de ce fait gigantesque, admirable, et n'éprouvera dès-lors de satisfaction réelle, que lorsque son intelligence, aiguillonnée sans cesse par un amour irrésistible pour la vérité, lui aura fait trouver, à l'aide de l'analyse ou de la synthèse, la cause qui engendre tous les effets dont il aura constaté l'existence.

Mais en agissant ainsi, il ne sera pas seulement philosophe, ami de la vérité, il sera savant, c'est-à-dire celui qui comprend, qui peut appliquer et prédire..... Il ne sera plus seulement inspiré par un froid raisonnement basé sur des données ou sur des illusions chimériques, mais il sera guidé avec certitude, et toujours par cette puissance magique que donne la découverte d'une *loi*. Il sera fort et entraînant, lui aussi, parce qu'il aura non pas cette foi aveugle et soumise qui fait tout accepter sans examen, mais cette foi vive et forte que donne seule la SCIENCE, et qui seule aussi fait entreprendre et réaliser de grandes et sublimes choses!

Que notre intelligence s'arrête donc un instant sur l'immense panorama que nous offre l'univers, et voyons si pour expliquer les phénomènes qui s'y multiplient, nous trouverons une seule et même cause, une seule et grande loi, comme directrice suprême!

Sans chercher sur la création du monde, si les traducteurs de la *Genèse* nous ont donné le dernier mot de cette vieille énigme, qu'il nous suffise simplement de nous en rapporter aux démonstrations de la science, qui ne peut plus être controversée à ce sujet, et avec laquelle on est forcé aujourd'hui d'accorder aux textes de l'Écriture une coïncidence parfaite.

Dans l'univers, depuis le premier jour, deux ordres d'êtres existent et se perpétuent sans cesse, savoir : les corps inertes, inanimés, qui constituent le monde matériel, et les êtres vivants, qui se divisent en trois classes : les êtres simplement vivants, sans mouvements, les végétaux; les animaux ou êtres mobiles; enfin les êtres placés au degré supérieur et jouissant de la triple faculté de vivre, de se mouvoir et de penser.

A tous ces êtres qui constituent à eux seuls la création, doivent appartenir des destinées diverses, et, comme conséquence nécessaire, des facultés proportionnelles différentes; de là découlent deux faits évidents, curieux à étudier : le premier, c'est le besoin d'une loi générale qui gouverne et harmonise tout; et le second, la différence malgré cela qu'on remarque dans les deux mondes connus, savoir : l'ordre le plus parfait dans le monde sidéral et matériel; le désordre le plus complet dans le monde des êtres doués de la pensée et du noble pouvoir de céder ou de résister à leurs facultés natives! Un pareil désaccord ne doit pas exister: où serait, en effet, l'unité de système qui est le plus noble attribut de Dieu? où serait pour toutes ses créatures, le moyen d'arriver au même but final, qui est l'harmonie? Nulle part! Et la justice nous fait cependant un devoir de penser qu'il a donné ce moyen à tous les êtres indistinctement, puisqu'il leur en a mis au cœur l'irrésistible désir!

Quelle est donc la force qui entraîne le monde intellectuel et moral hors de sa bonne voie, et qui le place ainsi en dehors de l'harmonie générale?

La cause de cette déviation ne peut exister que dans la contrainte violente et continue, dans l'opposition incessante auxquelles on condamne l'homme durant toute sa vie. C'est une vérité dont la démonstration serait facile à établir, et qui offrirait un intérêt immense par les faits nouveaux qu'elle nous révèlerait; mais nous nous écarterions beaucoup trop de notre sujet, et l'essentiel en ce moment est de faire admettre l'existence d'une LOI unique, commune, préposée à la direction des êtres et des sciences.

Nous n'hésiterons donc pas à le proclamer hautement, la même loi doit présider partout et conduire surtout l'humanité, même par les sentiers les plus rudes, les labeurs les plus pénibles, à l'accomplissement de sa destinée, qui est l'HARMONIE; c'est une loi d'ATTRAIT et d'AMOUR, comme celle que, dans un autre monde tout matériel et mécanique, Newton découvrit et appella du nom d'ATTRACTION! C'est sous son influence irrésistible que Dieu a établi la création, qu'elle se continue dans les divers règnes de la nature, et que l'homme, en particulier, subit les transformations successives que nous observons dans sa constitution physique et morale. Instinctivement peut-être il se conforme aux tendances pour lesquelles il a de l'attrait, instinctivement peut-être encore obéit-il aux facultés pour lesquelles il a de l'amour, mais en définitive, c'est sous l'empire de cette loi qu'il se développe, se perfectionne, se groupe et finit par former l'élément alvéolaire de toute société humaine.

Eh bien! comme tous les êtres créés, l'HUMANITÉ subit aussi cette imposante domination, à travers les périodes diverses de ses âges; elle a, on peut le dire, comme l'homme, son époque embryonaire, véritable âge rudimentaire, dans lequel les éléments s'aggrègent, se constituent d'après leur affinité respective, pour réunir les individus, les familles avec leurs formes, leurs facultés instinctives ou animiques, mais toutes essentiellement proportionnelles à leur destinée!

Cette première période, longue, difficile, s'est passée dans une lutte continuelle de l'homme avec l'univers, et n'a rien dû offrir qui pût être comparé à ce beau temps paradisiaque dont on veut bien décorer l'âge primitif de nos ancêtres! Aujourd'hui, en effet, en face des merveilles de toute nature que les sciences, les arts et l'industrie sont venus nous apporter, merveilles qui facilitent notre tâche et enrichissent notre existence, il nous est bien facile de reconnaître dans quelle pénurie d'instruments et de produits ont dû se trouver plongés, pendant de longues années, les premiers habitants de notre globe. Heureusement que la destinée de tous les êtres s'accomplit malgré tout, et qu'une admirable solidarité lie de telle sorte les individus entre eux, qu'ils marchent et marchent toujours, à travers les difficultés les plus inouïes, vers une harmonie commune qui sera le complément réel, l'achèvement intégral de la création!

Et voyez comme tout indique et trahit cette fin irrésistible; comme tous les évènements, quelle que soit leur couleur, tendent à la réalisation de cette harmonie à laquelle doit arriver aussi, comme le monde sidéral, le monde organisé et passionnel qui constitue l'humanité! Oui, Dieu, amour et suprême intelligence, veut pour toutes ses créatures, comme pour tous ses univers, l'accord parfait qui est le cachet de son système d'unité et d'économie de ressorts. Et pour atteindre ce but, il dirige les êtres vers cet ordre immuable par une seule loi, qui entraîne les uns, privés d'intelligence et de raison, à l'aide de mouvements éternellement réguliers; les autres doués de facultés diverses, par l'essor libre et attrayant de ces mêmes facultés!

Les faits suivants vont bientôt nous donner une preuve éclatante de ce perpétuel phénomène.

Et d'abord, l'homme sérieux qui voit dans l'histoire des peuples autre chose qu'une succession d'évènements ou de notes chronologiques, et qui cherche à découvrir le côté moral et philosophique pour en déduire ces admirables maximes, ces sages leçons qui constituent les lois et les bases des peuples; cet homme ne doit pas avoir assez de son esprit en contemplant l'immense rouleau de l'histoire humaine, pour admirer à travers les cataclysmes divers, inévitables, qui ont remué le monde, les leviers puissants qui ont servi à le transporter jusqu'à notre siècle, si heureusement dénommé le siècle de la paix et de l'organisation!

Dans toutes les contrées, partout en même temps, le mouvement se fait sentir, et la LOI D'ATTRACTION, d'HARMONIE se subit au milieu et à l'aide des moyens les plus opposés et souvent même les plus nuisibles en apparence : partis de l'état sauvage, abandonnés aux simples impulsions de leur nature, sans lois, sans direction savante, nos pères ont dû passer, malgré la résistance pacifique du patriarcat, par une époque féroce et barbare, qui les a conduits à travers des luttes sanglantes et des désastres affreux, jusqu'à la période de paix et de solidarité chrétienne où nous sommes arrivés aujourd'hui. Il est curieux de voir comme les temps sont marqués dans ce tableau mouvant de la marche progressive de l'esprit humain :

d'abord, à l'horizon, aussi loin que nos yeux peuvent lire dans l'histoire : que trouvons-nous?... L'Orient, que toutes les chroniques nous donnent comme le berceau du premier homme, nous apparaît resplendissant à peine des tremblantes lueurs qui ont éclairé l'enfance du monde et sollicité le développement des premiers germes de sociabilité.

Mais, sans chercher à soulever le voile épais qui couvre encore l'histoire des premiers âges, prenons notre point de départ au temps où florissaient la Grèce et Rome, et puisons à ces deux sources fécondes, les lumières dont nous avons besoin pour éclairer ce vaste tableau et suivre partout la loi de l'attraction et du progrès.

D'abord, le premier idiome, le langage le plus simple et le plus expressif dont se servaient les peuples pour rendre leurs pensées et fêter leurs héros ou leurs dieux, fut la musique, ce verbe de l'harmonie, cette langue de l'âme et du cœur, et c'est à Orphée que commence nécessairement la chaîne des penseurs qui s'est continuée jusqu'à nous en si riches anneaux, mais en passant tour à tour par la poësie descriptive d'Homère, par le lyrisme sublime de Pindare et la tragédie si noble d'Eschyle et d'Euripide. Mais déjà avait apparu, comme l'idée-mère, la religion qui fut la base de toutes les sciences, et qui, prêchée par la philosophie de toutes les écoles, devait inspirer aux nations cet amour de l'étude et de l'inconnu, cette tendance spiritualiste qui reflua avec tant d'éclat des écoles de Pythagore et de Socrate, de Platon et d'Aristote, par les sages leçons du Portique et du Lycée, et fit d'Athènes le centre de la science; centre où venaient s'instruire toutes les contrées de l'Asie et du monde connu !

Malheureusement, l'élan imprimé aux esprits par les penseurs de cette époque ne pouvait arriver encore à un état plus homogène de la société; les lois de Lycurgue et de Solon ne tendaient à peine qu'à maintenir dans une espèce de contrainte les diverses castes, qui se disputaient le droit de vivre et de gouverner; l'heure n'était pas encore venue pour la liberté et l'association des peuples; le polythéisme ne pouvait préparer à l'*unité* religieuse, et la chimie et l'industrie n'avaient pas encore fait entrevoir l'influence civilisatrice de leur science, qui devait plus tard apporter au monde les germes de sa régénération. Mais on peut dire cependant que cette période de l'humanité, si remplie déjà de faits intéressants, et que le règne de Périclès avait semblé placer sur une voie prospère, peut être à bon droit regardée comme l'enfance des sociétés humaines, que les sciences à leur tour devaient bientôt préparer pour une maturité plus féconde en esprit d'association et d'amour !

L'Egypte continua à son tour, par l'école d'Alexandrie, sous la haute protection de ses Ptolémées, le mouvement émancipateur commencé par l'Asie et qui devait se diriger si admirablement malgré les tourmentes rétrogrades de la guerre, vers cette terre d'Italie, où devait briller bientôt Rome la superbe, qu'illustraient déjà la gloire de ses conquêtes et la sagesse de ses lois !!!

Le paganisme râlait expirant sous les maximes naissantes du christianisme qui devait un jour, de la ville guerrière faire la cité éternelle, et placer au pied du Capitole cette chaire de saint Pierre dont la destinée la plus catholique était de répandre partout des paroles de paix et d'amour; ce rôle tout évangélique et magnanime ne pouvait manquer d'apporter au monde bien plus de bonheur que les règnes impies et barbares des Néron et des Caligula, dont les persécutions devaient encore servir le progrès, en fertilisant du sang des martyrs, la cause unitaire et chrétienne de l'humanité !

En effet, les sciences et les lettres, déjà florissantes, prirent un nouvel essor, sous l'inspiration d'admirables génies : la littérature d'abord paya son tribut au grand œuvre de l'émancipation que rien ne pouvait arrêter, car en même temps qu'Homère chantait la guerre de Troie, les soldats de Marathon se sauvaient de l'exil, en récitant les vers d'Euripide; et plus tard, quand Perse et Juvénal écrivaient pour nous leurs si beaux vers, au milieu du bruit des conquêtes : Cicéron, dans ses discours, en renouvelant Démosthènes, préparait dans Virgile le chantre futur et l'autre espoir de Rome.

A côté de la poësie si entraînante de ces temps reculés, l'histoire gravait de son burin sévère les faits et les enseignements de l'époque, et nous donnait comme d'admirables chefs-d'œuvre à imiter, les livres d'Hérodote et de Thucydide, les biographies si fidèles de Plutarque et de Tacite, de Quinte-Curce et de Tite-Live, où nous puisons encore aujourd'hui l'art de penser et d'écrire. Sans doute, au milieu de ce mouvement poëtique et littéraire, que nous admirons, alors la science n'avait pas encore formulé la loi unique, universelle, qui dirige l'esprit humain : toutes les découvertes étaient encore isolées et marchaient chacune dans une voie que leur traçait chaque maître nouveau ; mais du moins les efforts opérés en sens divers étaient admirables, et tendaient de toutes parts à un seul but : la *domination*, l'*unité*, l'*harmonie!* Chaque nation disputait à sa rivale le sceptre de la primauté, et dans la lutte, avançait l'heure où la plus digne devait jouir de cet immense et royal privilège!

Ainsi déjà, se préparait la civilisation à l'aide de mille moyens alors possibles : l'idiome de chaque pays se purifiait par le mélange des peuples; les mœurs s'adoucissaient par le contact incessant des hommes ; les lois se faisaient plus justes, par la force des évènements; et enfin, les intelligences s'éclairaient des lumières qui rayonnaient déjà de toutes parts, et qui couvraient la terre de l'éclat merveilleux de leur puissance!

Vraiment l'esprit s'étonne en admirant quelle série soutenue et progressive l'humanité a suivie dans les phases diverses de ses évolutions; comme on le voit, les contrées les plus avancées d'abord, furent la Syrie, la Grèce et l'Egypte, ces terres privilégiées de la nature sur lesquelles l'homme primitif devait trouver en abondance les éléments qu'il ne pouvait encore créer; et plus tard, comme si l'Orient eût tout à coup perdu ses brillantes prérogatives, ou suffisamment payé sa part à la réhabilitation humaine..., l'Occident hérite des premiers efforts de l'esprit humain, et devient à son tour le centre des lumières et des arts; admirable métamorphose! sublime enseignement qui nous donne bien, il faut en convenir, la preuve irrécusable et solennelle de l'existence de la loi d'attrait!

Arrivé en Occident, l'esprit de progrès et de civilisation continua sa marche, et quitta enfin les peuples barbares et fanatiques pour s'établir au sein de l'Europe, en choisissant le beau pays de France, la terre de Charlemagne et de Louis XIV, pour le siège définitif de son héroïque empire!

Depuis la conquête des Gaules par César, il y a peu de compte à tenir de la monarchie française, qui ne fut bien constituée qu'à partir de Clovis; rien n'est triste en effet à parcourir comme les chroniques de ces premiers siècles de notre ère, qui nous donnent de si grandes preuves des coutumes barbares qui dominaient alors. Et pourtant, en pénétrant dans les Gaules, les Francs y avaient trouvé déjà répandus certains éléments des sciences et des lettres; la religion prêchée par les druides et pratiquée dans les forêts ne reconnaissait bien qu'un Dieu, mais la superstition ne tarda pas à s'emparer des esprits et à produire des divisions, des luttes que le christianisme, à son apparition, seulement au deuxième siècle, vint suspendre un instant pour les tourner bientôt au profit de sa cause sainte et *unitaire*.

On s'étonne encore aujourd'hui, au milieu de notre règne de progrès, de voir une vérité mettre quinze à vingt ans avant de devenir vulgaire... Et que penser alors de deux siècles de résistance et de guerre que le christianisme a dû traverser depuis sa naissance, pour venir de la Judée au sein de la Gaule!... Deux cents ans à une vérité divine, au Verbe de Dieu, à une religion de fraternité et d'amour, pour arriver des bords de la Méditerranée aux rives de la Seine!...

Il est impossible de ne pas le reconnaître, les premiers siècles de notre histoire furent une suite de troubles et de dévastations entretenues par l'ignorance, la superstition et la division des intérêts; la loi du plus fort régnait partout; les esclaves étaient remplacés par les serfs qui, attachés à la glèbe, restaient la propriété des barons et des abbés, qui les vendaient avec le sol, et les menaient à la guerre pour la défense de leurs droits personnels; il n'y avait pas encore d'armée soldée : chacun s'entretenait à ses frais et n'était obligé qu'à un service de quelques mois. On rendait la justice dans les lieux-publics : chacun y plaidait sa cause, et souvent le juge indécis ordonnait le *duel judiciaire,* qu'une religion peu éclairée fit appeler *jugement de Dieu.* Il y avait encore les épreuves du fer chaud et de l'huile bouillante, coutumes absurdes et cruelles qui se perpétuèrent jusqu'au XIVᵉ siècle, après avoir ensanglanté les causes les plus saintes! On peut facilement le reconnaître, l'esprit d'antagonisme, qui séparait alors les populations en guerre les unes contre les autres, fut la cause principale des malheurs de ces premières époques et des retards apportés au développement des sciences et de l'industrie... Heureusement qu'au sein de ces dissensions, le clergé, réuni en corps hiérarchique pour l'étude et la propagande de la religion, sauva les sciences et les lettres, les manuscrits et les chroniques qui devaient nous conserver les mœurs et les lois de ces temps reculés... Ainsi l'UNITÉ, dans un seul des éléments de la société, la tirait déjà du chaos où elle serait inévitablement restée bien plus longtemps encore! Ainsi, se préparait pour l'avenir, un haut et sublime exemple des ressources fécondes de l'association!

Mais, quoique divisée alors en plusieurs provinces, la France de Clovis, que ce roi impolitique ne sut pas léguer à un seul de ses fils, ne devait pas tarder cependant à se constituer en une monarchie puissante; car plus homogène déjà, sous l'influence des maires du palais, nous voyons, au VIIIe siècle, Charles-Martel la réunir en un seul royaume, après avoir chassé de Poitiers les Sarrasins et les Maures, qui laissèrent sur leur passage les connaissances variées qu'ils avaient apportées de l'Afrique et d'Espagne.

Telle est, en effet, la destinée des nations, que nous les verrons toujours, malgré leurs luttes et leur résistance, subir la loi de l'étroite solidarité qui les lie, et servir malgré tout, par l'influence de leur contact et de leurs lumières, la cause impérissable du progrès et du bonheur général!

Ainsi, à cinq siècles de distance, Charlemagne et saint Louis, tous deux conquérants et législateurs, ne semblent-ils pas être les instruments providentiels du mouvement civilisateur, en accomplissant, à l'aide de leurs attractions, les évènements remarquables qui devaient servir la destinée de l'humanité?...

On ne saurait croire combien, quoique à de grandes distances, les faits de notre histoire se ressemblent et se prêtent un appui mutuel; par exemple, c'est au milieu des fatigues de la guerre que ces rois nous donnent les établissements, les lois qui firent la plus grande gloire de leur règne; de la même manière que cinq siècles plus tard, nous voyons Napoléon dicter au milieu de ses conquêtes le code qui porte son nom, créer des instituts et ouvrir à tous les cultes les temples fermés par les terreurs du matérialisme et de la révolution! Et, d'autre part, si les croisés de Godefroi, qui nous apportèrent l'usage de la toile et du lin, devaient nous donner au point de vue sanitaire et *physique*, une grande leçon d'hygiène, en nous préservant de la lèpre qui décimait alors les populations...; nous avons vu, de notre temps, les soldats de l'empereur fuyant les glaces du Nord,

4—a

qui pouvaient seules les faire reculer, apporter au monde, sous le rapport *moral*, cette autre mais sublime leçon... : c'est que l'humanité ne doit plus progresser par les lois barbares et anti-chrétiennes de la guerre et de la contrainte, mais bien par l'émancipation générale de l'intelligence et l'*attraction* natu-relle de ses nobles facultés!

Comme on le voit, l'histoire de ces treize premiers siècles, que nous venons de parcourir si rapidement, nous offre le ta-bleau assez véridique des premiers efforts de l'humanité vers un âge meilleur; et les temps d'arrêt et les obstacles inévitables qui ont dû nécessairement ralentir sa marche, vont encore dimi-nuer à mesure que nous allons avancer.

Les successeurs de saint Louis trouvèrent en effet plus de facilité dans l'accomplissement de leur tâche; les mœurs s'étaient adoucies déjà sous l'influence heureuse d'une reli-gion mieux comprise; la chevalerie avait fait reconnaître et respecter les droits de chacun; les troubadours qui couraient la province en répandant le goût de la poësie avaient inspiré des sentiments plus humains, et les communes affranchies, envoyant aux parlements leurs votes et leurs délégués, se ralliaient au pouvoir central chez lequel elles trouvaient ainsi justice et protection contre leurs oppresseurs.

Le commerce, l'industrie, les sciences et les lettres en traversant la longue période du moyen âge, après avoir subi bien des lenteurs, n'en n'avaient pas moins participé au mouvement général; bien des progrès étaient venus déjà enrichir le domaine de l'intelligence, et le Christianisme, en continuant sa mission pacifique, avait contribué pour sa part, à cette heureuse rénovation; les Croisades, comme nous l'avons déjà dit, eurent pour principaux résultats l'introduc-tion de quelques découvertes utiles aux arts, aux lettres, aux sciences; de nouveaux débouchés venaient d'être ouverts à l'Europe, qui créa des établissements partout, jusqu'en Asie;

l'Italie devint surtout florissante; Venise et Gênes furent alors
le centre du commerce, et envoyaient déjà au monde entier
leurs produits merveilleux.

Le XIV° siècle, qui s'ouvre si tristement par le supplice des
Templiers, est surtout remarquable par l'importance de ses
découvertes, qui devaient mieux que les autres encore, accé-
lérer le mouvement progressif de la civilisation; ainsi la boussole, en venant permettre aux navigateurs de s'éloigner des
côtes, ne pouvait manquer de nous préparer à la découverte
d'un nouveau monde, qui devait compléter en effet de ses
richesses, l'immense étendue du splendide royaume dont Dieu
nous a donné l'investiture. L'invention de la poudre à canon et
des armes à feu, en venant à son tour modifier l'art de la
guerre, devait en diminuer la cruauté et finir par la rendre
impossible, en rendant les chances égales pour tous.

Et que pouvaient faire à l'humanité jusque là si douloureusement bouleversée, les désastres causés par des luttes conti-
nuelles, en face des bienfaits incalculables que lui promettait,
au siècle suivant, l'imprimerie, ce levier puissant dont l'esprit
allait se servir pour propager rapidement les germes si féconds
de la pensée (1470)!! Quelle victoire pouvait éclipser celle-là...
quelle gloire devait jamais la surpasser!! N'était-ce pas comme
une *langue* nouvelle, comme un verbe sacré qui nous tombait
du Ciel tout exprès, pour nous permettre de conter à nos
enfants les erreurs de nos pères; pour répandre plus rapidement les hautes et sages leçons qu'on pouvait en tirer, afin de
détourner plus vîte les générations futures de la pente malheureuse où nos désunions les entraînaient!

Qu'importent donc les évènements qui vont nous arrêter
encore, s'ils doivent finir, et qu'un roi faible laisse envahir
son territoire par un ennemi ambitieux; à défaut d'un Charles-
Martel nous aurons Jeanne d'Arc pour l'expulser du royaume!!
de même que si Louis XI ne peut triompher à Beauvais de la

résistance de ce farouche duc de Bourgogne, nous aurons encore là une jeune fille pour gagner notre cause.

Sans doute le succès était brillant, et c'était bien du sang répandu pour arriver soit à reconquérir, sur des ennemis envahisseurs, les limites de notre patrie; soit pour la constituer envers et contre les prétentions de la féodalité, en une seule et grande puissance. — Mais du moins, la loi de l'ordre et de l'harmonie formulait ses effets, et la destinée unitaire de la France qui doit ensuite entraîner celle de l'Europe et du globe entier, marchait à grands pas à son accomplissement !

Si maintenant nous nous arrêtons à ce XVI° siècle qui fut si remarquable par la nature de ses effets ; nous assisterons alors à l'évènement le plus critique dont l'histoire puisse fournir l'exemple, et qui apporta dans les dogmes et la pratique de la religion, cet esprit de libre examen qui vint dégager la pensée des liens qui la retenaient sous une étroite contrainte, et nous montrer dans LUTHER le précurseur, peut-être, de cette illustre phalange des Galilée, Descartes, Newton, Pascal, Leibnitz, etc., etc., dont les gigantesques efforts devaient bientôt soulever le monde et le transporter dans une atmosphère nouvelle de lucidité et de bonheur !!

La réforme (1517), dira-t-on, fut un honteux sacrilège ; car, le dépôt sacré de la religion de nos pères, ne pouvait être violé sans impiété et sans danger ;... la foi s'était établie depuis des siècles sur des maximes trop respectées, pour ne pas être ébranlée au contact du libre examen ;... Et pourtant dans cette entreprise hardie, le mensonge seul pouvait périr, la vérité au contraire, devait briller dans tout son éclat, en jetant sur les contrées les plus lointaines des flots d'une lumière vivifiante. Aussi, loin de faiblir, la cause de la religion ne fit-elle que grandir, en multipliant partout les circonstances qui devaient hâter l'heure de la rédemption terrestre de l'humanité !

En effet, le sentiment religieux qui commença dès-lors à vivifier tout de sa divine influence, ne put rester froid et mystique sous les voûtes mystérieuses du cloître où le moyen-âge l'avait enfermé; il devait lui aussi prendre son élan poétique et briller à la face du monde de l'éclat magique de ses œuvres; ainsi, ce ne fut pas seulement pour tenir humblement la chrétienté à genoux, aux pieds des cathédrales, que Léon X, qui dévançait son époque, fit tomber sur toute l'Europe du haut du Vatican, cette pluie d'indulgences qui souleva l'Allemagne (1550); c'était aussi pour réunir les fonds nécessaires à la construction de Saint-Pierre, pour commander à Raphaël de sublimes peintures, en même temps qu'il confiait à Michel-Ange la décoration de la chapelle Sixtine... Admirables monuments, impérissables chefs-d'œuvre qui signalèrent avec tant de gloire l'époque de la renaissance (1560).

Et si un peu plus tard, un fanatisme barbare inscrivait dans des pages de sang, le massacre de la Saint-Barthélemy, en vouant à l'indignation des siècles la politique de Catherine de Médicis (1572); le génie du progrès devait nous dédommager amplement de cet acte honteux d'intolérance religieuse, en nous montrant au milieu de mille créations de l'industrie, le chancelier L'Hôpital et Cujas, formuler alors les documents précieux qui inaugurèrent si bien l'époque du droit chez les modernes.

Comme on le voit, les évènements se précipitent et ne peuvent manquer de nous faire assister bientôt au dénouement du drame humanitaire que les progrès de ce siècle mémorable, aidés par ceux du dix-septième, devaient faire éclore à notre époque.

Passons donc rapidement sur les péripéties du règne du bon Henri si bien secondé par son ministre et ami; ne nous arrêtons pas davantage à la régence de Marie de Médicis, et à la politique de Richelieu qui continua celle de Louis XI, en cherchant à abattre la puissance des grands; mais qui se laissa un peu trop emporter contre l'Angleterre, par son amour pour Anne d'Autriche qui lui préférait le brillant favori d'Henri VIII, lord Buckingham.

Oublions bien vîte ces temps d'intrigue et de politique étroites, où les nations sont presque toujours victimes des caprices d'un favori ou mises souvent en danger, pour le sourire d'une femme; et hâtons-nous d'approcher de notre époque, sans oublier cependant de nous incliner en passant devant la noble figure de saint Vincent de Paul (1643), qui s'était fait avec tant de dévouement la providence des enfants, auxquels la génération actuelle est venue ouvrir les crèches et les salles d'asile, en attendant qu'elle leur prépare des établissements industriels et agricoles dont Mettray et Petit-Bourg nous offrent déjà des germes si féconds!

Nous voilà ainsi arrivés en face de Louis XIV dont le règne illustré par tant de merveilles, ne fut, on peut le dire, que la suite rapide du mouvement progressif de l'humanité, représenté par une ligne droite tracée par la main du génie, pour nous conduire à une révolution sociale. Nous n'essaierons donc pas de passer outre, sans nous arrêter un peu à examiner de près, l'esprit caractéristique de ce long règne et la tendance qu'imprimaient à la civilisation les hommes supérieurs qui la dirigeaient.

Débarrassée de Richelieu, la France sembla respirer un instant, placée entre un roi enfant et le gouvernement doucereux d'Anne d'Autriche (1643). Mazarin son ministre ne réussit guère à réparer les brèches faites au trésor par son prédecesseur; il laissa prendre, prit lui-même beaucoup, et laissa à sa mort deux cents millions de biens, croyant s'acquitter de tout envers Louis XIV en lui donnant Colbert, et en léguant à la France sa bibliothèque *Mazarine*.

Colbert, si bien à même de comprendre et de servir la grandeur de la France, ne négligea rien pour y arriver. Aussi viton successivement apparaître l'Observatoire, la Bibliothèque, l'Académie, les Invalides, Dunkerque et Versailles, ce prodigieux monument que nous envie l'Europe artistique. Placé ainsi au milieu de ces gloires, et tout ébloui de l'éclat dont on l'entourait, Louis XIV se laissa donner le nom de Grand que vinrent un instant ternir d'une manière si lugubre, la révocation de l'édit de Nantes, et les cruautés auxquelles il se laissa entraîner par madame de Maintenon! Mais, comme au siècle passé, ces persécutions religieuses hâtèrent le dénouement du drame humanitaire, et la philosophie, s'emparant des esprits qu'elle sut fasciner par le mirage de ses sophismes, précipita l'heure de la révolution. Molière et Racine venaient de mourir (1677). Bossuet et Fénélon étaient dans toute leur gloire, mais ils ne purent retenir le siècle sur la pente rapide où l'entraînait le Cartésianisme poussé à ses conséquences les plus formidables, et que venait aggraver encore le gouffre sans fond de Spinosa!

Ainsi, après avoir monté à pas rapides les marches glorieuses de son temple, la France se sentant pâlie de la vieillesse de son roi, tomba dans une espèce de décrépitude où devait s'engloutir la monarchie.

La régence ne sembla pour ainsi dire placée là, qu'afin de donner le temps aux instruments épars de se réunir pour l'heure de l'épreuve; pendant que le nouveau roi, endormi sous le charme de la séduction, abandonne à des favorites la direction de l'état et la dilapidation du trésor.

Quel malheur que le philosophisme de l'école régnante alors, n'ait pas été complet, et que le *Contrat Social* n'ait pas eu pour base positive l'*étude des passions de l'homme!* C'était le seul moyen, il faut le dire, d'arriver, en face du vide du *socialisme* existant, à l'inauguration d'une organisation nouvelle de la société, non plus basée sur les lois de la contrainte, mais bien sur l'*essor attrayant* des facultés naturelles dont Dieu a si généreusement doté sa créature privilégiée.

Sans doute, si l'homme de génie qui est venu à peine vingt ans après, tirer de ces luttes et de ces décombres des données positives qui constituent le nouveau *contrat social* de l'humanité, avait apparu entre Voltaire et Rousseau ; qui oserait nier que la haute intelligence de ces sublimes penseurs ne l'eut pas compris, apprécié, et que Turgot, qui a su décréter pour tout travailleur le *droit de vivre*, n'eût pas sauvé la France, en appliquant le principe sacré de *l'organisation du travail !*

Faut-il dire que l'heure n'était pas venue, et que l'humanité comme l'homme a des âges, des périodes critiques, d'affreuses douleurs qu'elle doit subir!... Devions-nous nous incliner devant cette loi presque fatale, et attendre encore, en laissant passer le génie conquérant de Napoléon qui devait porter le dernier coup à l'esprit destructeur de la guerre, en nous préparant à cette heureuse réaction organisatrice à laquelle nous assistons déjà !

C'est douloureux sans doute à dire, mais bien certainement les matériaux n'étaient pas encore prêts pour l'édification différente d'une nouvelle société ; et sans que nous dussions croire à une espèce de fatalisme, nous avouerons que tout n'était pas créé en effet pour la révolution pacifique qui doit faire la gloire du XIXe siècle ; les sciences, les lettres et les arts étaient sans doute bien avancés, comme toutes les autres branches des connaissances humaines ; mais cependant la chimie avait besoin des travaux complets des Fourcroy, Berthollet et Lavoisier ; l'astronomie et la physique attendait ses Laplace, Monge, Arago et Le Verrier ; la vapeur réclamait encore Wat, ce sublime fou mort dans un cachot pour avoir, comme Galilée et Colomb, découvert un autre monde ; la navigation, malgré sa boussole, espérait Fulton et le marquis de Geoffroy ; la mécanique appelait Jacquart, et tant d'autres. Enfin, les merveilles de la télégraphie électrique, n'étaient pas venues ajouter aux effets incalculables que devaient produire les grandes voies de communication qui venaient, comme par la vîtesse de la locomotive, rapprocher les peuples ou leur transmettre leurs pensées, leurs sympathies!... Toutes ces admirables créations du génie de la paix, n'étaient pas venues encore faciliter cette rédemption terrestre qu'il est donné à notre époque seulement d'inaugurer avec succès.

Non, la révolution préparée si l'on veut, par les philosophes, ne pouvait être réalisée complètement par eux.

Il fallait plus que de la poésie et de la métaphysique pour sauver le monde; et les efforts de géant que firent nos pères, pour sauver leurs prétendues libertés perdues, ne contribuèrent qu'à les faire martyrs d'une belle cause sans doute, celle de la liberté, mais dont le succès ne fut qu'une triste illusion! Habituée qu'elle était à démolir et à saper jusque dans ses bases tout ce qu'elle trouvait debout, la philosophie sceptique de cette école alla jusqu'à croire que le néant était quelque chose, et n'ayant rien su établir pour combler le vide qu'elle avait fait sous ses pas, elle resta suspendue au-dessus de l'abîme, comme prise d'un vertige que ne purent dissiper ni les efforts sublimes de la Convention, ni les fêtes du Directoire, ni les victoires si brillantes de l'Empire!

Il faut donc le reconnaître, les efforts opérés dans tous les sens ne pouvaient tarder de porter leurs fruits; après l'établissement de l'unité dans la religion, dans la monarchie, devait arriver nécessairement l'unité dans l'ordre social, jusque là si bouleversé par les révolutions successives, nées au sein de son incohérence!

Le droit au travail décreté par Turgot, allait être organisé par la loi de l'attrait ou de l'amour, comme la base positive, inébranlable de la société, comme la garantie de ses droits et de ses libertés réelles !

Et comment résister, en effet, à ce mouvement d'ATTRAC-

TION qui mène les hommes comme l'univers, en les faisant graviter autour d'une seule pensée, vers un seul but pour tous, le bonheur, l'harmonie générale !

C'est donc désormais le règne de l'émancipation et de la sympathie qui vient remplacer celui de la contrainte et de la guerre !... Comprend-on qu'il y ait encore des peuples assez oublieux de leurs intérêts, pour rester ennemis et ne pas jouir des heureuses découvertes que Dieu leur envoie.

Aussi, il faut le reconnaître, toutes les nations, sauvages ou civilisées, obéissent à une loi qui les rapproche et les prépare par mille moyens à ne faire un jour qu'une seule et grande famille : la France, en propageant partout avec la gloire de ses armes, l'influence heureuse de ses lumières ; l'Angleterre, en obéissant à l'esprit entraînant de son ambition commerciale qui va promener sur toutes les rives du monde le pavillon dominateur de sa marine envahissante ; la Russie et toutes les nations, en subissant au milieu des efforts rétrogrades de la tyrannie, la contagion irrésistible de la science et des arts !

Nous touchons donc à l'aurore d'une ère nouvelle ; toutes les sciences, toutes les doctrines, puissamment secondées par les véritables lumières de la religion, ont préparé l'œuvre sainte de la rédemption de l'homme ; toutes ont apporté leur pierre au glorieux temple élevé par le génie de l'humanité au culte de l'UNITÉ et de l'HARMONIE.

Mais, au milieu des progrès de toute nature que nous venons de signaler si rapidement ; en face des biens immenses déjà réalisés par tant de généreux efforts ; on se demande si l'œuvre est finie, si la loi de Dieu est appliquée ici-bas, ou si, déchu de ses prérogatives, le premier homme a fatalement et à toujours, légué à ses descendants les conséquences de sa faute, sans leur laisser la possibilité de la racheter à l'aide de leur intelligence?... On se demande enfin, si Dieu a renoncé de regner sur des natures d'élite et réhabilitées, en leur refusant le don, le génie de la perfectibilité, dont il se serait réservé à lui seul le divin privilége !!

Hélas ! en face de tout ce qui se passe autour de nous, on serait presque tenté de le croire ; car la loi de la justice distributive n'est nulle part mise en pratique, l'Evangile qui l'enseigne n'a pas été compris ; et nécessairement l'homme doit subir les conséquences inévitables de son ignorance ; Dieu nous a dotés du libre arbitre et des nobles facultés qui peuvent nous éclairer dans notre tâche ; il a mis la douleur au bout de nos fautes, tandis qu'il a placé le plaisir, le bonheur comme récompense et preuve de nos bonnes actions !

> « C'est par le mouvement qu'il conduit la matière,
> » Mais c'est par le plaisir qu'il conduit les humains.
>
> » (VOLTAIRE.) »

Et saint Augustin n'a-t-il pas bien longtemps avant nous consacré cette vérité par ce simple aphorisme : « *Trahit sua quémque voluptas* » : Chacun est entraîné par son plaisir.

Mais, nous dira-t-on, le plaisir et l'attrait sont des guides trompeurs, ils sont comme ces lueurs scintillantes qui égarent la nuit les voyageurs sur la route, il faut s'en défier et ne pas les suivre !

Oh ! c'est là l'erreur qui a perdu l'humanité jusqu'à ce jour ; ce sophisme ne peut plus aujourd'hui résister à la raison éclairée par le flambeau de la science ;... celle-ci nous apprend en effet, que pour notre corps qui peut être comparé en ce sens, à notre moral, ce n'est point par la douleur, par la privation, par le renoncement qu'on le régularise dans un état parfait ; mais bien *par la satisfaction de tous ses besoins, dans une proportion graduée...*

De même pour l'*organisme passionnel* de notre âme, ce n'est pas en s'opposant à lui par la *contrainte* et la *douleur* qu'on peut lui donner un essor *naturel* et *moral*;... c'est comme si

on ne devait toucher un clavier que d'une manière discor-
dante, de crainte que l'*harmonie résultant du jeu attrayant de*
toutes les notes, ne produisît *trop de charme!*

Eh mon Dieu! qu'on se donne donc la peine de lire dans le
passé, et qu'on nous dise... si les excellentes méthodes de la
contrainte et de l'oppression adoptées jusqu'à nous, ont rendu
de si grands services !... D'où viennent donc la misère, le vol,
le crime et toutes les turpitudes qui signalent si honteusement
notre *dégénérescence morale,* en face de nos progrès d'autre
part? Ne sont-ils pas les suites fâcheuses de natures mal comprises, déviées par des lois compressives ; et tout autant
de ressorts enfin, dont les tendances véridiques ont été
combattues et ont produit ces réactions malheureuses qui
nécessitent l'emploi si improductif de nos lois répressives
et du bourreau, cette pierre angulaire de l'édifice social
dont notre civilisation est si fière ?

Ah! vous ne voulez pas croire, optimistes du jour, à la sainteté
de *la loi d'attrait* inscrite dans toutes les fibres de notre nature,
et vous préférez encore la voix des faux moralistes, à celle du
suprême Ordonnateur qui a mis dans nos cœurs des facultés
pour qu'on leur obeisse!.....

Eh bien! restez sans crainte d'en être arrachés, dans cet
éldorado où s'endort votre égoïsme impie ; nos doctrines mal-
heusement ne seront pas de sitôt établies, et vous pourrez vous
délecter longtemps encore, à la vue des spectacles hideux qu'offrent partout : *le vol, le crime, l'inceste, l'adultère, la prostitution, l'agiot, la concurrence,* et par-dessus tout, *les maladies
et la misère qui les engendre!*

Mais, pour nous qui avons foi en notre réhabilitation,
qui croyons en la sainteté de notre nature et à la nécessité de
lui obéir *toujours* avec *juste mesure;* pour nous qui sommes
pénétrés d'une admiration pieuse pour celui qui a dit :

« Aimez-vous les uns les autres. »

nous ne cesserons de prêcher l'émancipation de l'intelligence humaine, seule capable de déraciner le mal qu'engendre l'ignorance, et de propager partout *la doctrine sacrée de l'attrait* qui peut seule nous rendre meilleurs en nous rapprochant de l'esprit de justice et d'amour, ces régulateurs suprêmes de toute société humaine !

Mais, comment y arriver, si les luttes nous séparent toujours ! Comment nous aimer en frères, si l'antagonisme nous divise sans cesse ?... si, réunis par le même but, séparés par les mêmes intérêts, nous ne nous prêtons pas secours mutuellement !.. Comment resterons-nous enfin, dans l'esprit de Dieu, si l'esprit des hommes nous corrompt toujours ; si le commerce, l'industrie, l'agiotage, nous séquestrent chacun dans notre égoïsme, en nous armant, malgré toutes les promesses faites à Dieu, les uns contre les autres, sous peine d'être ruinés, déshonorés par la banqueroute, cette affreuse conséquence de la concurrence illimitée !.. Que peut contre de tels éléments de désordre, de haine, de misère, la pratique la plus pure des principes religieux ? que peut contre les hausses et les baisses de l'agiot, contre les falsifications du commerce, contre la réduction des salaires, le chômage des ouvriers par la création des machines et les progrès de l'industrie ; que peut contre les désastres, tels que l'inondation, l'incendie, la famine, l'observance rigoureuse de nos pieux devoirs ?

Ne manque-t-il pas là une science qui prévoie et empêche de pareilles catastrophes ? Est-il donc impie de concilier avec les saintes pratiques de la religion, une telle organisation de la société qui nous rende tous solidaires, en confondant nos intérêts, en associant nos forces, en multipliant nos ressources, et en donnant à tous, groupés par familles, par communes, des garanties qu'ils ne *manqueront jamais de travail, et ne mourront jamais de faim !*..

Établie ainsi, la société songerait-elle à faire le mal aussi souvent;... serait-elle jamais poussée par le despotisme des barons de la finance, à faire naître l'émeute ; trouverait-on quelque part des mères réduites par la misère à prostituer leur fille, et à sacrifier sur l'autel de la honte le fruit d'amours aussi sacriléges??.. Verrions-nous encore pendant les rigueurs de l'hiver, ou les désastres de l'industrie, errer dans nos rues ces hordes faméliques, traînant en haillons leurs forces stériles, et allant attendre dans des bouges infects, les convulsions de la maladie ou de la faim!!..

Le Christianisme, si plein de vérités et de saintes maximes, peut-il être bien fier de pareils faits? A-t-il réellement progressé depuis le moyen-âge; nos prolétaires ne sont-ils pas plus malheureux cent fois que ne l'étaient les serfs attachés à la glèbe?... ceux-ci du moins ne mourraient pas de faim, le seigneur était obligé de les nourrir;... et ne payons-nous pas trop cher, *de notre vie souvent*, la dignité que nous avons acquise en nous relevant de cet abrutissant esclavage??.. Ce progrès que nous nous plaisons à signaler, devait-il être conquis à ce prix?? Non, car il pouvait l'être autrement, et il le sera, Dieu le veut et nous y pousse par toutes les découvertes dont il enrichit notre intelligence !

Ne désespérons donc pas de notre avenir; si les douleurs sont grandes partout, si l'heure de la désolation prédite est enfin sonnée, la délivrance approche aussi, car les temps sont venus ! encore quelques généreux efforts, encore de saintes résignations, et les Madeleines nouvelles, comme les Lazares du jour, ne pourront plus se heurter sur le chemin de leur calvaire, sans rencontrer de Samaritains pour les relever et les secourir !

Il ne faut donc pas crier anathème sur le passé et accuser les efforts qui n'ont pas réussi; il ne faut pas non plus couvrir de chaînes et faire périr dans les cachots ceux qui nous apportent des choses nouvelles : ils sont souvent les envoyés de

Dieu, qui nous donne par là une preuve éclatante de son éternelle Providence ! Et si la route est longue et difficile, eh bien courageux pèlerins ne nous arrêtons pas aux pierres et aux épines qui ensanglantent nos pieds ; mais groupons nos forces dans une unité qui les multiplie, obéissons à ces paroles de l'Apôtre :

Vos omnes fratres estis , ut omnes unum sint : (S. Matth.)
Soyez tous frères pour que vous ne soyez qu'un...

Puis à l'aide d'une *sainte association basée sur la loi de l'attrait,* le seul levier véridique qui ne puisse pas fausser notre nature bien dirigée, nous verrons bientôt s'applanir les difficultés de la route et disparaître comme les vapeurs devant l'astre du jour, toutes les calamités qui nous oppriment! Sans doute, bien des misères sont déjà diminuées, bien des douleurs s'éteignent par les ressources sans cesse renaissantes de la charité, cette admirable vertu que le christianisme a trouvée comme le palliatif le plus puissant; mais, nous ne le savons que trop, l'abîme est si profond qu'il ne peut être comblé par elle seule; les meilleures intentions ne suffisent plus! Nos cœurs attendris par toutes les voix qui prient, ne savent plus que répondre à ces milliers de créatures qui, à genoux chaque matin, tendent vers Dieu leurs mains suppliantes, en demandant ce pain quotidien que l'aumône ne peut pas toujours leur jeter, et que le TRAVAIL ATTRAYANT, pourra seul leur donner par surcroît.

A l'œuvre donc, et courage tous, Rois, Prêtres et Artistes; écoutons le cri de douleur que poussent des quatre coins d monde, tous nos frères qui souffrent; levons nos regards ver le ciel, et lisons dans l'étincelante harmonie qui y brille en lettres d'or, cette sublime LOI DE L'ATTRACTION qui a conduit déjà l'humanité, à son insu, jusqu'à cette époque de progrès où nous vivons, et qui seule aussi nous permettra d'accomplir un jour notre glorieuse destinée :

L'HARMONIE UNIVERSELLE !

Nous avons été bien incomplet sans doute, dans cette esquisse légère des progrès et des tendances de l'esprit humain ; mais qu'il nous suffise seulement d'avoir réussi à démontrer un peu, la vérité d'une LOI qui mène les hommes comme les choses à leur destinée. Loi que nous allons retrouver aussi évidente, dans le sujet suivant qui va spécialement nous occuper : *L'Histoire de la Médecine.*

COUP-D'ŒIL HISTORIQUE ET PHILOSOPHIQUE

SUR LA MÉDECINE

AU POINT DE VUE DE LA LOI DE L'ATTRACTION UNIVERSELLE.

LA MÉDECINE

Avant d'être une vérité, est-elle une science nécessaire?

Avant d'appeler l'homme sur la terre, Dieu lui prépara un immense domaine enrichi de toutes les merveilles de la création, puis l'en nomma Roi, par le droit sacré de l'intelligence, lui donnant pour mission, d'y entretenir toujours l'harmonie productive et heureuse qui en faisait alors la plus belle parure.

Les maladies et la misère étaient tout à fait inconnues dans ces temps primitifs : la terre, en mère généreuse fournissait à tous les besoins : le travail n'était pas encore devenu un rude labeur, et le cœur de l'homme ne connaissait ni la haine, ni l'égoïsme, ni la paresse et tous les vices qu'elle engendre!... La paix régnait entre tous les êtres; l'air était pur, les saisons étaient régulières et rien n'annonçait encore les perturbations, les cataclysmes qui devaient renverser cet ordre établi. Mais sitôt que l'homme eut péché, c'est-à-dire, sitôt qu'il fut sorti de la voie de vérité, de justice, où Dieu l'avait placé, les riantes couleurs du tableau devinrent sombres; une teinte de tristesse et de mélancolique douleur se répandit partout! L'accord général fut alors détruit, et les grandes lois de l'équilibre, un instant dérangées, le mal ouvrit au milieu

8 — a

d'un effroyable bruit, les cataractes de son lugubre empire et la création tout entière, depuis l'insecte et le brin d'herbe, depuis le grain de sable et les hautes montagnes, fut comme frappée du froid de la maladie et de la mort! En face de tant de désordres, l'esprit douta presque de l'œuvre de Dieu!!!

Mais ce n'était là qu'une nouvelle manifestation de sa puissance; ce ne devait être qu'un solennel avertissement, une haute punition.... et l'homme, tombé par sa faute, devait, par les calamités qu'il s'était ainsi infligées lui-même, sentir toute l'étendue du mal et la nécessité de le détruire!

Ainsi s'explique le péché originel dont les enfants des hommes sont restés tous solidaires; c'est-à-dire, qu'ils ressentiront les tristes conséquences de la déviation, de l'erreur de leurs pères, jusqu'à ce que, purifiés par le baptême de la vérité, de la science, ils puissent rétablir sur la terre l'harmonie des premiers jours, seule capable de leur rendre les biens qu'ils ont perdus!

Dès-lors, la santé n'étant plus la résultante de l'état parfait des éléments constitutifs de la création pervertie par l'homme, la maladie devait l'atteindre et le consumer, si Dieu n'avait pas permis que la douleur, en l'avertissant de sa déviation, ne réveillât en lui son intelligence, et ne lui fît découvrir l'art merveilleux de guérir! Art qui devait être un jour une science aussi logique, aussi vraie que toutes les sciences et qui devait s'enrichir de tous les travaux des hommes.

En effet, bien convaincus de la *nécessité* où ils furent amenés par suite de leurs erreurs, de se délivrer des maladies qui les accablaient, les premiers hommes s'occupèrent avec zèle de créer une science enrichie de documents, de secrets, de recettes destinés tous à constituer une espèce de médecine.

L'histoire nous enseigne que la religion et la médecine furent les premières pratiques des peuples, car le premier homme qui a pu comprendre la création, a dû sentir son âme s'élever à la prière (religion) ; et le premier qui a souffert, qui a analysé la douleur a dû aussi diriger son esprit vers la recherche d'un remède (médecine).

La médecine est donc aussi vieille que le monde ; mais de tous les travaux précieux auxquels les philosophes se sont livrés avec un zèle infatigable, que nous reste-t-il ? Où se trouve la vérité, où est l'école qui la professe dans son enseignement ? Hélas, rien n'est resté debout de ces temples sacrés, élevés chaque siècle au dieu Esculape. Le vent de la destinée a soufflé sur ses idoles, et comme au désert il a tout recouvert d'un sable mouvant où paraissent à peine les traces des voyageurs ! Où sont en effet les empreintes de tous ceux qui ont passé !... L'écho n'en redit même plus les noms, et c'est à peine si quelques colonnes brisées nous ont conservé intacts ceux des plus grands génies !!!

Tant de travaux pourtant ne pouvaient périr ; l'œuvre créée par tous devait successivement grandir ; et l'heure devait arriver enfin, où par le concours de tous, la lumière allait sortir du sein des ténèbres pour éclairer indéfiniment les générations à venir !....... Admirable concert réalisé après tant de généreux efforts, par des intelligences variées, placées toutes à de grandes distances, mais toutes aussi membres de la famille humaine et travaillant au même but ! Intéressante cohorte, sublime phalange, gloire vous soit rendue ! La postérité reconnaissante, heureuse de recueillir le fruit de vos peines, ne peut que vous bénir et promettre de chercher à imiter votre exemple !

Ne soyons donc pas trop désolés de la fragilité de notre constitution, de l'instabilité de son harmonie et de la *nécessité* d'une médecine ; mais réjouissons-nous au contraire, des travaux de nos ancêtres, de ceux de nos contemporains, et surtout de la découverte immortelle de SAMUEL HAHNEMANN, dont la Providence s'est servie, comme d'un verbe nouveau, pour nous révéler *cette loi immuable :* l'ATTRACTION, la SYMPATHIE qui doit être la base définitive de la médecine, comme elle est celle de la morale et de la religion!

Soyons donc fiers et heureux de cette noble conquête qui va nous permettre d'améliorer notre nature physique et morale, en détruisant les virus, les germes morbides qui déciment nos générations depuis des siècles; et si dans les conditions précaires où se trouvent plongées pour longtemps encore, nos sociétés décrépites et morcelées, la *médecine est une science nécessaire,* disons au moins, *qu'elle n'est plus une erreur!*

DE LA MARCHE PROGRESSIVE DE LA MÉDECINE.

> « Toute science qui s'isole est
> » fausse, et le beau de l'homœo-
> » pathie, c'est qu'elle se rallie à
> » toutes les vérités ! »

La science de la médecine a dû suivre, à toutes les phases de l'esprit humain, le mouvement philosophique de chaque époque et devait arriver nécessairement, elle ausssi, à l'unité, à l'harmonie, vers laquelle est entraînée toute découverte. Entourée dès son origine de ténèbres et de mystères, comme tout ce qui prend naissance, elle fut d'abord instinctive ou naturelle, sans système, sans loi, et peut bien être comparée, dans sa pauvreté primitive, à la phase rudimentaire de l'humanité.

Du paganisme et de la philosophie grecque, elle arriva par traditions successives jusqu'à HIPPOCRATE, qui lui donna une certaine valeur basée sur l'observation, et la formula en code magistral, par ses aphorismes aujourd'hui encore généralement appréciés.

Elle resta ainsi vague et conjecturale, sans corps de doctrine comme la philosophie de l'époque et la théologie dont elle se disait l'humble servante ; elle se traîna dans cette voie de servilisme obscur, jusqu'au XVIII° siècle, en subissant toujours l'influence rétrograde de la lutte et de l'antagonisme qui divisaient les peuples et qu'il n'était donné qu'à la philosophie chrétienne de faire entièrement disparaître, non-seulement des sciences, mais encore de l'esprit et du cœur humains.

Depuis les premiers siècles de l'ère chrétienne jusqu'à l'anatomiste VÉSALE, de glorieuse mémoire (1530), il y a peu de compte à tenir des médecins qui se succédèrent. Dans ces temps primitifs, les écoles étaient à leur début; celle d'Aristote fut la seule qui initia aux études sur l'homme et qui fit pressentir les lumières que l'anatomie devait répandre sur une science aussi intéressante; encore, les premiers travaux à ce sujet furent-ils incomplets et peu concluants, car ce n'était que dans l'examen rapide des victimes immolées chaque jour aux dieux de l'idolatrie, que la science de l'expérimentation se formait; comme si le paganisme, dans le culte matérialiste et repoussant de sa doctrine, avait dû, lui aussi, servir la cause du progrès en préparant ainsi les voies de l'*anatomie descriptive*.

L'école d'Alexandrie, héritière des travaux du philosophe grec, devint à son tour le rendez-vous des savants qui allaient se ranger sous la haute protection des Ptolémées, pour étudier les premières notions de la médecine, professée si vaguement alors; ce fut à cette école que brilla surtout ERASISTRATE, anatomiste célèbre de ces temps reculés.

Nous arrivons ainsi, en suivant le mouvement civilisateur de l'époque, à cette terre de l'Italie, mère-patrie des lettres et des arts, qui devait continuer pendant plusieurs siècles la gloire dont venaient de briller ses rivales. En effet, par les travaux admirables de Galien et de Morgagni, la science médicale passait de l'Orient en Occident, comme le faisaient en même temps la philosophie et les lettres, qui revivaient sous la poésie de Virgile et du Tasse, de toute la verve spiritualiste et descriptive, qui rappelait si bien les œuvres d'Homère et d'Euripide!

Mais, les superstitions du moyen âge arrêtèrent bientôt l'élan généreux qui animait tous les esprits de cette époque; l'espèce de vénération attachée à la dépouille des morts, empêcha la science de poursuivre ses recherches, en frappant d'anathème le savant qui oserait de son scalpel profaner les cadavres!!!

Cependant, une ère plus heureuse se préparait au milieu d'événements bien opposés ; car l'on vit bientôt, au XIII° siècle, au sein de la lutte politique engagée entre Philippe-le-Bel et Boniface VIII, FRÉDÉRIC, autoriser, dans la Sicile et à Bologne, la dissection publique d'un cadavre *tous les cinq ans!!!* Ce fut le savant Mondini qui le premier profita de ce privilége, et qui fut encore le seul chirurgien dont le livre prit faveur après celui de Galien.

Plus tard en 1374, la faculté de Montpellier obtint du Vatican la permission de faire ouvrir des corps, et le siècle suivant, le pape Sixte IV accorda la même licence partout. Dès lors, toutes les universités d'Europe s'arrogèrent le même pouvoir, et inaugurèrent ainsi l'aurore glorieuse de l'anatomie humaine qui venait faire connaître à l'homme la topographie de son organisme et lui révéler les secrets de son monde à lui, précisément à la même époque où Christophe Colomb répondait aux foudres de l'Eglise, par la découverte d'un autre monde et lorsque l'imprimerie apparaissait comme un nouveau Verbe descendu du ciel, tout exprès pour nous décrire les admirables conquêtes de l'intelligence vers l'harmonie et l'unité!!! Malgré ces rapides progrès, ce n'est cependant que des premiers jours du XVI° siècle et des travaux de l'illustre VÉSALE, que date l'impulsion réelle donnée à l'anatomie, ainsi que l'origine des études sérieuses qui auraient pu couronner de succès plus heureux, les efforts des savants qui fondaient la science de l'art de guérir, s'ils avaient trouvé une base solide pour l'asseoir.... Mais, la physiologie commençait à peine à jeter quelques lueurs sur ce dédale naissant, et l'étude des cadavres ne pouvait rien apprendre pour les phénomènes de la vie!...

La circulation du sang, entrevue déjà par Levret, en 1553, et par Colombo en 1562, ne fut définitivement bien reconnue, en 1602, que par Harvey, qui passa plus de 25 ans à répéter ses expériences, avant de publier son premier ouvrage.

Ce fut une bien mémorable époque que celle qui vit proclamer hautement, contre tous les préjugés en vogue alors, cette circulation qui fut niée avec acharnement et combattue avec cette mauvaise foi insigne que les détracteurs opposent à toute idée nouvelle, et qu'on est si étonné de leur voir continuer encore aujourd'hui, après d'aussi tristes et indignes exemples, contre les innovations apportées de nos jours dans les arts, comme dans les sciences!!!

A dater de cette découverte, dont tout l'honneur revient à Harvey, la science médicale prit un nouvel essor, appuyée, d'une part sur les dissections minutieuses auxquelles se livrait déjà l'anatomie; et de l'autre, sur les enseignements utiles que révélait chaque jour l'étude plus avancée de la physiologie. Dès lors, l'ère de la médecine prit une importance réelle et ne pouvait tarder à mettre au jour le corps de doctrine qui devait servir de base à sa science.

Toute l'Europe savante paya son tribut à l'enfantement de cette création; ainsi, l'on vit Vieussens et Willis publier leurs importants travaux sur l'encéphale; Bellini, les siens sur la nature des reins; Cowper, décrire les follicules muqueux de l'urètre; Vasalva, la structure de l'oreille interne; Gagliardi, celle des os; Santorini, celle des muscles; Ferrein, s'occuper du mécanisme de la voix; Schneider, de la membrane des fosses nasales; Lower et Sénac, du cœur; Glisson, examiner attentivement le foie, l'estomac et les intestins; Warton et Sténon, décrire les glandes du corps humain; enfin, l'immortel Morgagui, poser les fondements de l'anatomie pathologique, et le célèbre Albinus, consacrer soixante-dix ans de sa vie à une science qu'il enrichit de ses descriptions si minutieuses et intéressantes. Chaque contrée concourait donc par le génie de ses enfants à l'édification, à l'*unité* de la science médicale, de même que la civilisation, la paix, ne devaient être établies et constituées sur la terre que par le concours de tous les peuples!

Ainsi, ce n'est qu'à l'époque de Vésale, c'est-à-dire, alors que florissaient en Italie les Léonard de Vinci, Michel-Ange et Raphaël, que l'anatomie fut réellement établie comme une science, et que ses progrès commencèrent à jeter quelques lumières sur l'art de bien observer les maladies et de les décrire.

Il est facile de le reconnaître après cette courte et rapide historique. La médecine, de même que toutes les sciences et toutes les découvertes, a dû procéder, tout d'abord, d'une manière *simpliste, matérialiste*, avant de se compléter et de se spiritualiser; elle a, comme l'humanité, passé d'une vie naturelle et obscure, vers une période plus éclairée; d'abord, après les tâtonnements sur l'étude des corps, les conjectures si longtemps acceptées sur la structure, la forme et le siège de nos organes, elle est arrivée du simple, ou du conjectural au positif; et une fois le mécanisme de l'homme bien connu, sa topographie parfaitement étudiée dans tous ses contours, la science marche au mode *composé*, à la perfection qui est le complément de toute découverte. Mais, il ne lui suffisait pas d'être *organicienne* et de connaître le jeu de ces rouages si bien décrits; elle a désiré approfondir la cause de cette harmonie humaine, et alors est née la *physiologie* avec ses méditations nombreuses, ses systèmes variés, ses théories sans fin, phares divers, mais d'une lumière encore trop douteuse, autour desquels ont tourné, jusqu'à nous, toutes les sommités médicales qui se sont succédé.

Mais, là, comme dans toute création, dans toute élaboration première, l'étude organique ne pouvait suffire, il fallait procéder à la recherche de la cause qui produit la santé, et arriver nécessairement à la connaissance de la *loi* qui rattachait ce fait aux faits généraux, aux grandes choses, au centre unique, dont l'ensemble parfait constitue cette admirable unité qui résulte toujours du concours des harmonies partielles; dès lors devait naître la *philosophie* en médecine, par le règne de ses Newtons et Galilées, de ses Unitéistes et modernes Prométhées, qui devaient faire jaillir du corps humain, le feu sacré, l'esprit vivant, la LOI divine qui l'anime et qui vient le rallier, en lui donnant toutes les conditions de la vie, à la grande chaîne des êtres organisés. C'est alors que la physiologie, mieux approfondie, se dégagea des spéculations et des mystérieuses lueurs dont la voilaient encore la métaphysique et la théologie, et que les travaux de Vanhelmon, Haller, Barthèz et Bichat, apportèrent à l'édifice des éléments nombreux, et contribuèrent à l'élever vers ces régions spiritualistes auxquelles aspirait déjà avec tant de poésie la philosophie chrétienne!!!

Dans l'impossibilité, en effet, de ne croire qu'à la matière et ne pouvant trouver au sein de l'organisme la cause de la vie, les Vitalistes, dont l'école a été si florissante, inaugurèrent par l'autorité de Vanhelmon et de Stahl la théorie d'un principe vital, d'une force invisible et puissante qui imprime à nos organes le jeu qui constitue la vie; mais le défaut, qui avait perdu toutes les sectes philosophiques du passé, devait également contribuer au peu de succès des physiologistes nouveaux, et la théorie du principe vital, pour n'avoir été que le fait d'un système appliqué à l'homme et d'une doctrine étudiée seulement sur un cercle aussi étroit, ne devait avoir qu'une vie éphémère, sans autre mérite que celui d'être une belle idée à laquelle il manqua pour réussir, ce cachet d'universalité qui en fait toute la valeur.

Les philosophes et les moralistes de toutes les écoles, ont toujours beaucoup trop peu compté sur l'intelligence de l'homme et se sont trop armés de la sévérité, de la contrainte, pour parler à sa raison, à sa nature; aussi l'ont-ils dévié et retenu durant des siècles, dans des erreurs inévitables auxquelles devait aboutir une tactique aussi étroite et aussi malheureuse.

De même, les physiologistes ont eu tort de séparer l'homme de l'univers, pour lui trouver une vie propre et mise en jeu, sous l'influence d'une loi *spéciale et créée pour lui seul !*

C'est là qu'a été l'erreur dans toutes les écoles qui ont régné depuis celle de Grèce et d'Alexandrie, et c'est encore là que se trouve celle qui domine aujourd'hui en France, dans cette patrie des sciences et des arts, dans cette Egypte du monde nouveau, où les petits-fils des Ptolémées et des Pharaons, ces détenteurs primitifs des lumières, viennent nous redemander la science que distribuaient autrefois leurs aïeux.

Les matérialistes ont voulu expliquer la vie par les organes et leurs fonctions solidaires; les chimistes, par les humeurs, leurs affinités et leurs combinaisons diverses; les physiciens, par les propriétés des deux systèmes nerveux; les physiologistes, enfin, par la présence dans l'organisation de l'homme d'un principe en dehors de la matière, principe qui veille de son autorité privée à la direction de la vie! Mais tous se sont également trompés, car le fait de l'équilibre, d'une combinaison chimique, d'une assimilation, ne pouvait être déjà qu'un effet dont la cause restait inconnue, et c'était, par cela même, tourner sans cesse dans un cercle vicieux, dans un labyrinthe perpétuel.

Il ne fallait donc pas renfermer ses études dans un cadre aussi étroit, sur l'homme pris à l'état d'isolement; mais il fallait, après avoir étudié l'ensemble de la création et avoir bien compris comment la vie se distribue, s'établit sériairement dans tous les êtres, chercher les rapports qui lient l'homme à l'univers, à chaque partie même de l'univers, puisqu'il est en définitive une sorte de résumé de la création, et on eut infailliblement alors trouvé la solution dernière de cet intéressant problème. pour guérir l'homme malade, comme pour le bien diriger dans la vie morale il faut le bien connaître, et son essence complexe exigeait donc des études profondes et surtout *naturelles*.

Sans doute , quand Newton révéla au monde , la loi sublime de *l'attraction* qui fait tourner dans une harmonie constante, autour d'un astre pivotal qui les domine , toutes les planètes de notre système , il devait mieux que tout autre , trouver sur la même voie, formuler et démontrer à tous, la vie universelle et classer, par conséquent , dans leurs sphères respectives, dans leurs orbites particuliers , dans leur destinée proportionnelle , chaque monde, chaque créature. Et, qui sait, si cet homme extraordinaire n'avait pas complété réellement son œuvre et décrit cette admirable *loi*, dans le manuscrit précieux, brûlé par un accident, qui lui fit prononcer ces mémorables paroles : « Jamais l'humanité ne saura tout ce qu'elle vient de perdre ! »

Oui, après avoir trouvé l'explication de l'harmonie sidérale par l'attraction, celle des minéraux et des phénomènes chimiques par l'affinité et la crystallisation, qui n'expriment qu'une modification de la même loi, il restait à décrire, à formuler, plutôt qu'à trouver, celle qui doit régir le monde vivant, l'organisme matériel et passionnel des êtres, et à reconnaître enfin dans la sympathie, dans l'assimilation, les corollaires de la même loi.

En continuant ainsi l'analyse de tous les êtres , en partant des astres et en gravitant sériairement par tous les degrés de la création jusqu'à l'homme qui en est le pivot, on aurait reconnu, à travers cette immense chaîne, que chaque anneau se lie par une étroite connexion avec celui qui le précède et qui le suit ; et il ne restait plus alors qu'à vérifier le fait à l'aide de la synthèse pour s'assurer que toute la création devait être mue par le même moteur, dirigée par la même force, dominée par la même loi, quel que fût le nom qu'on lui donnât. En procédant ainsi, l'œuvre philosophique se complétait bien vite, et des siècles ne s'écoulaient pas au milieu de tâtonnements et de systèmes incertains qui devaient entretenir dans l'erreur toutes les sciences naturelles, ainsi même que la métaphysique et la théologie.

Et alors, cette sublime découverte une fois opérée, c'est-à-dire les phénomènes de la vie et de l'aggrégation des molécules bien expliqués par l'affinité, l'assimilation, la sympathie, autrement dit par *l'attraction* proportionnelle, spéciale à chaque ordre créé; la science était faite, l'unité de système était trouvée et Dieu régnait dans toute la splendeur et l'intégrité de ses attributs! Il ne restait plus alors pour maintenir l'équilibre dans le monde, soumis à la régence intellectuelle de l'homme, qu'à approfondir l'étude organique de chaque être, à étudier, préciser dans leur nature véridique les *attractions de toute créature*, pour disposer autour d'elle, le *milieu convenable* dans lequel elle doit à tout jamais puiser les éléments nécessaires à ces mêmes attractions. Il fallait donc, en face de l'harmonie qui règne dans notre univers, étudier d'abord l'homme, ce microcosme admirable, dans son organisation matérielle, dans le jeu propre de ses organes, pour arriver d'abord à rassembler autour de lui des éléments convenables à ses besoins physiques; et puis, il fallait aussi, pour finir cette œuvre *composée*, étudier encore l'homme *moral* et *intellectuel* dans sa nature *primitive* (et non tel que nous le donne sa déviation), et chercher à découvrir la *tendance* de son intelligence, de ses désirs, de sa moralité pour lui appliquer avec *sagacité* et *science* le milieu moral, l'éducation proportionnelle qui devait fournir à ses attractions natives, les moyens multiples, variés, de se développer intégralement, et servir enfin à lui faire jouer son rôle d'harmonie dans la gamme générale des êtres.

C'était là l'unique marche à suivre qui fut dans le sens de la nature, et pour ne s'y être pas conformés, moralistes, médecins et philosophes, tous ont été dans le faux, et ont légué à leurs descendants des maximes qui les ont éloignés de la vérité, des systèmes qui disparaissent aujourd'hui devant une seule et unique découverte qui les remplacera tous : LA LOI *de l'attraction universelle!*

Et pourquoi maintenant, convaincus d'une pareille vérité, étudierions-nous donc encore les théories de Stahl et Vanhelmon, Barthez et Bichat, Cuvier et Blainville, Geoffroy Saint-Hilaire et MM. Dumas et Liébig, etc., etc. La science, en passant par chacune de ces intelligences, a reçu une pensée, une couleur différente, elle cependant, qui doit être immuable et n'avoir qu'une formule ? Qu'est-ce, en effet, que peuvent avoir de si difficile à expliquer et à faire comprendre, les fonctions de la vie ? Qu'est-ce, au fond, que la digestion, la respiration, l'absorption et la sécrétion des humeurs ? Qu'est-ce que la transpiration insensible, et l'acte si pivotal de la génération ? Que trouvez-vous, enfin, dans ces phénomènes, dans ces fonctions essentielles et fondamentales ?... Partout le même but : la conservation ; partout le même moyen, la même loi : l'*attrait,* la sympathie !!

Nous avons insisté sur cette grave vérité à cause de son importance et de la lucidité qu'elle doit apporter à la solution de la question que nous traitons.

En effet, cette loi une fois reconnue, l'étude de l'homme se complète, et celui-ci vient, par les phénomènes divers dont il est le centre, par l'image si fidèle de l'univers qu'il résume, nous initier aux secrets de la nature et répondre à cet oracle de Delphes si longtemps incompris.... *Connais-toi toi-même....*

Oui, en étudiant l'homme, non pas séparé, mais réuni à l'univers, à son semblable et à Dieu, la philosophie devait trouver le milieu physique et moral, au sein duquel allait se dérouler le drame perpétuel de l'humanité ; et la morale, éclairée ainsi par la science, préparait au monde des doctrines dans lesquelles devait respirer cet attrait si puissant qui entraîne et dirige vers le but, au lieu de ces lois oppressives et antipathiques qui, en comprimant des essors mal étudiés et mal servis, viciaient de plus en plus la nature complexe de l'homme, et amenaient inévitablement les désordres et les subversions dont nous sommes victimes encore, désordres auxquels la sage prévoyance du Christianisme a dû apporter pour tout remède, mais comme moyen extrême, la loi du *sacrifice* et de la résignation!!!

Ainsi, depuis Aristote jusqu'à nous, en passant par les travaux cependant utiles des penseurs de toutes les époques, les philosophes et les moralistes n'ont rien compris à la nature de l'homme et à la direction qu'il était nécessaire de lui imprimer. Ils l'ont connu avec des tendances à la société, et ils l'ont fait entrer en société sous l'empire des lois les plus oppressives; ils l'ont connu doué de passions toujours en rébellion contre leurs lois, qui sont loin d'être celles de la nature, et ils ont ajouté à ces mêmes lois la sanction de la pénalité, la sanction même de la mort! Il ne faut donc pas s'étonner des erreurs qui paralysent encore les efforts de l'esprit humain et qui enrayent sa marche vers l'unité, vers l'harmonie; il ne faut pas s'étonner surtout, si la science de la médecine est restée jusqu'à *Hahnemann*, dans l'obscurité la plus complète, et si la loi de la *compression* et de la *contrainte* devait être aussi longtemps la base de sa théorie.

Abandonnés à leurs propres passions, sans guides, sans loi d'équilibre pour les harmoniser, les hommes, dès les premiers temps, se sont jetés dans une série de désordres qui ont amené bien vite les catastrophes terribles dont l'humanité a été si souvent victime; et en face de tant de douleurs qu'il était réservé à la sagesse des gouvernants d'arrêter à *tout prix*, la politique ne suffisant plus, la Religion alors, apporta les ressources passives de sa doctrine; dans l'impossibilité de détruire tout d'abord le *malheur* qui étreignait les masses et le voyant résister à sa morale, elle le fit reconnaître comme *nécessaire* et d'ordre providentiel!!! Elle courba sous ses exi-

gences la tête des fiers Sycambres et donna aux hommes
les apparences du bonheur, en prêchant, par l'exemple de ses
apôtres, la *privation*, la *douleur*, la *résignation* ici-bas, dans
l'espoir d'une réhabilitation dans un ciel meilleur!! Oh! ce fut
une grande époque que celle où, reconnaissant leur impuissance scientifique et n'ayant pas encore trouvé la loi du Christ,
les prêtres firent de la résignation et de la souffrance une
admirable et sainte doctrine de dévouement et de piété! Il y a,
en effet, une haute sagesse à savoir s'incliner et souffrir, quand
on ignore la science qui permet seule l'action et la direction
des forces!

De même, en médecine, ne connaissant pas encore la solidarité des organes entre eux, l'équilibre de leurs fonctions,
leurs *symptômes morbides*, qui sont les *facultés*, les *passions*
réelles de l'*être malade*, les physiologistes adoptèrent aussi la
même méthode, et consacrèrent par un aphorisme solennel *la
loi de la contrainte* et de *l'opposition* :

CONTRARIA CONTRARIIS *curantur!!*

Fidèle alors à cette doctrine, la pratique s'arma d'instruments, d'appareils et de puissances mécaniques, à l'aide desquels, elle parvint jusqu'au XVIIᵉ siècle, en marchant dans la
même voie que la barbarie et en torturant, comme elle, tous
ceux qui imploraient son secours. Il suffit, en effet, de rappeler
Boërhaave et Ambroise Paré, Paracelse et l'école de Willis et
de Silvius, pour peindre avec vérité l'époque matérialiste et
chimique de la médecine, que les efforts même du Christianisme ne purent entraîner avec lui dans le sens du spiritualisme
qui envahissait déjà tout l'Occident. Connaissant mal les lois
de la vie, on ne pouvait pas en calculer encore les réactions,
et on prenait alors la maladie pour le mal, pour un ennemi
qu'il fallait combattre et terrasser! On confondait ainsi les
efforts, les crises de la nature avec la cause maladive!

Habitué que l'on était dans les besoins de la vie, dans la

société, à lutter sans cesse et à voir dans son semblable, dans tout ce qui n'était pas soi, un antagoniste, un ennemi, on ne pouvait voir autre chose qu'un *ennemi* réel dans *tout ce qui n'était pas la santé!* On ne réfléchissait pas que souvent, le trouble observé était un moyen de ramener l'organisme à son équilibre; on s'armait de suite pour le combattre, oubliant ainsi pour notre propre compte, comme pour celui des nôtres, cette belle maxime du Christ: « *Qui acceperint gladium, gladio » peribunt :* Celui qui prendra l'épée, périra par l'épée! » Et au lieu de *pacifier* avec son ennemi, de transiger avec lui, on se laissait aller à la philosophie prêchée par l'antagonisme de l'époque; on résistait, combattait, contrariait en tout et partout.

C'est ainsi, du moins, que la médecine a continué de marcher, quoique dirigée à chaque époque par des hommes de génie, jusqu'au jour de glorieuse mémoire, où il devait être accordé à un homme extraordinaire de la sortir de cette voie, en l'y enterrant, pour ainsi dire, sous une exagération!

Nous étions au milieu des gloires de l'empire, alors que dans un autre sens, un nouveau Charlemagne semblait lui aussi porter le dernier coup à l'art destructeur de la lutte, quand BROUSSAIS apparut! Ingénieux et hardi, il fut pendant vingt ans l'admiration de toute l'Europe médicale! Son rôle imposé par les circonstances, fut beau et plein de gloire; car il vint, cédant à une belle pensée d'unité et d'harmonie, sortir la médecine des bandelettes hippocratiques et galéniques qui la retenaient encore à l'état d'embryon!

Espérant la sauver, il fonda la médecine dite *physiologique,* et réduisit à une *seule* maladie et à un *seul* remède, les cadres effrayants de la Nosologie et de la Thérapeutique; mais son illusion ne fut qu'un beau rêve, et malgré tout l'éclat de sa parole et la soumission de ses élèves, un instant fascinés, la victoire eut à peine la durée de l'extase, et sa doctrine s'éteignit d'elle-même ; *épuisée* et *honteuse* de tout le sang qu'elle avait versé !!!

Le désir et la foi ne suffisent pas mieux que l'esprit et l'audace pour jeter les fondements d'une réforme ! Il faut en outre posséder la *science* qui donne à la parole l'éloquence qui persuade et la conviction qui entraîne ; il faut avoir trouvé une LOI qui préside aux faits que l'on expose, et qui permette de les reproduire, toujours, dans les mêmes conditions et avec la même vérité !

Ainsi, jusqu'à la découverte de cette grande loi de l'attraction universelle, méconnue par tous, la médecine comme la philosophie ont suivi une voie malheureuse ; toujours en opposition avec la nature ! Qu'on ne s'étonne donc plus, si dans les systèmes si variés qui forment toutes les doctrines, on a toujours conseillé de *combattre, contrarier* et *détruire*, absolument comme si les forces vitales ou animiques qui dirigent ou suspendent l'équilibre du corps et de l'âme, étaient des puissances inertes, des ressorts sans réaction !

De tout temps, en effet, les écoles médicales ont mal compris ce qu'il fallait entendre par *maladie* ; les unes en ont fait un être à part, cantonné dans les tissus, et qu'il fallait poursuivre à outrance pour l'en chasser (les humoristes, les purgons, etc., etc). Les autres ont pensé que c'était une crise nuisible qu'on devait arrêter promptement ; toutes n'ont vu que le côté matérialiste, la lettre morte du mal, si on peut le dire, sans en deviner l'esprit ! Mais au degré où sont arrivées nos connaissances actuelles, il ne nous est plus permis de penser et d'agir ainsi. Et, il faut le reconnaître, la maladie, comme le crime, n'est qu'une *déviation*, une *crise*, une *exaltation* vicieuse de certaines forces qu'on peut rectifier, mais qu'on ne peut pourtant DÉTRUIRE !

Détruisez-donc, sans faire de victimes, la vitalité, la calorification, le dynamisme du corps ? Vous ne le pourrez jamais! Pas plus que vous ne comprimerez, sans danger, les facultés de l'âme qu'il faut, comme pour celles du corps, savoir diriger d'après les lois de la physiologie et de l'attraction!

Il n'y a donc rien à détruire ni à ôter dans le corps; pas plus qu'il n'y a à comprimer et à étouffer dans l'âme!!! Ces vérités, aujourd'hui incontestables, appartiennent maintenant à toutes les doctrines; elles sont la base de l'éducation des sociétés, de leur loi morale... Elles rentrent chaque jour dans le domaine des faits et descendent même dans la pratique la plus dénuée de philosophie, en apparence, nous voulons parler de l'agriculture, de la végétation et de ses nombreux phénomènes! En face de pareilles idées, qui peut donc encore s'étonner si la médecine a prêché, comme la philosophie, la lutte et l'antagonisme, puisque toutes deux se sont oubliées au point de méconnaître les lois de notre nature et de regarder comme le *mal,* comme *l'ennemi* à combattre, la *maladie* et les *passions* qui dans leur sphère respective ont cependant leur degré de puissance et d'utilité!!!

Certes, il faut en convenir, il est difficile de trouver une comparaison plus vraie, plus analogue, entre l'esprit de la philosophie et celui de la médecine depuis leur origine! C'est bien en effet d'un côté, la BARBARIE avec son cortége d'antagonisme et de carnage; comme de l'autre, c'est bien aussi l'ALLOPATHIE avec ses armes meurtrières, avec son aphorisme barbare: *Contraria contrariis curantur!*

Mais, la destinée de l'humanité souffrante attendait un autre avenir, et, de même qu'en socialisme, à la fin du XVIIIᵉ siècle, les efforts incessants du matérialisme devaient aboutir par un cataclysme affreux, au milieu d'un nuage épais de fumée et de sang, à un rationalisme plus doux et plus fraternel; de même encore, qu'un peu plus tard, un nouveau César devait, par le succès de ses armes et la gloire de son nom, porter un dernier coup à l'esprit de conquête

et de la destruction, en poussant jusqu'à l'excès l'extra-
vagance de la guerre; ainsi en médecine, toutes les tentatives hasardées des doctrines *antipathiques* qui se sont
succédé, devaient amener un jour l'aurore d'une époque
nouvelle, plus analogue avec l'esprit de paix et de conciliation qui caractérise aujourd'hui notre civilisation chrétienne !

L'heure de la réforme devait donc sonner pour la médecine, qui ne pouvait rester seule en dehors du cercle d'unité
qui embrasse toutes les vérités ; et le progrès ne devait
pas tarder à paraître dans cette branche si intéressante des
connaissances humaines.

Aussi, étudié dans les fonctions de son intelligence, comme
dans la solidarité harmonique de ses organes, l'homme
devait subir à son tour la loi de ses attractions, et l'art de
guérir qui a suivi toujours la même tendance vers le progrès
que la philosophie, devait donc également obéir à la même
impulsion qu'elle.

Ainsi, après avoir été tour à tour instinctive et naturelle,
barbare et matérialiste jusqu'au XVIIIe siècle, la science médicale devait arriver bientôt à l'*éclectisme* qui a signalé si longtemps le temps d'arrêt de la philosophie, mais qui ne devait
être le dernier effort ni de l'une ni de l'autre ; car l'éclectisme
n'est qu'une phase essentiellement transitoire, un temps
de repos, nécessaire à toute doctrine incertaine, et pendant
lequel l'esprit, étonné du chemin qu'il a fait, où plutôt de celui
qu'il lui reste à parcourir comme des difficultés qu'il lui faut
surtout vaincre encore, s'arrête indécis, bercé par de folles
illusions sur ses demi-succès, cherchant partout autour de
lui, empruntant à chaque idée, à chaque science quelque
bribe de leur puissance, pour se constituer une espèce de
vérité qui fait espérer dans l'avenir et donne surtout la force
d'y atteindre !

Oui, la médecine dite *Expectante* a été pour l'art de guérir, comme la *civilisation* pour l'humanité, une méthode de transition, d'attente qui devait être suivie bientôt d'une doctrine positive, destinée à la remplacer.

Ainsi, il serait donc permis d'avancer, que si la civilisation qui ne peut être l'apogée du progrès social, doit être un jour suivie d'une phase plus avancée encore ; on peut bien dire aussi que la *médecine expectante*, qui, comme la civilisation n'a rien de complet, de fini, de rationnel, sera remplacée à son tour, par une science définitive, d'une analogie parfaite avec la période future de l'humanité !

Et puisque jusqu'à ce jour, la marche progressive de la médecine, semble s'être calquée sur celle de la société, il faut bien que cette espèce d'entente cordiale entre ces deux manifestations de l'esprit humain, se continue jusqu'à la découverte pour l'art de guérir, d'une vérité démontrée ; or, si déjà, certaines nuances font voir dans le mouvement social, comme dans le mouvement des astres, des êtres, des choses, quelques tendances positives à l'accord, à la sympathie entre toutes leurs forces, sous l'influence d'une loi dominatrice, loi d'attraction et d'amour ; pourquoi répugnerait-il à croire, que l'être le mieux organisé, celui dont la solidarité est le mieux établie entre toutes ses fonctions, puisse suivre lui aussi, dans ses diverses évolutions, la même loi directrice et attrayante ?

Le problème de l'UNITÉ universelle ne serait-il pas résolu par l'admission reconnue d'une seule loi suprême, présidant ainsi de toute éternité à la variété infinie des êtres !

N'est-ce pas un des plus grands attributs de la divinité que celui de l'unité de système ? or, existerait-elle, cette unité, si à chaque monde, à chaque ordre de créatures, des lois différentes, opposées, étaient nécessaires ?

Voyons donc, si une espèce d'analogie existe réellement entre le monde moral : l'*humanité*, et le monde physiologique :

13—*a*

l'*organisme humain;* et si la même loi peut leur servir de moteur.

De toutes les études consciencieuses et profondes , faites par les psychologistes de tous les temps, sur la nature de l'homme, aucunes n'ont mieux démontré que la philosophie nouvelle , la légitimité de ses passions ; il est en effet bien reconnu aujourd'hui, pour les intelligences sans prévention et supérieures, que les facultés de l'homme, dans leur double ressort *spirituel et matériel*, sont d'une *nécessité absolue* et toutes *nativement bonnes*; reste maintenant aux législateurs aux institutions, aux directeurs, à bien comprendre la voie *unique* dans laquelle elles doivent être conduites.

De même , en physiologie, c'est-à-dire dans cette science qui s'occupe de la puissance, de la direction des forces et des fonctions de l'organisme humain, il a été reconnu que toutes les manifestations vitales ont leur utilité qu'il faut servir et savoir diriger ; que tous les symptômes ou crises opérées dans la maladie sont des efforts , des puissances d'une *nécessité absolue,* et CONTRE lesquels on ne doit pas agir, pas plus que contre les passions et les facultés de l'homme, car alors elles se fausseraient aussi et produiraient des déviations funestes.

Non, le symptôme n'est pas la maladie; non, l'on ne doit pas le regarder comme une puissance déviée déjà, comme une passion mauvaise, dangereuse *toujours*; non, l'on ne peut pas poser en principe qu'il faut combattre, contrarier toujours le symptôme, la crise organique, l'effort par lequel la vitalité, le principe vital, cherche à reprendre son équilibre perdu.

Le symptôme , dans une crise d'un organisme excité, est bien plutôt comme une passion dans une intelligence exaltée, une manifestation, une puissance exagérée qu'il faut bien se garder de contrarier, mais qu'on doit *servir* dans une juste et sage *mesure*.

Ainsi, pour établir ici une simple comparaison entre mille :

A la passion de l'amour, en double ressort *spirituel* et *matériel*, c'est-à-dire, au sens *platonique* et *sensuel*, on ne devra pas plus opposer une *résistance* complète qu'appliquer une *liberté* dangereuse; ces deux extrêmes produiraient des effets funestes; mais on agira avec une grande intelligence, en facilitant, par des voies convenables et légales, cette passion puissante que Dieu a mise dans notre âme, comme le levier le plus énergique et le plus moralisateur.

De même, en physiologie, à un symptôme bien précis et utile, on n'opposera pas un *contraste*, mais on répondra par un mouvement *semblable*, non pas exagéré, mais bien aussi doux, aussi réglé, aussi convenable que possible.

Une autre raison à donner en faveur de la vérité que nous cherchons à démontrer, c'est qu'en servant dans l'humanité, dans l'homme moral, une certaine tendance, une certaine passion précisément bonne, on agit, non seulement sur un seul côté, dans un seul sens, mais bien encore, sur tout l'ensemble par l'espèce de bien-être, de réparation apportée à tout l'être par la passion satisfaite.

De même, dans l'organisme, le fait de servir dans ses fonctions, dans ses symptômes, un organe qui appelle, qui demande; on établit là aussi par le calme donné à la partie excitée, à l'aide de la solidarité sympathique, un même calme plus modérateur et vital dans toute l'économie animale.

N'est-ce pas là encore une des voies simples et positives pour arriver à l'unitéisme, à l'unité; cette doctrine n'est-elle pas doublement sage et rationnelle, et peut-on réellement élever contre elle une objection de quelque valeur? Sans doute, nous ne donnons là que de grandes probabilités ne pouvant pas asseoir les convictions sur des faits d'une démonstration bien mathématique. Cependant, nous le demandons à tous, au sein des doutes nombreux qui obstruent toutes les doctrines médicales, en est-il une qui offre plus de chances de vérité, de morale, que la nôtre?

Eh bien! qu'on nous permette donc, en face de nos raisonnements, de reconnaître une grande analogie entre la médecine de l'*attrait*, de la *sympathie*, des SEMBLABLES, et la philosophie et la morale de l'avenir.

Qu'on nous permette donc aussi de ne plus admettre, comme dogme de la science médicale, *la loi des contraires, de la lutte, de la résistance* que nous venons de faire voir dans tout son ensemble, si dangereux, si impie et si contraire à la logique.

Non, à l'humanité, comme à l'homme, ces deux êtres si identiques et véritables images de la création, Dieu n'a pas donné pour moteur, une loi de contrainte et de résistance ; mais il leur a imprimé, comme à toutes créatures, une seule et même loi, celle *des attractions proportionnelles à leurs destinées*, depuis l'insecte le plus perdu dans l'innombrable série des atômes, jusqu'à l'astre le plus élevé dans la hiérarchie des mondes !

Or, si nous reconnaissons d'une part, que les théories nouvelles du *socialisme* et de la *philosophie* enseignent aujourd'hui : que les facultés de l'homme sont nativement bonnes ; qu'elles sont les forces à l'aide desquelles Dieu lui permet de diriger sa nature et de l'équilibrer avec ses semblables ; si, d'un autre côté, la PHYSIOLOGIE INTÉGRALE, éclairée par le flambeau de la science de l'*unité universelle*, enseigne aussi et consacre : que les fonctions dans la santé, sont les forces à l'aide desquelles l'harmonie s'établit, s'utilise ; et que, dans la maladie, les symptômes nombreux, divers qui surgissent au milieu de désordres apparents, ne sont aussi que des puissances, des facultés réelles, exagérées peut-être, perverties quelquefois, qu'il ne faut pas combattre et détruire toujours, mais bien au contraire modérer et diriger, avec adresse, d'une manière *sympathique, attrayante* et *proportionnelle* au but à obtenir; est-il possible alors, en face de telles maximes, de soutenir encore la loi des *contraires* qui est, hélas! pour les écoles du jour, le principe fondamental de la médecine comme de la morale?

Quel rapport y a-t-il entre cette doctrine de l'antagonisme, de la compression, et celle de la sympathie et de l'attraction qui se trouve tout entière déjà dans la loi du Christ, dans sa religion, et qui doit être en effet, la base de la science sociale future?... Le Christ n'a-t-il pas condamné d'une manière solennelle la doctrine de la lutte, quand il a prononcé ces mémorables paroles, aujourd'hui si rajeunies : *omnes enim qui acceperint gladium, gladio peribunt.* Tous ceux qui prendront l'épée périront par l'épée.

N'est-ce pas nous dire avec toute la lucidité possible, qu'il faut à toute vérité, à toute doctrine, une loi de sympathie et d'amour pour moteur pivotal et attrayant!

Or, quelle médecine, autre que celle des *semblables*, c'est à-dire celle qui consiste à appliquer à une crise de la nature, à une réunion d'efforts, de symptômes, un remède *semblable,* d'une *action analogue*, comme à une faculté, à une passion, un attrait convenable;... Quelle autre réunit mieux les conditions exigées? Et n'est-ce pas pour elle également un caractère imposant de logique et de supériorité, que de se confondre ainsi sous la même loi, avec toute vérité connue?

Qu'on lui donne donc le nom qu'on voudra, mais la médecine du progrès, celle dont le dogme repose sur une loi de sympathie et d'attrait, doit être nécessairement la médecine de la philosophie, des intelligences et de l'avenir!

Eh qui donc oserait le nier, en face des aphorismes suivants :

« Dieu régit l'univers par une seule loi : l'ATTRACTION;

» Dans le monde sidéral, cette hypothèse est devenue un » axiôme;

» Dans le monde passionnel, animique, elle n'est pas loin
» d'être également acceptée pour une vérité sacrée;

» Enfin, dans le monde organisé et physiologique, est-il
» possible de nier plus longtemps la vitalité et l'importance de
» cette même loi ? »

En effet, si l'on veut étudier avec soin les phénomènes, à
l'aide desquels se constitue la VIE chez l'homme, on verra
que dans toutes ses nuances, soit à l'état physique, moral ou
morbide, c'est toujours là, comme partout ailleurs, sous l'influence irrésistible de l'*attrait*, quelle se développe;

Savoir, à l'état simplement *physique*, envisagé comme être
formé d'organes doués de fonctions diverses dont la résultante
est l'unité, l'homme ne peut se maintenir en santé, qu'en
obéissant à la loi de l'attrait, c'est-à-dire en subissant le
besoin qu'éprouvent ses organes, d'attirer à eux, de s'approprier les éléments sympathiques, convenables à leur nature.

Sous le rapport *moral* et *intellectuel*, il ne peut et ne doit
arriver à un état plus ou moins parfait, harmonisé, qu'autant
qu'il donne aux facultés natives qu'il a reçues de Dieu, à ses
nobles et bons penchants, un essor complet, et qu'il obéît
aussi pour eux, à la loi d'*attraction*, d'*affinité* qui seule peut lui
convenir.

Enfin, l'homme *malade* vient encore nous prouver toute la
vérité de cette éternelle loi, puisque la maladie, au point où
sont arrivées nos connaissances en physiologie et en dynamisme vital, ne peut plus aujourd'hui être considérée comme
le mal réel, mais bien comme ses effets, ses corollaires; et
doit être envisagée alors, comme une série de mouvements,
d'efforts rapides, exagérés, nécessaires et tous proportionnels
à notre nature qui cherche à recouvrer son équilibre perdu;
ses crises ou symptômes peuvent même être regardés comme
les *besoins*, les *passions* de l'organisme malade; comme les
voix intérieures de son être qui demandent secours, en *formu-*

lant déjà les efforts, en indiquant le sens qu'il faut imiter et servir pour arriver au but....

Or, faudra-t-il, là aussi, oublier encore la voix de l'analogie, de l'attrait, et résister toujours aux impulsions natives, pour les contrarier et combattre en continuant les errements consacrés déjà par 3,000 ans d'expériences malheureuses!!!

Non, cent fois non, car il est impossible de le méconnaître plus longtemps; il doit exister une LOI suprême, générale, qui préside à tous les mouvements, à toutes les évolutions des êtres! Qu'on la cherche dans l'humanité ou dans l'homme isolé, dans le passé et le présent, comme dans la continuation perpétuelle des siècles.... Elle doit se trouver partout UNE et *invariable* dans son application!

Or, la science qui doit s'occuper de rétablir l'harmonie troublée de l'organisme humain, peut-elle être étrangère à cette grande loi d'ordre et d'unité! Ou bien doit-elle être soumise à son principe, à sa puissance, au point de devenir par là, elle aussi, une vérité, oui ou non ?

Peut-il exister deux sciences médicales, opposées l'une à l'autre, et également vraies?

La médecine des *contraires* et la médecine des *semblables* soutiennent toutes deux leur supériorité avec des prétentions égales ;

N'y a-t-il pas là contradiction flagrante?

Quelle est celle qui mérite la préférence et qui constitue bien réellement LA VÉRITÉ EN MÉDECINE?

Voyons donc, en les soumettant au critérium sévère de la logique, quelle est celle qui restera victorieuse ?

EXAMEN

des doctrines médicales régnantes.

Au milieu des systèmes divers qui se disputent la supériorité en médecine, depuis tant de siècles, nous pouvons réduire à trois ceux qui jouissent encore d'une certaine valeur, savoir :

1° Le système basé sur l'aphorisme : *Contraria, contrariis, curantur*. (Antipathie, antagonisme).

2° Celui désigné sous le nom de l'*allopathie*. (Différence ; révulsion).

3° Enfin, la méthode nouvelle fondée sur la loi dite : *Similia, similibus, curantur*. (Sympathie, attraction, homœopathie).

Il ne peut y avoir, en effet, que trois manières de résoudre le problème médical, posé depuis bientôt trois mille ans aux savants de toutes les écoles, sous cette formule :

> *Une maladie étant donnée,*
> *Comment en aborder le traitement?*

Pour répondre à cette question, il fallait avant tout, savoir dans quel sens le remède peut agir, or, celui-ci ne peut opérer que d'une manière *contraire*, *différente* ou *semblable* à la maladie. De là ces trois doctrines encore suivies.

Mais en outre de sa supériorité *pratique*, pour être constituée VÉRITÉ, celle de ces trois méthodes qui l'emportera, devra nous offrir dans sa base, dans son dogme, une LOI invariable et d'une application constante, comme celle qui préside à toute doctrine, et en analogie parfaite avec la loi pivotale qui régit toutes les sciences.

Examinons donc quelle est celle qui possède la vérité :

1° La loi..., *contraria, contrariis, curantur*... est-elle constante et invariable dans son application ? Elle paraît bien enseigner en effet que pour guérir radicalement une maladie, il faut appliquer au mal un remède *contraire, opposé*; mais comment cette condition se réalise-t-elle? Est-elle même praticable; n'y a-t-il pas avant d'y arriver, deux conditions essentielles à remplir d'abord; savoir :

a Bien établir la physionomie, la couleur de la maladie, avec toutes ses nuances, ses phases, ses symptômes, ses causes physiques et morales, etc., etc., pour pouvoir en chercher le contraire.

b Ensuite, faire des nombreux remèdes répandus avec une prodigalité admirable autour de nous, une étude qui permette de les connaître, de les classer dans leur vertu plus ou moins contraire, afin de puiser dans telle ou telle série, l'agent nécessaire et applicable au cas.

Ces deux conditions acquises, il ne reste plus, en effet, au praticien, qu'à choisir dans sa pharmacie le contraire de telle ou telle maladie à guérir.

La méthode est ainsi bien tracée et semble en apparence bien réalisable; mais, si la connaissance de chaque maladie est une opération de l'esprit, facile le plus souvent à faire, et déjà réalisée plus ou moins bien, dans des cadres nombreux de nosographie; nous ne savons pas où existe l'étude *positive* des médicaments de l'école; nous voudrions bien qu'on pût nous dire, où, quand et par qui a été faite cette étude?.... et quel en a été le résultat! Où sont, par exemple, les expériences antérieures qui nous indiquent les remèdes reconnus *contraires*? A-t-on étudié quelque part, sur quelques individus, de constitutions différentes, les substances médicinales, afin de connaître leurs propriétés, *contraires* ou *semblables?*

Quels sont les remèdes dits *contraires* de telle ou telle maladie? Quel est le contraire de l'érysipèle, du furoncle, de la dartre, d'une hémorrhagie, de la fièvre jaune, bilieuse, typhoïde? etc., etc., etc.

Et si le froid pour quelques esprits myopes est le contraire du chaud, le chaud du froid, le délayant du constipant, le somnifère de l'insomnie, etc., etc., etc. Qu'on nous dise, combien de temps l'application de la glace maintiendra la congellation dans un corps organisé, et si bientôt la réaction ne ramènera pas, avec une intensité *proportionnelle*, la calorification que le principe vital, en vertu de la solidarité de la vie, tend bien vite à rappeler outre mesure!!!

De même pour tous les prétendus contraires, recommandés par cette École, qui, tout en opposant dans leur premier effet, une certaine résistance contraire aux efforts de la nature, n'en deviennent pas moins bientôt et énergiquement, les causes d'une réaction exagérée et toujours intempestive. N'est-ce pas nous apprendre, aux dépens des malades, que l'élasticité de notre organisme ne se tend pas outre mesure et que la provoquer aussi aveuglément, c'est la forcer souvent à sortir des règles de l'unité, de l'harmonie, et se créer bien des sujets d'amères et trop tardives réflexions!!.. Qui de nous déjà, en descendant dans le calme de sa conscience, n'a pas à gémir sur de pareilles erreurs!! Pour notre part, nous ne pouvons oublier notre séjour au choléra de Marseille, en 1835, où nous vîmes, au milieu des victimes sacrifiées à tous les systèmes, les chères illusions que nous avions puisées sur l'art de guérir, auprès des sommités régnantes, tomber une à une, en même temps que nos quelques succès corroboraient dans notre esprit, les préceptes de la nouvelle école, que nous étions venu, bien jeune encore, appliquer au terrible fléau.

Ainsi, la prétendue méthode de guérir, formulée par l'aphorisme *contraria contrariis curantur*, ne nous paraît pas répondre aux exigences d'une loi, et encore moins être susceptible de constituer une science; attendu que d'abord, elle ne possède pas la connaissance de ses instruments, qu'ensuite le contraire d'une maladie n'existant pas, il n'est pas possible de l'employer ; et qu'enfin une règle qui n'a ni application possible , ni connaissance acquise de ses moyens, ne peut pas être une loi.

D'où il faut rigoureusement conclure que la médecine qui s'est appuyée et continue encore à s'étayer sur la prétendue *loi des contraires*, est une grave et coupable erreur qu'il n'est plus permis à un homme de quelque conscience de professer et de suivre.

2° Quant à la seconde méthode dite ALLOPATHIE... (*Autre maladie, différence, révulsion,*) et qui consiste à substituer à un mal, une maladie autre, différente, c'est-à-dire, à faire naître, à révulser une irritation plus forte, sur un organe éloigné du siége de la maladie, dans le but de détourner ainsi l'orage, et dans l'espoir que l'affection nouvelle, *s'en ira toute seule!!!*... Après avoir ainsi dominé la première!!!..

On nous permettra de ne pas nous arrêter sur ces tours de *passe-passe* physiologiques, auxquels répugnent nos connaissances actuelles sur les sympathies et la solidarité de notre organisme, qui ne permettent pas d'agir violemment sur un des points du cercle vital, sans que les *ramifications nerveuses* n'appellent et ne communiquent rapidement partout, avec la *vitesse de l'électricité,* les sensations provoquées sur un point quelconque de l'économie.

Ainsi , cette autre règle, condamnée comme la précédente pour des titres aussi prétentieux que peu fondés, tombe donc dans le néant, malgré les concessions que lui ont faites l'ignorance et la politique de certains esprits, qui n'oseraient plus la soumettre sérieusement en public, aux règles de la logique et du simple bon sens.

La physiologie et la raison viennent donc de faire prompte justice des deux premières méthodes de guérir que nous avions indiquées et qui, à elles deux, ont constitué, depuis Hippocrate, et forment hélas! encore aujourd'hui, la base des doctrines médicales des écoles régnantes!!!

Nous nous contenterons donc de cette simple mais irrésistible réfutation, sans aller chercher encore, dans le domaine de la philosophie et de la morale, tout ce que peuvent avoir de barbare et d'anti-chrétien, des systèmes qui, à une époque où toutes les manifestations de l'esprit et du cœur tendent à l'accord, à la sympathie, à l'unité, viennent prêcher des lois de contrainte et d'opposition!!! Non, nous n'irons pas plus loin, par pitié et par considération pour nos maîtres, ces dépositaires du passé, qui nous ont transmis si fidèlement les traditions de nos pères, sans les soumettre à la critique sévère de la logique et de la science!

Oui, nous arrêterons là notre critique, par respect pour ces savants qui, par un aveuglement qu'il faut plaindre, se sont identifiés, au point de ne pouvoir s'en séparer! avec ces maximes vieillies, ces erreurs fossiles, ces débris vermoulus de vieux temples, qui comme les hiéroglyphes de l'Egypte, n'ont survécu à tant de siècles, que pour nous faire voir les gradations progressives que l'esprit humain a dû traverser, pour atteindre cette époque de transition et de réforme où nous sommes arrivés aujourd'hui! Sans doute, les services que ces pionniers infatiguables nous ont rendus en défrichant pour nous, les terres incultes de la science, sont incalculables et dignes de notre vive reconnaissance; mais pour leur honneur comme pour le nôtre, nous devons continuer notre tâche en séparant à l'aide de nos connaissances nouvelles, le bon grain de l'ivraie qui risquerait d'étouffer la semence de la vérité! On ne doit donc pas nous accuser d'ingratitude et d'orgueil dans ce devoir que nous imposent les siècles qui marchent, mais bien reconnaître nos travaux et surtout les juger avant de les condamner!

La voilà donc détruite de fond en comble, cette antique et prétendue science de l'art de guérir, à laquelle on donna pour premier maître, un Dieu; pour sanctuaire, des temples, et que pratiquèrent les premiers rois et les prêtres!

Oui, la voilà brisée et réduite à néant, cette glorieuse idole, encensée depuis tant de siècles, et qui, comme le sphinx de la mythologie, n'est morte que pour renaître de ses cendres! Et, le voile qui la couvrait, n'est déchiré par la main hardie de la science, que pour nous la montrer au grand jour, hors des ténèbres qui l'entouraient, et brillante de l'éclat que lui prêtent toutes les vérités auxquelles elle se rallie!

Nous arrivons maintenant à l'examen critique de la troisième méthode de guérir; savoir :

3° La médecine des semblables, est-elle une science, une vérité?

Cette doctrine repose, comme nous l'avons dit, sur l'aphorisme suivant :

Similia, similibus, curantur.

Ce qui veut dire : les maladies sont guéries par des remèdes produisant sur l'homme sain, des symptômes semblables; exemples : la variole est guérie par une substance (le vaccin) susceptible de produire une maladie semblable,.... les éruptions à la peau, sont guéries par le soufre qui fait naître des symptômes analogues,.... de même pour le mercure, le kina, l'émétique, etc., etc.

C'est-à-dire, enfin, que cette méthode a pour loi positive et invariable, *l'emploi pour chaque maladie, d'un médicament ayant avec elle, par ses symptômes produits sur l'homme sain, la plus complète analogie.*

Or, cette loi est-elle constante et facile à pratiquer?

C'est ce que l'expérience seule a pu démontrer, comme pour toutes les autres méthodes dont elle a fait reconnaître enfin l'inanité.

Et d'abord, deux études premières se présentent également ici, pour la réalisation de cette loi, savoir :

1° Rechercher parfaitement, et à l'aide des connaissances

générales acquises à ce sujet, les symptômes variés, nombreux de la maladie, de manière à pouvoir en tracer le tableau le plus complet possible.

2° Arriver par des expériences répétées et consciencieuses sur l'*homme sain* et *placé dans les conditions les plus convenables*, à la connaissance positive de la propriété toxique, perturbatrice de chaque remède, afin de connaître d'une manière précise et mathématique, leurs groupes de symptômes, d'effets réels et *purs*, c'est-à-dire à eux propres et non entachés, modifiés par les maladies....

Ces deux conditions exactement remplies, chose assez difficile, c'est vrai, mais toujours possible, il ne reste plus pour accomplir la loi qu'à appliquer à la maladie connue, le remède trouvé semblable, dans les proportions de doses, de répétitions, de force, convenables encore et proportionnelles toujours au degré de vitalité du malade.

Il n'y a donc rien, comme on le voit, de difficile et d'impraticable dans cette loi des semblables; ses deux termes en sont très-précis, faciles à trouver et partant, leur coïncidence d'une application toute naturelle; en effet, le praticien observateur et instruit saura toujours réunir les symptômes divers qui constituent la maladie; de même qu'il lui sera toujours possible, les médicaments étudiés d'avance, comme l'avait déjà dit Haller, *et sur l'homme sain,* de trouver à force de zèle, de patience et d'amour pour son art, celui d'entre tous dont les effets *purs* sont le plus semblable au mal qu'il doit guérir!...

Nous ne voyons donc rien qui puisse détruire la véracité, la logique de cette loi qui reste seule, au milieu de tous les systèmes abandonnés, digne de la confiance et de l'étude de l'homme sérieux.

Le problème médical, posé depuis des siècles dans les termes suivants :

Une maladie étant connue, trouver le moyen de la guérir,

Est donc aujourd'hui enfin résolu, après les 3,000 ans d'investigations constantes et d'efforts inouis, de la part des générations successives de savants, qui ont tous apporté leur pierre à cet immense édifice.

Y a-t-il quelque chose au monde de plus simple, de plus rationnel que cette manière de critiquer? Et ne semblera-t-il pas logique à tout le monde, que pour constituer une bonne doctrine ou science médicale, il faille d'abord posséder une loi et des instruments?

Or, où est la loi médicale dans le passé et le présent des écoles?

Où sont les instruments reconnus tels dans leur essence?

Nous ne nions pas qu'on ait proposé une foule de systèmes pour guérir; nous nous plaisons au contraire à le constater, mais nous sommes forcés d'en démontrer le vide et l'impuissance.

Nous ne nions pas non plus, qu'on n'ait pas amassé une quantité innombrable d'instruments, de remèdes de toute nature;

Nous rendons au contraire en cela, pleine et entière justice à nos devanciers, pour les nombreuses recherches auxquelles ils se sont livrés pendant des siècles, pour nous grouper dans des séries progressives et basés sur leurs rapports, leurs différences, les plantes, les minéraux qui constituent sous leurs mille préparations, l'arsenal immense de la matière médicale et de la pharmacie.

Nous ne pouvons nier tout ce qui a été fait et surtout nous ne saurons jamais refuser l'éloge et la gloire à tous les efforts qui ont été si généreusement accomplis; nous constaterons seulement, avec certains auteurs de mérite et de *toutes les écoles*, que la plus grande disette règne au sein même de cette abondance, et que le chaos le plus informe tient encore la place de la vérité la plus brillante, dans la science où elle est le plus désirée sans doute!

Nous soutenons donc et nous croyons l'avoir assez prouvé,

Que la médecine fondée sur *la loi des contraires* est une erreur ;

Que celle qui a pour système, une *loi de différence*, de *révulsion*, est encore moins soutenable ;

Et nous ne trouvons, enfin, jusqu'à preuve du contraire, de *vraie*, de *logique*, de *démontrée* par l'expérience : que LA LOI DES SEMBLABLES.

Nous ajoutons que rien n'est facile comme de reconnaître par l'*expérience seule*, la vérité de cette même loi. Nous disons même que c'est là, la seule marche à suivre pour la juger, au lieu de celle qu'ont adoptée ses adversaires qui ne savent que la nier, la combattre sans en avoir fait une étude consciencieuse et préalable !

Le problème de l'art de guérir est donc, enfin, résolu définitivement et comme nous croyons l'avoir assez indiqué.

Il n'y avait réellement pour arriver à sa solution, si longtemps désirée par l'humanité souffrante, qu'une seule route à suivre, savoir :

D'abord, *rechercher dans quel sens de* CONTRARIÉTÉ, *de* DIFFÉRENCE *ou de* SIMILITUDE, *il fallait appliquer le remède à chaque maladie ;*

Pour cette étude, la physiologie intégrale devait suffire à résoudre la difficulté et la philosophie, comme on vient de le voir, pouvait encore aider à la découverte.

Puis, ce sens trouvé, *faire l'étude des médicaments, acquérir la notion précise de leurs propriétés réelles,* PATHO-GÉNÉTIQUES, comme dit l'école nouvelle, c'est-à-dire *toxiques, vénéneuses, morbifiques* enfin.

Ne fallait-il pas, en effet, avant de se servir d'un remède, d'une substance non alimentaire, non assimilable, et surtout pertubatrice, connaître à *priori*, par des expériences premières, la *nature positive* de ses propriétés.

Etait-il prudent de se servir d'un instrument sans le connaître? est-il logique de s'appuyer pour l'administration des remèdes, sur l'usage qui en avait été fait déjà sur les malades?

Peut-on réellement étudier, tout d'abord, et pour la *première fois*, un remède en le donnant à un malade déjà bouleversé dans son organisation et couvert de symptômes divers?

Comment arrivera-t-on dans ce dédale de désordres morbides, à reconnaître l'action, les symptômes, les effets primitifs du remède inconnu avant?

Si, après l'administration d'un remède ainsi mis à l'étude, sur une maladie quelconque, on remarque des changements, sera-t-on en droit de le lui attribuer?

Le maladie ne peut-elle pas avoir seule, elle-même, et de la force seule de la nature, opéré ces mêmes changements qu'on ferait dépendre à tort du remède?

Et, si on établit une liste de prétendus effets ainsi obtenus après un remède, et à tort attribués à son action;... qui pourra répondre que ces *mêmes* effets lui appartiennent bien réellement, et qui osera en faire la propriété de ce remède; et l'indiquer comme telle à la postérité?

N'est-ce pas, parce qu'on a agi ainsi, que la confusion la plus grande s'est toujours fait remarquer dans les ouvrages de thérapeutique qui tous démontrent les propriétés merveilleuses accordées à certaines substances et nullement vérifiées, reconnues par de nouvelles expériences?

Ne faut-il pas en conclure qu'une pareille manière d'étudier les médicaments, suivie par tout le passé, et seulement sur les maladies, est une grande erreur qui ne pouvait manquer d'avoir les plus funestes effets en éternisant la confusion la plus obscure. N'est-il pas plus rationnel de procéder autrement; et si l'on veut savoir par exemple, toute l'étendue d'action, d'une substance quelconque, ne vaut-il pas mieux l'essayer sur une surface *intacte*, sans trouble, sans lésion apparente et réelle, de manière que s'il se développe tel ou tel phénomène *nouveau*, on puisse alors avoir une certaine présomption qu'il a été produit par le remède.

Et cette présomption ne se changera-t-elle pas bientôt en réalité incontestable, si l'expérience se répète dix fois, vingt fois, sur des sujets différents, placés dans les *mêmes* conditions et donnnant toujours les mêmes résultats.

Ne faudra-t-il pas en conclure rigoureusement, que les désordres obtenus et toujours les mêmes, sont bien produits par le remède, puisque rien au monde ne les explique sans lui, et qu'ils *n'existaient surtout pas avant son action*, l'individu étant sain. L'étude des médicaments sur les malades était donc une fausse voie d'expérimentation, qui ne pouvait conduire qu'à d'éternels tâtonnements, à de tristes conjectures, les médecins si désireux cependant de découvrir la vérité!

Mais, l'étude sur l'homme sain, conseillée déjà par le célèbre physiologiste HALLER, et réalisée surtout avec tant de courage et de zèle, par l'immortel HAHNEMANN, est donc bien réellement la seule qui pouvait donner la connaissance pure, positive, des instruments dont devait se servir enfin l'art de guérir...

Or, cette première question du problême médical résolue, il restait à se dire : les remèdes une fois bien connus, dans *quel sens* les administrer aux maladies; fallait-il les donner *contraires* ou *semblables?* C'était là une seconde difficulté, immense sans doute, mais que le génie de Hahnemann a également vaincue, comme nous croyons l'avoir suffisamment démontré.

Nous pardonnera-t-on donc maintenant, après avoir établi, comme nous croyons l'avoir fait suffisamment, tout le néant des doctrines médicales régnantes, de proclamer la médecine qui a pour base de sa doctrine, la *loi des semblables*, l'HOMOEO-PATHIE, comme la VÉRITÉ EN MÉDECINE.

Cette admirable découverte, on le sait déjà, avait été pressentie il y a bien longtemps, par d'autres savants; mais elle n'avait jamais été envisagée dans son ensemble, et formulée en corps de doctrine; bien des faits existaient, répandus çà et là et perdus même parmi les milliers d'observations recueillies par les praticiens; bien des succès avaient été obtenus par cette loi à l'insu même des philosophes; c'est que, pour arriver à découvrir la cause qui leur donnait naissance, il fallait avoir plus qu'un talent ordinaire d'observation; il fallait avoir du génie, posséder cette admirable faculté de la *causalité* qui nous fait remonter sans cesse des effets aux causes, et par dessus tout encore, il fallait être doué de ce haut et sublime sentiment d'harmonie, d'unité que nous appelons l'*unitéisme* et qui consiste à savoir grouper des idées, des faits; à réunir des analyses, à les *synthétiser* de manière à les envisager d'un coup d'œil plus général, plus universel, sous toutes leurs formes et à tirer ainsi de données simplistes, isolées pour quelques hommes, des déductions plus *composées* et plus *unitaires*.

Telle a été la gloire de Hahnemann, dont les travaux continués sans interruption pendant *soixante ans*, ont légué à l'humanité une des plus grandes découvertes connues.

Ainsi, la philosophie transcendante, cette admirable et éternelle recherche de la vérité, cette étude approfondie de l'essence des choses, en initiant aux sacrés mystères qui voilaient encore la nature à nos yeux, en nous révélant la grande loi qui distribue partout l'ordre et l'harmonie, devait donc nous conduire un jour, à la découverte, en physiologie médicale, d'une doctrine *attrayante*. L'analogie la plus grande en effet, devait régner entre l'homme et l'univers, et la loi qui régit l'un devait aussi régir l'autre, car l'unité qui est la base de tout système providentiel, n'existerait pas sans cela!

Newton, Fourier, Hahnemann sont donc les trois côtés égaux d'un même triangle; les trois formes variées et vivantes de la même pensée, qui sont venus, chacun dans leur science respective, nous donner la preuve de l'UNITÉ UNIVERSELLE en nous apportant des faits isolés, divers, mais tous soumis à la même loi.

Le premier en nous faisant voir les astres obéissant de toute éternité à l'ATTRACTION *sidérale;*

Le second en démontrant la nécessité de soumettre les facultés natives, les passions normales de l'homme à l'ATTRACTION *passionelle;*

Enfin, le troisième en nous montrant l'homme comme tous les êtres vivants, en santé, en maladie, obéissant aussi à l'ATTRACTION *physiologique,* et en nous donnant dans la théorie des *semblables,* de l'*analogie,* de l'*attrait,* la seule et unique loi *thérapeutique* qui constitue la science de l'art de guérir et la vérité en médecine!

- Mais, nous dira-t-on, cette prétendue loi médicale, une fois acceptée ou plutôt concédée et les raisonnements précédents également admis, comment expliquer son action, ses phénomènes; comment admettre d'après elle, la guérison d'une maladie par un remède *semblable;* comment comprendre que la santé troublée se rétablisse sous l'action d'une substance qui vient ajouter aux symptômes morbides existant, sa maladie *médicale,* et par conséquent, augmenter comme on le croit, les désordres établis? Comment, les doses infinitésimales qu'emploie la nouvelle médecine peuvent avoir assez d'action pour opérer sur un organisme exalté des effets réels? Et enfin, nous expliquera-t-on comment il peut se faire qu'une substance médicinale ait plus d'action à l'état de dynamisation qu'à celui de simple nature?

Sans doute, ces objections sont spécieuses et demandent à être réfutées pour achever d'établir chez tous, une conviction inébranlable; nous allons donc continuer notre tâche et tout faire pour obtenir le succès que nous désirons, et qui sûrement est bien la plus noble récompense que nous ambitionnions.

PRINCIPES PHYSIOLOGIQUES

ET THÉORIE DE L'HOMŒOPATHIE.

> « *Medicus est naturæ minister et interpres.*
> « La maladie est engendrée par les semblables
> » et c'est par les semblables que les maladies
> » sont guéries….
> » Le vomissement guérit le vomissement. »
>   (Traduct. littér. d'HIPPOCRATE.)

Nous avons besoin, avant d'aller plus loin, de reconnaître le chemin que nous venons de parcourir : ainsi, nous avons avancé et démontré l'existence d'une seule et unique loi dans la nature, dans l'humanité; nous avons reconnu qu'en médecine, cette loi n'avait pas été trouvée encore avant HAHNEMANN. Il nous reste maintenant à faire voir comment cette loi de l'*attraction*, vraie pour toutes les sciences, comme pour l'art de guérir, peut agir dans un sens favorable à la vie, à l'harmonie du corps et de l'âme.

Nous aurons ensuite à terminer notre travail par la question si intéressante et si controversée des *petites doses*, dont se sert la nouvelle médecine; par l'exposé du régime qu'elle conseille pour le succès de ses procédés; enfin, par l'historique de la marche progressive de cette intéressante réforme, sur tout le globe.

Nous dirons donc avec les physiologistes modernes, qu'en examinant avec une scrupuleuse attention, comment la vie s'entretient et s'exécute chez tous les êtres animés, on reconnaît que c'est toujours au moyen de deux puissances bien positives, savoir : l'une représentée par les organes sains, et l'autre par le milieu, c'est-à-dire par les agents extérieurs qui nous entourent. Il est facile, en effet, de constater que mises en rapport dans des conditions convenables, ces deux puissances s'harmonisent en produisant un état rationnel, physiologique ou sain, quand il y a sympathie, concordance parfaite entre elles. De là, l'état normal qui constitue ce que nous appelons LA VIE, dont LA SANTÉ est le type.

La vie est donc le résultat de l'accord parfait des fonctions du corps, avec les agents *convenables*, placés autour de nous. De sorte que, si on pouvait supposer d'un côté, les corps animés, doués tous d'une organisation parfaite, et de l'autre, les agents extérieurs tels que l'air, le calorique, la lumière, l'eau, les aliments, etc., placés tous dans des conditions convenables et dans des rapports harmoniens avec le corps, nous aurions l'exemple, impossible à notre époque, d'une santé constante et admirable, comme les premiers âges ont pu en donner des preuves.

Mais aujourd'hui tout est changé, l'organisation humaine a perdu de sa première beauté, et le milieu dans lequel nous vivons s'est infecté par notre mauvaise gestion, d'une foule sans cesse croissante de causes délétères, de virus, de miasmes, de pestes et de toute espèce de fléaux qui sont venus ajouter à nos misères et donner un démenti formel à notre puissance souveraine, à notre intelligence dont nous sommes si sottement fiers (1).

(1) On ne se doute pas aujourd'hui, que notre planète, autrefois si bien harmonisée dans tous les sens, et possédant du nord au sud des courants magnétiques fécondants, et des vents réguliers et utiles, en perdant, elle aussi, par notre faute, de si belles richesses, a dû nécessairement éprouver des anomalies, des maladies réelles, qui ne se démontrent, hélas! que trop souvent encore à notre ignorance sous la forme d'orages, de tempêtes, de volcans, de tremblements de terre, etc., etc. L'homme ne se doute pas que, par une gestion plus intelligente, plus harmonienne de son globe, par des cultures en grand et habilement dirigées, par le reboisement des montagnes et collines, par l'encaissement de ses rivières, il pourrait réagir sur les éléments généraux de sa planète, sur l'atmosphère, et régulariser les vents, les saisons, etc., et pourtant c'est là une vérité incontestable et qui se réalisera aussi, en dépit de ceux qui crient à l'utopie.

Ainsi en bonne physiologie :

LA SANTÉ est le résultat de l'harmonie qui existe entre l'organisme humain et le milieu qui l'entoure.

Donc, toute maladie ne peut provenir que du *désaccord* entre ces deux puissances, et surtout de l'influence nocive, morbide de l'une sur l'autre, c'est-à-dire des agents extérieurs sur le corps.

L'état de santé n'offre à l'observation du Médecin qu'un tableau plus ou moins complet d'harmonie, auquel il ne peut, lui, plus rien ajouter, mais que sa science peut et doit entretenir longtemps par des conseils éclairés, prudents et dictés par une expérience raisonnée et sage. C'est là ce que nous appelons l'Hygiène ; Et en bonne philosophie comme en saine doctrine sociale, nous ne craindrons pas de dire que ce devrait être là toute la science du Médecin, dont la gloire serait bien plus grande, s'il pouvait toujours prévenir les maladies et arriver ainsi à préserver toute une génération des épidémies et des virus qui la déciment à petit bruit ou la courbent impitoyablement sous le poids de leurs douleurs. Ce serait un beau jour pour tous les Médecins de cœur et de science, que celui où ils seraient plus intéressés à prévenir les maladies, à conserver la santé qu'à guérir des maux dont le nombre et la gravité ne sont toujours pour eux, qu'un surcroît de bénéfices !!! Certes, l'humanité y gagnera et la morale ne sera plus autant froissée qu'elle doit l'être aujourd'hui, où le malheur des uns doit faire nécessairement le bonheur des autres, où le Médecin est obligé de désirer chaque jour une augmentation de clients, comme l'avocat désire des procès, le notaire des partages, le juge des causes et le bourreau des coupables !

Mais, en attendant la réalisation de ces temps heureux ! où le bien se généralisera et le mal ne sera plus attrayant et possible, voyons un peu ce qui se passe dans notre corps à l'état de maladie, et quel rôle le Médecin est appelé à jouer en pareil cas....

La maladie, disons-nous, *est le résultat du désaccord entre l'organisme et les agents extérieurs existant autour de lui.*

Que se passe-t-il, qu'elle série d'effets observe-t-on donc dans un pareil phénomène ?

Soumis aux influences extérieures, le corps humain est obligé de subir leurs effets qui, en harmonie avec ses fonctions, produisent, la continuation d'une vie régulière, normale, la santé; mais s'ils sont antipathiques, nuisibles, trop forts relativement, ils impressionnent alors défavorablement l'organisme, qui subit leur joug d'abord, mais qui ensuite, en vertu d'une loi instinctive, naturelle, dont Dieu l'a doué, réagit rapidement, avec énergie, de toute la puissance de ses moyens, contre l'action délétère qui l'opprime. Alors naissent ces symptômes nombreux, ces divers groupes de maladies, auxquels on a donné différents noms, et qui ne sont rien autre chose toujours, qu'une manifestation, une réaction réelle de notre corps, un soulèvement général, unanime de ses forces, contre la cause nuisible, qui est venue troubler son équilibre parfait.

Ainsi :

Organisme sain, d'une part ;

Et un milieu convenable, de l'autre,

Étant entr'eux dans un rapport d'harmonie, d'appropriation, donnent VIE et SANTÉ.

Organisme sain,

Et un milieu *impropre, nuisible,* d'autre part ;

Étant entr'eux dans un rapport de lutte et de désharmonie, donnent *désordre, trouble, crise.*

Or, on est convenu de désigner ce dernier état de l'organisme sous le nom de *Maladie.*

La maladie n'est donc pas autre chose que le trouble ou plutôt la crise, la réunion des efforts qu'opère le corps pour reprendre son équilibre.

Ce trouble lui-même n'est-il pas comme le cri de la nature

poussé instinctivement pour appeler du secours? Le corps,
dans ce moment-là, ne donne-t-il pas la preuve évidente des
efforts qu'il fait pour réagir contre l'oppression qui le tyran-
nise? Ne le voit-on pas conjurer ses forces, réveiller tous les
organes, les appeler à l'œuvre et les exciter par la réaction
à l'expulsion de l'ennemi qui menace ses jours? Ou encore
mieux, modifier à l'aide du système nerveux et rendre normal,
naturel le mouvement imprimé d'une manière fâcheuse à la
vitalité, à la dynamique du corps? Enfin, ce que vous appelez
maladie est-ce autre chose, qu'une série d'efforts nombreux,
une crise réelle de tout l'organisme pour sortir du malaise où
il se trouve?

Dieu n'a-t-il pas donné à tous les êtres animés, une
puissance occulte, réelle, destinée à veiller instinctivement à
la conservation et au rétablissement de l'harmonie? Cette
force, présidant ainsi en sentinelle vigilante à l'entretien de la
vie, n'est-elle pas la première à conjurer l'orage et à organi-
ser les ressources mises à sa disposition, pour détruire l'obstacle qui enraie dans ce moment, les fonctions du corps, ou
rétablir les oscillations vitales, déviées ou suspendues.

Bien pénétré de ces vérités physiologiques, quel est l'homme
de sens, qui pourra ne pas se rendre compte des phénomènes
variés qui se passent dans la production des maladies?

Ainsi, placé dans une atmosphère infectée du choléra, le
corps de l'homme est obligé d'abord de subir l'influence délétère du fléau; ses poumons absorbent l'air pestiféré, l'élaborent, le décomposent chimiquement, et bientôt, porté dans le
torrent de la circulation, le miasme impropre à la vie y joue
presque le rôle de corps étranger et nuisible; puis, saturé à
l'excès, désolé et souffrant des conditions tout-à-fait défavorables
et anti-assimilables du nouvel hôte, l'organisme entier se soulève avec une énergie relative à ses forces, et produit alors ces
effets, ces symptômes nombreux, cette accélération du pouls,

cette chaleur de la peau, cette agitation générale, ces évacuations abondantes que vous décorez du beau nom de CHOLÉRA, et qui ne sont rien autre chose, qu'une crise violente, désespérée, une véritable émeute, mais intelligente, pour chasser au-dehors, s'il est permis de le dire ainsi, l'intru malencontreux qui est venu se cantonner dans les tissus et en troubler le mode d'action vitale.

Partout et toujours, dans toutes les maladies, quelles que soient leur nature, leur cause, etc., etc., les phénomènes se passent de même; toujours vous aurez, d'un côté, une cause quelconque qui agit défavorablement, et de l'autre, la nature qui réagit de toute son intelligence, pour reprendre son équilibre perdu, et sans lequel elle ne peut vivre.

Or, nous le demandons :

Si, dans toute maladie, le corps cherche, par une force naturelle, instinctive, à produire des efforts pour revenir à la santé un instant suspendue, le Médecin devra-t-il venir en aide à la nature ou continuer à opposer des remèdes contraires, étrangers à la crise maladive? est-il réellement nécessaire d'être profond chimiste ou physicien, astronome ou géomètre; ou, ne suffit-il pas plutôt de n'avoir qu'un peu de bon sens, pour reconnaître l'erreur grossière, anti-naturelle, homicide enfin, dans laquelle s'est fourvoyée la Médecine des écoles, la seule encore qui trône, hélas! aux académies et aux universités !!!

Faudra-t-il donc toujours contrarier l'organisme, s'opposer à ses efforts, et dans toutes les maladies, dans les fièvres, vomissements, éruptions, sueurs, congestions, etc., etc., faudra-t-il regarder ces symptômes, comme la maladie réelle et prendre, enfin, constamment l'effet pour la cause, arrêter, suspendre, détourner et combattre de semblables phénomènes? Eh! mon Dieu, depuis l'origine de la Médecine, c'est la marche que les Médecins de toutes les écoles ont suivie, avec certaines variantes aussi nuisibles; or, dites-nous si le succès a jamais couronné une pareille méthode, si l'art de guérir a réalisé d'admirables progrès, et si l'humanité, enfin, lui doit des éloges pour les nombreux services qu'il lui a rendus ?....

Certes, personne ne sera embarrassé pour répondre, et les malades, comme la plupart des Médecins qui sont morts à la peine, et qui étaient animés tous de l'amour de la science et de leur prochain, ont reconnu l'impérieuse nécessité, chaque jour plus pressante, de changer de méthode dans le traitement des maladies.

En veut-on des preuves réelles ; écoutez :

BOERRHAVE dit quelque part : « Si nous comparons les bienfaits dont on est redevable à une *demi-douzaine* de véritables disciples d'Esculape, depuis le commencement de leur art, avec *le mal qu'a causé au genre humain* le nombre immense de Docteurs qui ont paru depuis eux, il deviendra indubitable pour nous, qu'il *aurait été infiniment meilleur qu'il n'eût jamais existé de Médecins dans le monde.* »

HECKER, praticien et professeur de premier ordre en Allemagne, disait : « Quiconque apporte quelque attention aux progrès de la science, ne peut s'empêcher de reconnaître que la *Médecine pratique n'a pas fait un seul pas depuis Hippocrate et Galien, qu'au contraire, nous avons reculé depuis eux.* Car, depuis cinquante ans, le plus grand nombre des malades *ont été tués, selon les ordonnances de leurs Médecins*, par les purgatifs, et depuis trente ans, par les saignées. »

Un autre Médecin affirme que le système du Docteur écossais Brown a fait plus de victimes que toutes les guerres européennes, depuis 1793 jusqu'à 1815. Moi, je ne crains pas de dire que la méthode du Docteur Broussais a tué plus d'individus à elle seule que toutes les guerres de l'empire.

Sydenham n'a-t-il pas écrit que la méthode la plus sûre de guérir les maladies était celle des semblables. *Morbi non contrariis sed per similia adhibita sanantur.*

Bichat, de glorieuse mémoire, que les contemporains ont placé au Panthéon, et qui est mort, hélas! trop tôt pour le bonheur de l'humanité, Bichat n'a-t-il pas écrit : Que la Médecine telle qu'elle était pratiquée de nos jours, était une profession dégoûtante et indigne du caractère du Médecin et du savant, tant sa matière médicale offre d'incohérence et d'incertitude.

Eh bien! en face de pareilles autorités et de vérités aussi sanglantes, qui osera donc, à moins d'être taxé de folie et infatué d'orgueil, accuser Hahnemann pour avoir apporté à l'art de guérir, une nouvelle méthode dont l'expérience démontre chaque jour l'efficacité? qui sera assez sot et méchant pour lui faire un crime d'être venu réaliser aussi heureusement le vœu manifesté depuis des siècles, par tant d'âmes élevées et généreuses?

Toute vérité, on le sait, sur cette terre de douleurs et de persécutions, est toujours repoussée dès son origine, à cause du contraste frappant qu'elle présente avec les idées reçues de l'époque. Le mal, la subversion, l'injustice, l'erreur, étant positivement, depuis la chute de l'homme, la couleur favorite de l'humanité, on conçoit qu'une idée juste, rationnelle, une vérité enfin, apparaissant au milieu d'un pareil chaos, doit faire nécessairement un si grand contraste, que tous les esprits se révoltent contre elle, que tous les yeux, cataractés par l'erreur et l'obscurité de l'ignorance, se refusent, se contractent à la lumière nouvelle.

Ainsi fut de toutes les vérités saintes qui ont apparu et qui arriveront, tant que l'esprit humain ne sera pas sorti des ténèbres qui l'enveloppent. Ainsi l'Evangile, ce code d'une morale si pure et si consolante, dut être repoussé. Ainsi, pour toutes les découvertes et pour les grands hommes qui ont apparu et qui viendront sur la scène orageuse de ce monde!

Qu'y a-t-il donc d'étonnant que Hahnemann ait été persécuté, qu'il soit encore méconnu même après sa mort, et que ses disciples soient accueillis avec le sarcasme dont on abreuve tous les novateurs. Ne semble-t-il pas que ce soit là le sort de toutes les bonnes choses de ce monde! L'Homœopathie, pour être une vérité, devait donc éveiller contre elle, dès son origine, la haine, la jalousie, la méchanceté des contemporains! C'était le baptême qui devait la sanctionner et la faire reconnaître des hommes justes et éclairés. Mais, comme à toutes les vérités sublimes reconnues aujourd'hui après de stupides oppositions, son jour de réhabilitation arrivera, et tout semble démontrer déjà que nous touchons presque à cette heureuse époque.

Si donc, l'art de guérir a suivi une mauvaise voie en faisant de l'opposition à la nature, en contrariant les maladies; si, d'un autre côté, la voie qui paraît la plus rationnelle, la mieux conforme à la force de conservation qui préside à la vie des êtres organisés, consiste à imiter cette force, à agir dans son sens, à appliquer enfin à toute maladie un remède semblable; que reste-t-il à faire au Médecin qui connaît très-bien les maladies diverses qui désolent le corps humain et l'action des nombreux remèdes qui l'entourent ?

Le voici :

Appelé près d'un malade, l'homœopathe devra, en observateur intelligent s'enquérir des circonstances qui ont précédé l'accident, pour en prendre note exacte; puis il décrira, avec une minutieuse attention, les diverses douleurs, les symptômes du patient; il en fera un tableau parfait, sans rien oublier; puis, ayant ainsi d'une part, la maladie à guérir, ou, pour mieux dire, l'indication parfaite, exacte de ce que la nature opère, établit d'efforts pour retrouver la santé suspendue, il devra, en ministre intelligent et fidèle à son mandat, chercher dans sa pharmacie le médicament qui, d'après des expériences antérieures, consciencieuses, aura été démontré produire sur *l'homme sain* des effets analogues; car s'il faut aider la nature, l'imiter dans ses opérations, est-il possible d'y arriver avec des remèdes faisant le *contraire?* Il paraîtra donc de la dernière évidence à tout homme non prévenu et de bon sens, qu'amené ainsi, de déduction en déduction à cette vérité, HAHNEMANN n'a pu reconnaître d'autre Médecine que celle à laquelle il a donné le nom d'HOMOEO-PATHIE, de deux mots grecs (*ômoios*, semblable, *pathos,* maladie), désignant aussi par contraste la Médecine de l'école, sous le nom d'ALLOPATHIE (de *allos*, autre, différente, étrangère, *pathos,* maladie), parce que, comme on le sait, cette dernière méthode n'apporte jamais que des remèdes produisant des maladies *autres, étrangères, contraires* à celles qu'on se propose de guérir.

Ainsi donc, la loi homœopathique *similia similibus curantur* est une vérité naturelle, ABSOLUE, qui ne peut jamais varier, et qui fait ainsi de la Médecine une science aussi EXACTE que celle de l'astronomie et des mathématiques.

Le remède devra donc toujours être analogue à la maladie, et la dose est la seule chose qui pourra varier, suivant la force et l'intensité maladive du sujet. Voilà justement une dernière raison qui tranquillisera certains esprits qui soutenaient que la médecine ne pouvait pas être absolue pour tous, attendu la différence des constitutions et la variété infinie de chaque maladie.

On comprendra enfin, une fois pour toutes, que la LOI peut être ABSOLUE, puisqu'elle doit constituer une *science fixe*, mais que le remède, pour être parfaitement semblable, analogue, peut, sans sortir des rigueurs de la loi, se changer, se modifier pour la forme, la dose, suivant les nuances, les phases des constitutions.

Pour les maladies à germe constant, comme la rougeole, la scarlatine, la variole, la syphilis, etc., le remède est bien facile à trouver pour chacune de ces maladies, parce qu'il est toujours le même pour chacune d'elles, quel que soit l'individu et sa constitution ; la dose seule fait une différence.

Ainsi, à la rougeole, la *pulsatille*, toujours ;

A la variole, le *vaccin*, la *varioline*, .

A la scarlatine, la *belladonne;*

A la syphilis, le *mercure*, etc., etc.

Ces remèdes ayant tous la propriété de produire sur l'homme sain, une maladie semblable et non pas identique à celles auxquelles ils correspondent.

Mais pour les autres maladies, l'application n'est plus aussi facile, car elles ne sont plus à germe, à virus, à miasme, et ne produisent, par conséquent plus chez différents individus les mêmes effets.

Ainsi, la fluxion de poitrine, la fièvre intermittente, la constipation, etc., etc., ne peuvent pas avoir une forme universelle, générale; elles varient toutes suivant les individus. De là aussi la nécessité absolue d'étudier la maladie dans chaque constitution, abstraction faite de son nom, de recueillir ses symptômes particuliers si différents chez tous, et d'apposer à la maladie de chaque individu, le remède qui lui ressemble le plus. Par exemple :

Chez l'un, la fluxion de poitrine sera caractérisée par de la fièvre, de la toux, de l'oppression, de la chaleur à la poitrine, un point de côté, etc.; ce sera *aconit* qui correspondra le mieux. A un autre, il y aura, outre ces symptômes, suffocation, crachats difficiles, crachats striés de sang, toux sèche, fréquente, etc. ; chez celui-ci, ce sera de préférence *bryonia* qui sera le remède le plus semblable, le plus homœopathique au cas.

Chez un autre ce sera *phosphorus*, chez une femme ce sera peut-être *pulsatilla*, *platina;* chez un enfant ce sera *chamomilla*, *cina*, *coffea*, etc., etc. Vous voyez donc bien que

le remède, quoique toujours semblable au tableau de la maladie individuelle, n'est jamais le même pour tous , quoique la
loi de similitude, d'homœopathicité ne varie jamais.

Ainsi, on pourra donc, sans être taxé d'un absolutisme
exclusif, mettre toujours dans toutes les maladies, pour tous
les cas, chez tous les individus, en application la loi d'homœopathicité, et on devra même toujours le faire avec le plus
de ressemblance possible, pour arriver à une guérison
certaine, douce et durable.

Comme on peut l'entrevoir déjà, la tâche n'est pas facile,
et si la loi paraît simple, on ne trouve pas toujours de
suite le remède le plus convenable au mal; il faut pour y
arriver, une longue pratique, une profonde connaissance des
médicaments, qui sont en très-grand nombre, car il y a autant
de remèdes dans la nature et déjà dans l'homœopathie, qu'il
y a, non pas seulement d'espèces de maladies, mais qu'il y a
de maladies par individus.

L'homœopathie n'est donc pas une médecine exclusive, parce
qu'elle a une LOI qui la dirige, elle est, au contraire, définitivement jugée une science fixe, rationnelle, qui est venue, par
le génie de HAHNEMANN, apporter au monde une des plus
grandes découvertes connues et la seule appelée réellement,
à aider avec les réformes sociales, à la régénération de
l'espèce humaine.

Les rangs des nouveaux convertis se grossissent chaque
jour et s'augmentent surtout, d'hommes honorables, déjà
exercés dans la vieille médecine; espérons donc que le jour
ne peut être loin, où la lutte s'engagera entre les deux camps
et où toute la gloire appartiendra à celui qui en sortira
vainqueur.

La conscience et la dignité du corps médical exigent et
l'humanité appelle cette révolution pacifique et intellectuelle.

DES REMÈDES HOMŒOPATHIQUES,

ET DE LEURS PETITES DOSES.

Comme la médecine de toutes les écoles, l'homœopathie puise ses ressources dans les trois règnes de la nature. Mais ce qui la distingue essentiellement de toutes les autres méthodes, c'est la connaissance exacte qu'elle a acquise de l'action puissante de chaque remède sur l'homme sain, et de la manière de préparer et d'administrer chacun d'eux. Ainsi, convaincu par une série d'expériences, que chaque remède était pour notre corps une substance non assimilable, non alimentaire, et produisait sur lui des effets particuliers, morbides, HAHNEMANN a senti de suite cette grande nécessité, savoir :

1° De ne jamais administrer de remède avant de connaître tous les effets qu'il peut produire sur l'homme sain, et avant d'être bien sûr qu'il ressemble parfaitement à la maladie, afin de ne pas se mettre dans le cas d'ajouter à celle-ci des symptômes nouveaux, étrangers, nuisibles.

2° De ne jamais donner qu'un seul remède à la fois, afin que son action ne soit pas contrariée par celui qu'on pourrait lui adjoindre.

3° De ne changer de remède que lorsque l'action du premier aura été entièrement épuisée dans l'organisme.

4° De ne donner enfin le remède le plus homœopathique à la maladie, qu'aux doses les plus faibles possible.

Toutes ces considérations paraissent très-exactes et dictées par une prudence et une justice convenable ;

La seule qui soulève encore l'incrédulité contre nous est celle des petites doses.

Que peuvent donc faire de si petites doses ?

S'écrie-t-on de toutes parts.

Il est facile de comprendre cet étonnement de l'esprit, cette stupéfaction qui se manifeste en face de l'administration de remèdes à des doses aussi minimes, aussi impondérables que celles que préconise l'homœopathie... Il faut savoir pardonner aux faiblesses humaines et ne pas trop en vouloir aux savants et aux hommes simples, si après avoir vu administrer pendant des siècles, et encore de nos jours, des médicaments en grand nombre et à fortes doses, ils ne peuvent, tout d'abord et comme subitement, accepter une méthode inverse, et remplacer de sang froid des *bouteilles* noires et nauséabondes de drogues, par des infiniment petits aussi invisibles qu'inodores...

On est tellement habitué à ne voir agir les remèdes qu'à des doses énormes, qu'on se figure qu'à très-petites dilutions ils ne produiraient rien ; eh bien ! on est complètement dans l'erreur, et si on voulait être juste et observer attentivement autour de soi, on trouverait fréquemment des cas où les plus grands effets naissent des plus petites causes.

Ainsi, ne sait-on pas que ce n'est pas par leur *quantité* mais bien par leur *qualité* que les choses acquièrent de la valeur ? N'est-ce pas à l'aide de la vapeur d'eau comprimée que flottent nos bateaux à vapeur et roulent nos wagons, au grand ébahissement de nos aïeux, s'ils pouvaient assister à pareil enchantement ? Quand on vaccine un enfant pour le préserver toute sa vie d'un miasme délétère, d'une maladie affreuse, lui fait-on prendre une bien grande dose du virus vaccin, ou ne lui donne-t-on pas plutôt ce que peut contenir à peine la pointe d'une épingle? Connaît-on la dose du principe galeux que prend un homme en touchant un malade, un gant imprégné de la gale ? La dose du virus rabique ou syphilitique qu'absorbe un hydrophobe ou un vénérien, explique-t-elle suffisamment la rage dont le premier est atteint et frappé mortellement, ainsi que la cruelle maladie dont le second est infecté ? Nos chimistes ont-ils pu découvrir, enfin, le miasme invisible, mais trop réel, hélas ! qui produit le choléra, et qui, se jouant de tous les cordons sanitaires, traverse les pays, monte du midi au nord, passe de l'est à l'ouest, contagionne partout les populations , et sème sur son passage l'épouvante et la mort.

Certes, voilà bien des effets immenses, terribles produits par de petites doses, et celles-là, on ne songe pas à les nier !! on les accepte, on les trouve très-naturelles et faciles à comprendre. Etrange bizarrerie de l'esprit humain, qui ne veut avoir de la foi, de la confiance que pour les choses qui nous sont aussi évidemment funestes ! Non, l'action des petites doses n'est plus un problème, car la science peut nous prouver facilement, à l'aide de la physique et de la chimie, combien la puissance énergique de certains atômes est étonnante ; que plusieurs corps n'agissent réellement que lorsqu'ils sont ramenés à une division extrême ; et que tous, enfin, opèrent beaucoup mieux à l'état divisé, infini, gazeux , qu'à l'état brut.

Quelques explications scientifiques suffiront pour rendre très-claires et évidentes ces vérités encore généralement méconnues :

La chimie enseigne que la matière est inerte, c'est-à-dire impuissante par elle-même et qu'elle ne doit son activité qu'à la présence d'une certaine force inhérente à ses molécules ou parties. Elle démontre que l'activité, la propriété des corps, leur force particulière est d'autant plus développée, plus apparente, plus énergique, que les parties ou molécules de ces corps sont plus séparées, plus mobiles ; en d'autres termes, que la force active des corps, leur propriété est en raison directe de la mobilité de leurs molécules et en raison inverse de leur cohésion ou rapprochement. Enfin, en langage plus vulgaire et plus intelligible pour tous, un corps quelconque, soit un remède, est d'autant plus actif, plus puissant, qu'il est plus divisé, réduit en plus de parties, plus de volume, plus d'étendue, qu'il occupe enfin plus d'espace.

En effet, si toutes les propriétés d'un médicament sont dues à la présence d'une force distincte de la matière, qui lui est inhérente, il est clair que chacune des molécules, infiniment petites, qui le composent, doit avoir une force, une vertu médicinale égale. Or, il tombera sous le sens que, si on augmente la cohésion, c'est-à-dire le rapprochement des molécules du corps, de manière à le resserrer autant que possible, il est bien évident qu'on empêchera le développement d'action de chaque molécule; tandis que si on éloigne, sépare, divise à l'infini ce même corps, on multipliera dès-lors ses molécules ainsi séparées, et on augmentera d'autant la propriété de chacune qui aura, en effet alors, son entier dégagement.

Ainsi, l'arsenic métallique, donné à plusieurs grammes à un animal, ne produira aucun phénomène d'empoisonnement, parce que, sous cette forme, ce poison est à l'état brut, et ses parties sont trop resserrées pour donner jour à la propriété occulte, vénéneuse qu'elles renferment; mais si on expérimente avec l'*acide arsenieux*, c'est-à-dire avec une préparation plus divisée et différente du premier, on obtiendra des phénomènes toxiques effrayants.

Il est donc permis de dire que plus les corps se rapprochent de leur état brut, matériel, moins ils agissent, et plus, au contraire, ils sont déliés, réduits en gaz et arrivés ainsi à une division extrême, plus, au contraire, leurs propriétés se développent et prennent de l'intensité.

Si on place un oiseau sous une cloche renfermant un litre d'air, il suffira de 1/1500ᵉ de litre d'hydrogène sulfuré gazeux pour amener la mort; il en faut 1/200ᵉ pour produire le même effet sur un cheval. L'acide cyanhydrique (acide prussique) injecté en quantité presque impondérable dans les veines d'un animal, le frappe comme un coup de foudre. Cet acide est liquide, mais il entre en vapeur à 26°, et dans le corps humain il trouve une température de 36°. Alors, non-seulement il est vaporisé, mais sa *vapeur dilatée acquiert une force expansive plus grande qu'à l'état liquide.*

Ces expériences démontrent assez évidemment, j'espère, combien les corps acquièrent de force, d'action par la division extrême de leurs molécules; donc, l'extrême divisibilité, la préparation si infiniment ténue, gazeuse, des remèdes homœopathiques est une preuve de plus en faveur de leur action, puisqu'il est démontré par la science que les corps *n'ont une action puissante qu'à ce degré de préparation.* Pour être logique et vrai, il faudrait en conclure que ces remèdes seuls peuvent agir, puisque, seuls, ils sont ainsi préparés; tandis que, dans l'autre médecine où ils sont moins dilués, dynamisés (1), ils devraient moins agir que les nôtres, mais comme ils sont donnés à fortes doses, à contre sens, et plusieurs à la fois, ils ont encore trop d'action et font encore trop de mal.

Qu'on ne s'étonne donc plus de la préparation ainsi atténuée de nos remèdes, puisqu'il est démontré qu'ils ont à ce degré une action plus puissante qu'à l'état brut (2).

(1) Il est bien reconnu en chimie que la *dynamisation* d'un corps n'est pas réellement son *atténuation*, sa réduction seulement en molécules extrêmement ténues, mais bien, au contraire, la *multiplication*, le développement extraordinaire, puissanciel de sa force ou propriété; *dunamis* en grec veut dire force, donc, *dynamisation*, *dynamisé*, est l'état où se trouve un corps arrivé à un degré extrêmement développé de sa vertu ou puissance.

(2) L'histoire nous donne plusieurs exemples remarquables de la puissance des petites doses. Démocrite se soutint pendant trois jours par la vapeur qui se dégageait d'un pain chaud. — Bâcon cite un homme qui supporta l'abstinence plusieurs jours, en respirant l'odeur d'un mélange d'herbes aromatiques. — Bayle dit que deux personnes ont été purgées pour être restées dans une chambre où l'on pilait de la coloquinte. Un grain de musc pourra pendant de longues années remplir de son odeur un appartement ouvert, aéré, sans rien perdre de son poids, etc., etc.

Qu'on se rappelle jusqu'à quel point extrême, infini, la physique nous a démontré la possibilité d'étendre la matière.... Le docteur Walaston a fait un fil de platine qui n'avait que 1/1200ᵉ de millimètre d'épaisseur, c'est-à-dire, qu'il faudrait plus de 140 de ces fils pour former un faisceau de la grosseur d'un fil de soie d'un seul brin! Quoique le platine soit le plus pesant de tous les corps connus, 3,000 pieds de longueur d'un tel fil ne pèsent pas plus d'un grain! Bayle jeta dans 77 pouces cubes d'eau, un grain de cuivre dissout dans l'ammoniaque, toute l'eau fut teinte en bleu : or, un pouce cube renferme 216,000,000 de parties visibles, le grain de cuivre avait donc été divisé en 77 fois 216,000,000 de parties, c'est-à-dire, en 16,632,000,000 (1) de ces parties qui elles-mêmes auraient pu encore être subdivisées !!! Deux chimistes distingués, MM. Morh et Duvergie, cherchant à connaître à quel point de divisibilité, l'arsenic pouvait arriver, tout en restant sensible encore à nos sens. Le premier est arrivé à la *sept cent millième partie d'un* GRAIN, et le second, à la *millionième,* et ils trouvèrent encore des taches légères, fugaces, pondérables... Après de pareils exemples, qui osera nier encore que la matière soit divisible à l'infini? Mais si on voulait réfléchir un instant sur la manière d'agir si différente des deux médecines, on comprendrait bien vîte pourquoi elles doivent donner des doses opposées.

En effet :

Dans la médecine des siècles passés et des écoles actuelles pourquoi donne-t-on plusieurs remèdes à la fois et à des doses si répétées et si énormes? Que se propose-t-on, d'établir? Quel but désire-t-on atteindre?

On le sait déjà, les médecins, de tout temps comme aujour- n'ont jamais eu dans le traitement de toute maladie qu'une

—————

(1) Pouillet Dumas, *Éléments de Physique.*

seule intention bien réelle, bien comprise, celle de combattre, contrarier, suspendre le mal existant, l'ennemi qui dérange l'harmonie de la santé. Or, comment peut-on combattre, détruire, terrasser un ennemi? Est-ce avec une arme souple et légère, ou bien, n'est-ce pas plutôt avec une arme forte et puissante, avec des moyens plus énergiques et capables de produire sur le corps des effets plus saillants que ceux qui existent?

Certes, en allopathie, pour arrêter une fièvre, pour la couper, comme on le dit, pour la détruire, il faut nécessairement produire avec le remède un effet *plus fort* que celui qui existe, et tout-à-fait *contraire;* pour détourner la nature, de la tendance à cette fièvre, il faut établir chez elle une tendance *différente,* mais nécessairement *plus forte.*

Or, pour créer dans l'organisme un effet plus grand et différent que celui qui existe dans la crise maladive, il faut bien, absolument, employer une forte dose de remèdes; souvent même, de crainte qu'un seul médicament à grandes doses n'agisse pas assez énergiquement, il est indispensable afin de provoquer le *trouble*, la maladie *différente* qui doit remplacer celle qu'on cherche à combattre, d'en administrer plusieurs, combinés plus ou moins bien, et fort étonnés souvent de se trouver ensemble.

Les partisans de cette école sont donc conséquents à leur doctrine, quand ils emploient de grandes doses et de nombreux remèdes.

Mais les médecins homœopathes dont la doctrine consiste, au contraire, non pas à arrêter une maladie en en créant une autre, mais bien *à aider* la maladie ou plutôt la nature dans sa crise, n'ont pas besoin d'employer de fortes doses pour ajouter un degré de plus aux efforts déjà existants de l'organisme; il leur suffit toujours de la plus petite dose possible d'un remède convenable pour faciliter le travail, dont l'opération bien achevée peut seule rétablir la santé.

Si nous osions faire ici une comparaison un peu simple il est vrai, mais qui ne manque pas de justesse, nous dirions : Une voiture pesamment chargée est traînée par deux forts chevaux qui se fatiguent en vain pour la sortir d'un mauvais pas ; la voiture embourbée est la maladie ou la difficulté qu'il faut vaincre ; les chevaux suant, se remuant dans tous les sens avec toute leur intelligence, mais en vain, représentent les forces énergiques mais impuissantes de la nature ; le voiturier stimulant du geste, de la voix et du fouet, représente le médecin qui encourage et exhorte le malade. Mais hélas ! la cure n'arrive pas, la voiture reste toujours dans le fossé. Le corps se maintient dans l'agitation, dans le trouble. Que faire ? Le bon sens l'indique aux plus simples. Atteler un troisième cheval qui, comparativement aux deux autres, n'est qu'une faible force, une petite dose, mais réelle, semblable à la force agissante, et cet infiniment petit, ce remède parfaitement homœopathique aux efforts de la puissance en action, ajoute une puissance nouvelle, énergique qui achève la crise, et sort enfin la voiture du mauvais pas où elle était entrée.

Au milieu de notre XIXe siècle, entouré comme on l'est des merveilles étonnantes qui nous stupéfient d'admiration, qu'on ne s'étonne plus de l'action des petites doses et de celles qu'emploie l'Homœopathie. Eh ! mon Dieu, qu'on se figure donc bien que nous ne sommes pas plus avares que nos adversaires des ressources de la nature ; elles abondent il est vrai partout autour de nous, et vraiment, s'il fallait donner aux malades des verres d'aconit et de belladonne ou des litres d'opium et de digitale, qu'on soit bien certain que nous le ferions avec la même conscience si nous étions aussi logiquement convaincus de la nécessité de pareilles doses.

Mais ce n'est pas dans la quantité du remède que réside pour nous la question de l'Homœopathie ; certains confrères donnent déjà de plus fortes doses que ne le veut Hahnemann et réussissent souvent. Les doses ne forment qu'une partie secondaire de la doctrine.

La principale chose, la question fondamentale, dogmatique de notre science, c'est :

L'homœopathicité du remède avec la maladie,

C'est-à-dire la *ressemblance* la plus grande des effets du remède avec les symptômes de la maladie.

Peu importe la dose, jusqu'à un certain point.

Trouvez d'abord le remède le plus semblable au cas, puis vous en donnerez ensuite la quantité que vous voudrez, l'expérience vous dira plus tard si vous avez bien fait.

Hahnemann a reconnu, lui, qu'il valait mieux employer de très-faibles doses ; nous avons foi dans ses travaux, notre pratique de quatorze ans, en tout conforme et fidèle à la sienne, nous a démontré qu'il avait raison ; nous continuerons donc à suivre cette méthode jusqu'à preuve du contraire.

Un avantage immense qui résulte de l'administration de nos remèdes à pareilles dilutions, c'est que le médicament, pour agir, ne peut le faire qu'à l'aide du système nerveux et n'a besoin d'être en contact avec la partie malade.....Il a une action ainsi double, composée, car il opère à la fois, sur le dynamisme de l'organe... Mais surtout et d'abord, sur celui de tout l'organisme.... De là, ces réactions rapides, unitaires, qui rappellent l'équilibre.

De plus, ainsi atténué, dynamisé, le remède agit surtout, sur l'organe dont la sensibilité est exaltée par la maladie, ce qui explique encore son action à pareille dose ; tandis que s'il ne convient pas au malade, l'effet ne peut se produire, attendu que la dose est trop minime pour exciter des organes à l'état sain, et les provoquer à une crise.

Notre méthode ne peut donc faire aucune espèce de mal quand elle ne fait pas de bien.... On sait si c'est là une précieuse qualité en sa faveur, et si la médecine des écoles peut offrir les mêmes chances.   23—*a*

Mais nous ne terminerons pas ce chapitre sur les petites doses, sans nous adresser spécialement aux *spiritualistes* à qui nous devons une explication concluante encore, de la vertu des remèdes à des doses infiniment petites....

Les lois les plus simples de la physiologie ne nous démontrent-elles pas de quelle manière se passent les phénomènes de la vie?.. Ne savons-nous donc pas que c'est à l'aide d'une force *invisible, occulte* que s'élaborent toutes les fonctions les plus *matérielles* des corps animés?

N'avons-nous pas des preuves nombreuses de l'influence du moral sur le physique, d'une cause *invisible, impondérable* sur la *matière!!!*

La jeune fille qui entre pour la première fois dans un salon éprouve de l'*oppression*, de la *rougeur au visage*, des *palpitations violentes*, du *trouble*, etc., etc., et pourtant personne ne l'a touchée, personne ne lui a dit un mot.

Un nom bien souvent, entendu au milieu d'une conversation, ne suffit-il pas pour bouleverser subitement toute la constitution d'une femme aimante, impressionnable?

Or, quel rapport y a-t-il entre ces causes morales, immatérielles, invisibles et les effets énergiques, nombreux qu'elles ont produits?... N'est-ce pas là des preuves étonnantes de l'action évidente, irrécusable, d'agents infiniment petits, puisqu'ils sont invisibles, sur des corps organisés et d'une force plus grande? Certes, voilà bien des arguments en notre faveur, et qui nous prouveraient, si nous n'étions convaincus déjà, que ce n'est plus avec de la matière, avec des doses énormes de remèdes qu'il faut agir sur notre corps; qu'il est doué d'une force occulte, d'un principe vital qui lui sert de moteur; d'un esprit ou fluide invisible, impondérable, imprimant à notre corps les mouvements, les oscillations, les sensations diverses qu'il perçoit lui-même des causes nombreuses, qui l'affectent... Non, ce n'est plus avec des léviers et des câbles qu'on commande aux lois de la vie...

Ce n'est plus avec des instruments de physique qu'on peut agir sur la force vitale, sur cette puissance magnétique qui, chez tous les êtres animés, préside à leur conservation, qui entretient chez eux l'équilibre parfait; non, ce n'est plus avec de la matière, mais bien avec une médecine *spiritualisée*, si je puis m'exprimer ainsi, qu'on agira sur l'*esprit* de notre corps et qu'on lui imprimera des modifications puissantes, intelligentes, qui amènent les réactions, les crises heureuses dont notre nature a besoin pour reprendre son harmonie suspendue.

Nous ne terminerons pas cette intéressante question, sans citer les paroles remarquables que notre honorable confrère et ami, M. d'Amador, professeur à Montpellier, a prononcées au Congrès scientifique de Nîmes, en 1845.

« L'action *des agents imperceptibles sur le corps vivant* est » niée par quelques médecins, négligée par presque tous : elle » est cependant d'une importance majeure dans la théorie et » la pratique de la médecine. Sa connaissance ne saurait être » omise que par l'ignorance ou l'incurie.... Les principes » posés, les conséquences seront ce qu'elles pourront être. » Tant pis pour nos pratiques, si elles ne leur sont pas » congénères. Cela prouvera, ou que nos pratiques ne sont » pas filles légitimes de nos théories, ou que nos théories n'ont » pas encore enfanté toutes les conséquences pratiques » qu'elles renferment. »

Après avoir examiné si les faits de la pathologie, de la toxicologie, de l'hygiène et de la physiologie, ne dénotent pas la présence des *agents imperceptibles;* après en avoir prouvé la présence; après avoir cité l'expérience de M. Lafargue (il n'est pas homœpathe), qui a *prouvé* à l'Académie qu'avec un DEUX MILLIÈME de médicament il avait eu un résultat égal à celui obtenu avec la même substance pure; après avoir exposé l'expérience de M. Soubeiran, chef de la pharmacie centrale de Paris, qui a établi qu'une substance, *en raison de la modification essentielle et inconnue qu'elle a subie jouit de propriétés bien plus actives à des doses* BIEN MOINS ÉLEVÉES, le savant professeur continue :

« Or, tout ceci a été fait, discuté et publié, par cette même
» académie, qui, ayant repoussé tout d'abord l'action théra-
» peutique de tout agent imperceptible, se trouve amenée,
» par ses propres travaux, à admettre ce qu'elle avait rejeté,
» et à professer hautement qu'un médicament peut gagner en
» efficacité, tout en diminuant son volume. Mais on dira : Le
» bon sens y répugne.... Si le bon sens s'insurge contre
» l'action des agents imperceptibles, autant vaudrait dire qu'il
» s'insurge contre l'expérience. Or, le bon sens et l'expérience
» ne sont et ne peuvent pas être contradictoires. Donc, si le
» bon sens refuse à croire à l'action des agents imperceptibles,
» le bon sens a besoin d'être refait; et il le sera par l'expé-
» rience. La science, qui n'est que l'expérience réfléchie, a
» refait ainsi le bon sens à plusieurs reprises. La vertu de la
« vaccine a répugné au bon sens, au début de la découverte;
» mais l'expérience est aujourd'hui si complète, qu'on refuse-
» rait le bon sens à celui qui oserait la mettre en doute. »

Ainsi donc, la chimie, la physique et la psychologie même, nous démontrent la réalité de l'action de nos infiniment petites doses; qu'on ne les trouve donc plus si extraordinaires, et qu'on s'occupe sérieusement à les étudier, à les expérimenter pour en reconnaître les effets étonnants et si heureux.

RÉGIME HOMŒOPATHIQUE.

Soins hygiéniques, habitudes de vie à suivre pendant le traite-
ment d'une maladie, et même dans le cours de la plus
belle santé.

> « Pour vivre longtemps, l'homme ne doit
> » faire usage que d'aliments nourrissants et
> » non médicamenteux. »   (HUFFELAND.)

Quand la médecine n'était encore exercée que par les philosophes de l'Egypte et de l'Asie, on sait qu'ils avaient choisi, pour donner leurs conseils, les endroits les plus élevés et les mieux exposés aux rayons du soleil. Ils étaient persuadés que le premier et le meilleur remède nécessaire au rétablissement, comme à la conservation de la santé, était l'exercice du corps et le séjour au milieu d'un air pur et souvent renouvelé. Aussi les malades qui allaient au sommet de la montagne consulter, dans le temple divin, le prêtre ou le sage, sur les maux dont ils étaient souffrants, trouvaient souvent une guérison douce et durable dans l'exercice qu'ils étaient obligés de faire, pour aller chercher un remède à leurs douleurs. De nos jours encore, que de pèlerinages, faits à pied par les malades infirmes, n'aurions-nous pas à citer; que de guérisons, attribuées à cette espèce de gymnastique hygiènique, répétée chaque jour, dans un air vif et d'une pureté enrichie des parfums de mille fleurs!

Ce n'est donc pas souvent pour se défaire, comme on le dit, de leurs malades, que les médecins les envoient à la campagne dans les saisons où l'air est réchauffé par une douce chaleur, où la terre est couverte d'une végétation odorante, où l'esprit, débarrassé des mille soucis de la ville, se repose agréablement dans une oisiveté salutaire. A toutes les époques de l'histoire de la médecine, on peut voir que l'hygiène a toujours occupé les médecins, comme une ressource puissante et utile dans le traitement des maladies. De tous temps, en effet, on a regardé comme de la plus haute importance, les soins qu'il fallait observer dans la nourriture et dans les habitudes de l'esprit et du corps. Ce sera donc avec une juste raison qu'on verra les médecins homœopathes apprécier une si sage conduite, et insister avec sévérité pour qu'elle soit toujours rigoureusement suivie. On ne s'étonnera pas non plus si on remarque aussi que la nouvelle école traite avec la même perfection qu'elle le fait pour les autres, cette partie essentielle de l'art de guérir.

HYGIÈNE.

La condition essentielle du régime homœopathique consiste à défendre et éloigner le plus possible, soit des aliments, soit des habitudes de la vie, les *substances médicamenteuses* ; c'est là toute l'importance de ce régime, importance qui n'avait pas été pressentie avant HAHNEMANN. Et pouvait-il en être autrement, l'action des médicaments, une fois bien précise et connue ? Comment compter jamais sur les effets d'un remède donné au malade, si, dans la journée, dans sa nourriture ou dans sa toilette, il se trouve sous l'influence d'un autre médicament, qui, lui aussi, aura et développera une action ? Je vous le demande : auquel des deux, alors, de celui donné par le médecin, ou de celui pris par mégarde par le malade, faudrat-il attribuer les changements de la maladie ?

Ceci ne serait encore qu'un demi-mal, si les choses se passaient toujours bien. Mais il peut arriver souvent, dans ce cas, ou que le remède donné par le médecin se trouve détruit par celui que respirait, dans la journée, le malade; ou bien encore que ces deux remèdes, agissant dans le même moment, ne viennent à produire des effets nuisibles et toujours inattendus. De quelle manière que la chose tourne, le résultat sera nuisible; il est donc de la plus grande prudence de placer le malade dans des conditions convenables, et de l'éloigner, en l'avertissant, des mesures qui pourraient contrarier le traitement.

Le régime homœopathique a donc plusieurs conditions essentielles :

1° De ne pas être médicamenteux;

2° D'être nourrissant sous un petit volume;

3° De ne pas être excité par des liqueurs ou vins trop alcoolisés;

4° De laisser toujours écouler au moins deux ou trois heures après les repas ou avant, pour prendre les remèdes ordonnés;

5° Enfin, de défendre, sous le rapport des habitudes, soit dans la toilette ou les vêtements, tout ce qui serait contraire à la maladie et au traitement. Pour tout ce qui regarde les facultés intellectuelles et affectueuses, il convient de modérer également et les travaux de l'esprit et les affections de l'âme.

Le malade trouvera, dans le tableau suivant, la règle précise et invariable qu'il devra suivre pendant tout le cours du traitement homœopathique et même en état de santé, s'il tient à la conserver.

INDICATION DES DIFFÉRENTES CHOSES UTILES AU MALADE,

Parmi lesquelles il sera libre de choisir ce qui lui conviendra le plus.

POTAGES. — Au bouillon de bœuf, de mouton ou de grosse volaille; au beurre, au lait; avec du pain, du riz, vermicelle, semoule, orge, avoine; les fécules de salep, de pommes de terre, aux diverses pâtes et farines de froment; mais, toujours sans autre mélange et assaisonnement qu'un peu de sucre.

Viandes. — Bœuf, mouton, volaille, dindons et pigeons pas trop jeunes, poissons d'eau douce, poissons de mer frais, œufs, seulement à la coque, laitances et cervelles au beurre, gibier peu fait, toujours sans épices et aromates.

Légumes. — Tous ceux qui ne sont pas médicamenteux, tels que : pommes de terre, épinards, haricots verts et blancs, chou-fleurs, pois verts, courges, bettes; au beurre, au jus de viande, au lait, et jamais à la vinaigrette.

Fruits. — Pommes, poires, prunes, fraises, cerises, raisins, tous très-mûrs, seulement comme dessert et jamais comme nourriture.

Les confitures acides, les hors-d'œuvre, thon, cornichons, épices, etc., sont sévèrement défendus.

Boissons. — L'eau pure, sucrée, panée ou lactée, ou quelquefois aiguisée d'un peu de vin vieux, dans les maladies chroniques; tisanes d'orge, de riz, de gomme, suivant l'avis du médecin.

Moral. Toilette. Exercice. — Le malade fuira les causes de contrariété et de chagrin, évitera la lecture trop entraînante, les spectacles, les jeux de hazard, qui troublent la tranquillité de l'âme, font éprouver des émotions trop fortes et toujours inattendues. Il se gardera bien de dormir après les repas et de conserver des fleurs dans les appartements; il aura soin de se coucher toujours à la même heure, de se lever matin et de faire de l'exercice en plein air. Il songera à bien aérer ses appartements; à les garantir de l'humidité, comme aussi à les préserver d'une trop grande chaleur, surtout de celle qu'on se procure dans certains pays à l'aide de la houille et des poêles en fonte : il faudra toujours tenir, sur ces derniers, un vase contenant de l'eau destinée à se vaporiser et à remplacer dans l'atmosphère de l'appartement, l'humidité de l'air qui est absorbée par la chaleur; on évitera par ce moyen des maux de tête, une espèce de sécheresse qu'occasionnent toujours ces vastes foyers.

On observera la plus grande propreté dans ses vêtements et sur son corps ; on nettoiera ses dents avec de l'eau pure, avec la poudre de croûte de pain brûlée, sans odeurs cosmétiques, etc. ; de même pour les cheveux ou la peau. Si le malade a l'habitude de priser, il la conservera en ayant soin d'en être sobre ; s'il fume, il ne pourra le faire qu'avec une pipe garnie d'un long tube, et toujours à distance des remèdes.

Nota. Tout ce qui n'est pas ici prescrit est sévèrement défendu, tel que : acides, salaisons, liqueurs, café, oignons, odeurs, etc. Infusions de toute espèce, thé, punch, bichof, etc.

AVIS IMPORTANT.

Nous ne savons rien au monde de plus funeste, dans toutes les occasions possibles, que les saignées, sangsues, ventouses, vésicatoires, purgations, etc., qui minent rapidement la constitution la plus forte au lieu de la guérir. L'opium, dont beaucoup de médecins abusent tant, est réellement un poison qui, dans tous les cas où ils l'emploient, ne produit jamais que du mal toujours irréparable ; c'est un médicament qui, au lieu de calmer les douleurs comme on le croit, paralyse, engourdit le système nerveux, au point qu'il y a suspension de douleur, c'est vrai, mais aussi suspension de fonctions, atonie, infiltration, hydropisie et la mort !

Nous citerons encore la *digitale*, la *morphine*, etc., dont on fait un usage si nuisible, et surtout le *mercure*, avec lequel certains praticiens frictionnent leurs malades de la tête aux pieds, en les plongeant ainsi dans un abîme de souffrances atroces, de convulsions, etc., d'où ils ne sortent, hélas ! que couverts d'un peu de terre, en cachant ainsi aux yeux du pauvre public l'ignorance et les fautes d'une semblable médecine !!!

25—*a*

AVANTAGES DE L'HOMŒOPATHIE

SUR

TOUTES LES AUTRES MÉDECINES.

> « Comme question de Médecine et de Philosophie,
> » l'Homœopathie est appelée à régénérer l'espèce
> » humaine. »

Il est bien facile de reconnaître maintenant, après l'exposé théorique de la nouvelle médecine, de quelle supériorité elle brille à côté de toutes les autres ; fondée en effet sur une *Loi* simple, vraie, toujours facile à reconnaître par mille expériences, cette réforme intéressante devait nécessairement l'emporter sur tous les systèmes qui ont paru avant elle, tous sans loi, sans code, sans règle sûre pour servir de guide et de boussole aux savants déroutés. Quels services en effet peut rendre à l'humanité, la médecine des écoles malheureusement encore pratiquée dans les hôpitaux, enseignée dans les facultés et sous les rigueurs de laquelle tous, nous avons dû passer avant d'arriver à l'homœopathie.

Quel bienfait peut réaliser une science aussi incomplète, que chaque partisan pratique à sa manière, sans se conformer à aucune loi, à aucune charte, comme cela devrait être ; quel bonheur apportera à la génération à venir, une pareille doctrine, qui ne sait pas que le sang est un produit précieux, résultant de la combinaison de toutes les fonctions de la vie, et constituant lui-même les éléments les plus importants de la force et de la santé... Une médecine qui l'ignore assez pour le verser par torrents, chaque jour et à chaque heure !... qui ne connaît pas encore les effets des médicaments sur l'homme sain, et qui les prodigue tous les jours à pleine main, dans toutes les maladies, sans se douter que le patient, obligé de subir l'action vénéneuse de tant de poisons, meurt, le plus souvent! des effets nuisibles des médicaments, plutôt que de sa maladie qui, abandonnée à elle-même, se fût peut-être dissipée par les forces seules de sa constitution.

Vraiment, si les malades savaient combien est funeste aux lois de la nature, la médecine basée sur les *contraires* et qui n'aborde les maladies de toute espèce, qu'avec des sangsues, des saignées, des ventouses, des vésicatoires, de violents purgatifs, des bouteilles remplies d'une foule de drogues noires et amères, nauséabondes et dégoûtantes, etc., etc., le peu de confiance qu'ils professent déjà généralement pour leurs médecins, se convertirait bien vite en une répulsion et une crainte qui ne seraient pas même tempérées par le zèle et la douceur, la science et le grand âge des meilleurs d'entre tous. Certes, nous ne sommes pas bien éloignés de ce triste temps où les *Sangrado* et les *Diafoirus* de l'époque furent si spirituellement baffoués par le génie de Molière; et pourtant, aujourd'hui, les mêmes erreurs, les mêmes absurdités mériteraient à plus juste titre, peut-être, une leçon plus appropriée encore et plus sanglante!

Mais, pourquoi les frapper d'un ridicule aussi bien mérité? Pourquoi les accuser de leurs errements perpétuels? Ils doivent être innocents, nous aimons à le croire, et plus à plaindre qu'à blâmer, car habitués aux ténèbres de l'erreur, on dirait que les yeux de leur intelligence ne sentent plus le besoin de la lumière... Et pourtant ils doivent la désirer; aussi nous aimons à croire, que du jour où des faits leur seront démontrés, ils se rendront à l'évidence et étudieront.

Quant à ceux qui, au milieu de ce chaos désespérant, luttent avec conscience et usent leur vie à faire le bien, en pratiquant une doctrine qui ne répond pas à leurs désirs, pour ceux-là, nous aurons un généreux pardon, parce que nous sommes convaincu que l'orgueil et la vanité n'ont pas corrompu leur esprit et leur cœur; oui, à ceux-là, quoique nous n'ayons besoin de personne, nous tendrons volontiers la main, parce que sitôt que la vérité nouvelle leur apparaîtra, nous savons qu'ils l'adopteront. Et pour ceux qui s'obstinent à ne pas voir, à ne pas entendre, nous ne voulons désespérer ni de leur retour à de meilleurs sentiments, ni de leur conversion future.

DÉSAVANTAGES DE L'ALLOPATHIE :

La médecine actuelle, telle qu'elle est professée dans les écoles et pratiquée dans les hôpitaux, au lieu de reposer sur la vérité, n'est qu'un tissu d'erreurs et d'oppositions flagrantes, comme nous l'avons assez démontré plus haut.

Car on lui reproche :

1° De ne pas avoir de LOI qui constitue sa science;

2° D'ignorer les propriétés réelles des médicaments;

3° D'employer à profusion des remèdes qu'elle ne connaît pas;

4° De convertir les maladies aigues en maladies chroniques, par des traitements contraires;

5° De regarder le sang comme la cause des maladies, tandis que son trouble, ses congestions ne sont que des effets;

6° De faire taire les symptômes saillants de certaines maladies par des palliatifs puissants, sans chercher à guérir les causes de ces mêmes symptômes;

7° De changer ainsi, défigurer une maladie, et de la rendre incurable souvent, en voilant un instant son symptôme principal;

8° D'envoyer à chaque saison des milliers de malades, tous différents, aux eaux minérales dont elle n'a jamais étudié sur l'homme sain les propriétés réelles, dont elle ignore *physiologiquement* les effets;

9º De continuer malgré les réapparitions fréquentes de la petite vérole sur les vaccinés, de se servir toujours du vaccin pris sur l'homme et non pas sur la vache ;

10º De perpétuer indéfiniment les germes de la phthisie, de de la syphilis, de la psore, des scrofules, des cancers, etc., etc., en continuant de vacciner avec le vaccin de l'homme, nécessairement infecté ;

11º De terminer trop promptement avec l'aide de la Chirurgie, des maladies qui pourraient quelquefois se guérir sans elle ;

12º Enfin, car on n'en finirait pas si on voulait énumérer tous les désavantages de cette pratique, on lui reproche, au milieu de ses procédés si stériles et presque si homicides, de se montrer assez vaine de sa science, pour refuser toujours et rejeter de son sein, les progrès, les découvertes qui s'opèrent autour d'elle, et qui lui offrent en parallèle, des résultats si concluants et si merveilleux.

Que dire maintenant pour l'apologie d'une telle science en face de pareilles et si funestes erreurs ?... Que faire pour lui gagner les esprits dégoûtés et qui s'éloignent d'elle? faudra-t-il rappeler les études profondes et consciencieuses de certains érudits : le zèle, le dévouement, le courage de plusieurs au milieu des épidémies et dans les déplorables catastrophes qui bouleversent les sociétés ?... Certes, personne n'est mieux disposé que nous à admirer les travaux gigantesques, précieux de nos illustres confrères ; personne ne saura mieux que nous tresser des couronnes pour les poser sur les fronts nobles et élevés de ces hommes généreux qui, au péril de leur vie, et oubliant leurs familles, sont allés trouver les fléaux et porter les secours de leur art aux pestiférés de tous pays !... Gloire, oui, gloire à tous cent fois... Mais hélas ! le bon vouloir n'a jamais pu tenir lieu de la science, et c'est elle... C'EST SA LOI, elle seule qui a toujours manqué et qu'on regrette dans la médecine de nos adversaires !!!

Comme on vient de le voir, les désavantages que présente la Médecine des écoles sont si importants, si fondamentaux, qu'il n'y a rien d'étonnant, que l'art de guérir, basé sur de pareils principes, ait été depuis si longtemps une déception continuelle, une dérision amère, et soit encore livré ainsi que ses partisans au discrédit et au dégoût du monde entier.

L'Homœopathie au contraire, établie sur des lois naturelles, s'offre à la critique sévère du savant, sans la crainte du grand jour, sans redouter les expériences qui peuvent seules faire juger sa valeur, expériences qu'elle réclame sans cesse avec instance, de la part des médecins qui osent la condamner sans la connaître ! Elle apporte aux savants les vérités suivantes qui donnent la portée de sa valeur et qui la rendent supérieure à toutes les méthodes qui l'ont précédée jusqu'à ce jour :

AVANTAGES DE L'HOMŒOPATHIE.

1° Elle traite les maladies par les semblables. C'est-à-dire en imitant la nature au lieu de la contrarier.

2° Elle est en cela conforme aux mouvements de l'organisme qu'elle aide en lui appliquant des forces nouvelles et semblables aux siennes.

3° Avant de se servir des médicaments, elle a commencé par les étudier à nouveau.

4° Elle sait qu'en donnant à un malade un remède quelconque dans le but de l'étudier, les effets ou symptômes qu'on observe peuvent dépendre aussi bien de la maladie que du remède.

5° Si on le donne au contraire à un homme bien portant, on est sûr que les effets observés avec soin, seront de toute nécessité produits par le remède, et constitueront ainsi ses propriétés réelles.

6° Elle ne donne jamais qu'un seul remède à la fois, pour ne pas en contrarier l'action par celle d'un autre.

7° Avant d'administrer un nouveau médicament, elle conseille toujours d'attendre que le précédent ait fini de jouer son rôle.

8° Elle n'emploie jamais les remèdes qu'après en avoir développé les propriétés occultes, par une préparation convenable et pure de toute combinaison avec d'autres substances.

9° Les doses sont infiniment petites, en raison : de leur énergie, puissante à ce degré, de l'impressionnabilité des malades et du peu d'élan qu'il suffit quelquefois d'imprimer à l'organisme placé déjà instinctivement sur la voie de la réaction.

10° Enfin, par la découverte admirable des remèdes et des spécifiques réels, énergiques, qu'elle possède, elle est seule parvenue jusqu'à ce jour, à la guérison radicale des maladies qui lui sont confiées dès leur début et qui ne sont pas de *nature incurable*, sans faire pour cela, *comme les autres méthodes* qui anéantissent les forces des patients, au point de les rendre valétudinaires toute leur vie, quand ils ne meurent pas lors du traitement ; elle a seule l'avantage immense de détruire peu à peu, chaque jour, les miasmes, virus, vices qui détériorent depuis tant de siècles les générations humaines, et de transformer ainsi nos races décrépites et idiotes, en populations au sang pur et vigoureux, aux formes athlétiques, et à l'intelligence noble et productive, etc.

Certes, en face d'un pareil contraste entre ces deux médecines qui se disputent l'honneur de la supériorité, personne ne pourra hésiter à accorder la préférence à celle qui la mérite de droit.

Veut-on une dernière preuve du mode d'action des deux méthodes, dans le traitement des maladies, pour établir un jugement définitif sur leur valeur thérapeutique? Qu'on nous suive donc dans l'exposé rapide et précis que nous allons faire de leur manière d'agir, et on sera positivement alors dans le cas de prononcer sur elles en dernier ressort.

TRAITEMENT

DES MALADIES INFLAMMATOIRES.

Dans tous les dérangements de la santé qui arrivent subitement par suite de mille causes et qui se caractérisent : par de la chaleur à la peau, de la fièvre, de l'oppression, de la congestion dans certains organes, de la douleur, etc., etc. L'*ancienne école* conseille et pratique d'abondantes saignées, que la maladie ait été causée par un coup de froid, par une frayeur, par une chute, n'importe la cause ; la saignée, toujours et souvent, dans le but d'abattre l'élément inflammatoire, la fièvre, la chaleur, l'agitation, qui ne sont, hélas ! que des efforts de la nature qu'il faudrait respecter, utiliser en les faisant tourner au profit de la guérison.

On sait ce qu'il arrive d'un pareil traitement : le malade s'affaiblit par les pertes successives d'un fluide aussi précieux que le sang, la diète exagérée ajoute encore à sa faiblesse, la nature épuisée ne réagit plus et tombe dans une prostration dont on cherche en vain à la relever avec des remèdes nombreux, à fortes doses, dont on ignore complètement les propriétés réelles et qui imposent forcément à la constitution qui les élabore, l'action délétère et souvent meurtrière de leur puissance vénéneuse.

Quel dédale !!!

QUE FAIT, EN PAREIL CAS, L'HOMŒOPATHIE ?

Elle examine avec soin les symptômes, les décrit, en fait un tableau, puis s'informe de la cause et applique un remède à la maladie existante.

Si la réunion des phénomènes morbides a été occasionnée par l'action du froid, on donnera, ou *belladonna*, ou *chamomilla*, ou *dulcamara*, c'est-à-dire celui de ces remèdes dont les effets observés sur l'homme sain ressemblent le plus à ceux qui sont la suite d'un refroidissement; si c'est par une frayeur, *aconit, opium*, etc.; par le chagrin, *ignatia, acide phosphorique*, etc., par une chute , *arnica, ruta*, etc.; *la cause*, comme on le voit, est pour beaucoup dans l'indication du remède.

Elle se gardera bien de tirer du sang, elle sait en effet que ce n'est pas ce liquide qui est la cause des maladies; qu'il n'est jamais en trop grande quantité dans les vaisseaux, pour qu'on soit obligé de le verser à pleins vases; qu'il n'est, au contraire, troublé que par un défaut d'équilibre; que, s'il y a congestion dans une partie quelconque, cela ne tient qu'à la gêne actuelle, momentanée de son cours qu'il faut savoir rétablir.

C'est à l'aide du système nerveux qui préside, lui, aux fonctions de la vie; à l'aide du sang , qui est le réparateur par excellence, que les désordres arrivés dans la santé tendent à se dissiper, et que l'harmonie un instant troublée cherche à se rétablir.

C'est donc en s'adressant à ces deux puissances majeures, à ces deux leviers intelligents que le médecin peut seulement arriver au résultat qu'il cherche, et l'Homœopathie possédant des remèdes dont l'action sur les nerfs et sur le sang offre une efficacité constante et admirable, devra donc toujours amener les guérisons les plus heureuses, tout en conservant les forces des malades qu'elle ne torture jamais, pas plus avec des sangsues, des saignées, des ventouses, qu'avec des drogues infectes et vénéneuses administrées en abondance et tous les jours. Toutes les maladies aigües telles que : fièvre cérébrale et typhoïde, inflammations, fluxions de poitrine, choléra, etc., etc., sont traitées avec le plus grand succès, ce dont nos adversaires ne veulent jamais convenir, tant ils ignorent nos procédés qu'ils s'obstinent à ne pas étudier; succès pourtant qu'ils obtiendraient comme nous, mieux que nous peut-être, s'ils connaissaient notre méthode.   27—*a*

MALADIES DE LA PEAU.

La médecine allopathique regarde les maladies de peau comme tout-à-fait locales, et dirige son traitement dans ce sens; ainsi elle les aborde toutes avec des frictions, pommades, bains, qui ont bien vîte débarrassé la peau des boutons, dartres, ulcères qui y étaient établis depuis longtemps; elle donne ainsi au malade l'apparence d'une santé meilleure, d'une guérison complète, bientôt démentie par les désordres sérieux qui éclatent plus tard, il est vrai, mais toujours dans d'autres parties du corps : désordres bien plus graves que n'était la maladie première, qui deviennent incurables souvent, et qui ruinent rapidement la constitution la plus robuste. L'espèce de traitement *interne* qu'on emploie dans ce cas et qui est composé de tisanes dont les effets sont inconnus et insignifiants, ne peut pas être compté ici, car il est toujours aussi inutile que peu rationnel.

L'homœopathie agit tout autrement, et elle fonde, comme toujours, sa pratique sur les lois les plus saines de la physiologie; ainsi elle sait que la peau couvrant la surface de notre corps, semble avoir été créée pour être une barrière vivante entre le monde extérieur et nous; qu'elle est douée d'une vie active, d'une sensibilité exquise, développée chez elle par un réseau nerveux qui s'épanouit à sa surface; et qu'elle est placée au pourtour extérieur de notre être, comme une sentinelle vigilante destinée à prendre dans l'air les atômes qui nous sont utiles, et à transmettre au dehors les sucs nuisibles à la constitution. Elle sait que toutes les parties de notre organisme sont liées intimement par une étroite sympathie, et qu'il n'est pas possible qu'une seule d'entr'elles soit lésée, troublée dans ses fonctions, sans que les autres ne participent plus ou moins à ce malaise. Elle soutient que nul virus ou miasme, nul principe morbide ne peut être absorbé par la peau, sans que toute la constitution ne s'en ressente et n'en soit infectée ; que les maladies de la peau enfin ont une corrélation intime avec tous les organes profonds du corps ; que les boutons, dartres, ulcères, etc., ne sont que des aboutissants de la maladie, et l'annonce presque d'un être morbide logé dans les tissus (1) et pourchassé au-dehors par la force instinctive de la nature... Elle enseigne que toutes ces manifestations extérieures ne sont que les ouvertures artificielles que le corps s'est créées pour rejeter au-dehors l'humeur, le principe nuisible qui circule au-dedans de lui... que ces ouvertures doivent être respectées pour servir au médecin de boussole, de guide sûr, dans le traitement qui n'amènera la guérison, qu'à mesure que ces symptômes externes *traités intérieurement*, disparaîtront.

Elle ne conseille donc jamais dans toutes ces maladies-là, qu'un traitement général interne qui doit avoir pour effet de purifier, si on peut s'exprimer ainsi, la constitution entachée de ces humeurs, et de rétablir la peau, par la suite, dans les conditions de fraîcheur, de coloris, de beauté qu'elle doit avoir.

Que résulte-t-il de la différence de ces deux traitements ?

Le voici :

De celui de l'allopathie, il advient toujours : la répercussion des maladies de peau sur des organes importants à la vie et dont les souffrances et les désordres amènent bientôt des crises, des maladies lentes, des infirmités et à la fin la mort.

Tandis que de celui de l'homœopathie, il n'en résulte toujours : que la santé avec toutes les chances plus sûres de force, de fraîcheur et d'harmonie qui mènent à une longévité belle et heureuse.

______

(1) Nous ne voulons pas dire *positivement* qu'il y ait une humeur, un *être* qui circule dans notre corps, *avec le sang*, nous avons pris ce langage contraire à la science physiologique et à notre pensée, simplement pour être mieux compris ; qu'on nous pardonne donc cet écart.

Enfin , la première contrarie toujours la nature , fait partout une opposition despotique, absurde, qui arrête ou fausse les tendances natives, en les poussant nécessairement ainsi dans une voie subversive et malheureuse.

La seconde, au contraire, se conforme en tout aux mouvements de la nature dont elle sert les vues et les inclinations toujours si intelligentes et si harmonieuses, quoiqu'on en dise.

Eh! pourquoi donc ne pas laisser agir ou imiter la nature qui produit autour de nous de si étonnantes merveilles? N'est-ce pas elle qui préside avec une si admirable sagesse à tous les phénomènes qui nous entourent; qui entretient l'équilibre parfait qui nous étonne autour de nous? La voit-on quelque part marcher d'une manière irrégulière? n'offre-t-elle pas partout l'harmonie la plus constante? Pourquoi voudrions-nous donc faire le contraire, et marcher dans une voie d'opposition, de luttes, de combats avec le monde? Pourquoi chez l'être qui jouit de la plus belle structure, voudrions-nous suivre une marche tout-à-fait inverse à celle qui lui a été imposée d'abord? On s'occupe de l'homme comme d'une machine inerte, sans élasticité et sans vie; on frappe sur lui comme sur une enclume, et on ne se doute pas qu'il réagit et se révolte contre une semblable tactique, en établissant des désordres que ni lui, ni les soins de l'art ne peuvent souvent plus détruire; de là, la grande mortalité qui règne parmi nous; tandis que les animaux, moins présomptueux et plus heureux, vivent exempts de nos misères, au moins quatre à cinq fois le temps qu'ils mettent à croître; l'homme, le roi de la création, le fermier intelligent du globe, vit à peine le temps nécessaire au développement de sa constitution!...

On sait en effet que la durée moyenne de la vie de l'homme n'est que de trente à trente-deux ans !!!

Extasiez-vous donc maintenant, savants et moralistes, si

fiers de vos progrès ; extasiez-vous sur la beauté de l'homme, sur la perfection de ses rouages ; étonnez-vous de sa riante végétation, de sa force, de son intelligence et de la longévité qu'il semble annoncer ; et vous aurez à peine tourné le dos, qu'on viendra vous parler de maladies et de mort!!!

Non, on n'a jamais, avant l'homœopathie, bien étudié les fonctions de la vie, bien compris les *facultés natives* de l'homme ; on n'a jamais fait qu'opposer de la résistance là où l'on devait céder, de la contrainte où il fallait de l'attraction ; et on a suivi cette tactique maladroite, en physique comme en morale ; on crie partout à l'abolition de l'esclavage, on parle de charité et d'amour, et toujours pourtant on perpétue la lutte, l'antagonisme et l'exploitation de l'homme par l'homme ; on ne trouve partout que guerre, force, contrainte, tyrannie, esclavage et opposition. Eh bien! grâce à la médecine nouvelle qui a compris enfin la vie de l'esprit et du corps, ce n'est plus qu'avec *harmonie, attraction, sympathie,* qu'on devra aborder les questions morales et matérielles... Les conseils éclairés, la douceur remplaceront désormais, en éducation, les férules, pensums et cachots qui n'ont jamais servi qu'à irriter, aigrir et fausser de jeunes cœurs qui auraient pris autrement une impulsion différente et meilleure, et qui ont été perdus pour la société, dont ils auraient pu faire le plus bel ornement!... Non, plus de crainte et d'opposition désormais, plus de combats nulle part, plus de duel ni de guerre ; plus rien de ce carnage autorisé, tout palpitant de matérialisme et d'une sauvagerie brutale, qui nous rappelle, hélas! avec trop de vérité, ce vers du bon Lafontaine :

« La raison du plus fort est toujours la meilleure. »

Non, plus de luttes, plus de peuples entraînés à s'entredéchirer, au lieu de s'unir en se tendant la main ; la paix désormais pour tous, mais une paix glorieuse, pour concourir enfin, sous l'œil de

28—a

Dieu et l'inspiration du génie, à la conquête du globe et à l'embellissement riche et heureux de sa surface; plus de contrainte morale, plus de cette stupide opposition qui fourvoie la nature et annihile ses ressources si fécondes, ses facultés si intelligentes... L'humanité est enfin sortie de ses langes, où l'avaient retenue trop longtemps les siècles barbares et guerriers; elle a traversé déjà sa période d'adolescence, en usant la civilisation qui lui a apporté les merveilles de la science et de l'industrie; encore quelque temps, et son vaisseau pavoisé aux riantes couleurs, enrichi de toutes les précieuses découvertes enfantées par le génie de l'homme, entrera à pleines voiles dans le port de la terre promise qui lui fut annoncée par les prophètes de toutes les époques. Courage donc! et que toutes les intelligences se rallient en se confondant dans une communion d'amour et de travail, pour réaliser ce beau rêve de l'avenir:

L'INSTALLATION DU PROGRÈS ET DU BONHEUR SUR LA TERRE, QUI N'EST AUTRE CHOSE QUE LE RÉTABLISSEMENT DU ROYAUME DE DIEU ET DE SA JUSTICE PARTOUT ET POUR TOUS.

HISTORIQUE

DE

LA PROPAGANDE DE L'HOMŒOPATHIE.

> « La vérité marche et marche
> toujours. »
> (BOSSUET.)

On sait déjà que c'est la *Saxe* qui est le berceau de l'homœopathie ; c'est à Meissen, petite ville de cette province,
que naquit le docteur HAHNEMANN, en 1755, et c'est de là
qu'il répandit dans le monde savant le fruit de ses laborieuses
investigations et de son immortelle découverte.

Grâce aux persécutions dont le fondateur de l'homœopathie
fut accablé, les diverses villes importantes de l'Allemagne
virent éclore tour-à-tour dans leur sein, les préceptes de
la réforme médicale : Hambourg, Torgau, Mersbourg, Franc-
fort, Magdebourg, Prague, Vienne, etc., etc., le possédèrent
et devinrent de nouveaux foyers d'où sortaient de nombreux
sectateurs et de savants praticiens.

Après les dix premières années de difficultés et de vexation
de toute nature, les succès obtenus étaient si nombreux et
si concluants, que les corps savants, seuls intéressés à
repousser la vérité, ne furent plus crus sur parole, et les
populations témoignaient hautement par leur bon accueil, des
avantages précieux qu'elles avaient retirés de la médecine
nouvelle ; dès lors les princes et les grands dignitaires de
divers états accordèrent leur bienveillante et juste protection
à des hommes qui rendaient partout de si éminents services.
Ainsi, le duc d'Anhalt-Cœthen offrit dans ses états un asile
au docteur HAHNEMANN qui résida quinze années près de ce

prince éclairé et ne le quitta qu'en 1834, pour venir se fixer à Paris, où nous sommes heureux de l'avoir vu entouré des hommages qu'il méritait.

A Varsovie, le docteur Bigel, écrivain homœopathe distingué, jouit de la confiance d'un des frères de l'empereur de Russie, et a beaucoup contribué à répandre dans les principales villes de ce vaste empire la médecine nouvelle. Moscou, Pétersbourg, Cronstad, Riga et autres villes possèdent de nouveaux adeptes. Le docteur Jahr, auteur des meilleurs ouvrages pratiques sur l'homœopathie, avant de venir se fixer à Paris, avait passé deux ans à Dusseldorf auprès de la princesse Frédérique de Prusse, nièce du roi actuel. Dans le Piémont, le roi a fait cesser les persécutions de ses propres médecins contre les homœopathes. A Naples, protection pleine et entière leur est accordée, et le docteur Horatiis dirige homœopatiquement son hôpital.

En 1841, l'empereur d'Autriche, heureux de la guérison extraordinaire opérée sur la personne de son feld-maréchal, par le docteur HARTUNG médecin homœopathe militaire, a rendu un décret qui institue un service de cent lits dans l'hôpital Sainte-Elisabeth, à Vienne, desservi par le docteur Levy, médecin homœopathe; *une chaire pour l'homœopathie, à la Faculté de médecine,* a été créée par le même décret et confiée aux savants docteurs WORM et NEHRER (1)

Le roi de Prusse a suivi, l'année dernière, à Berlin, une conduite aussi sage et éclairée.

Le roi de Bavière, craignant les abus que la jalousie et la méchanceté pouvaient amener dans l'exercice de l'homœopathie qu'il apprécie, en a défendu la pratique dans ses états, et

______

(1) L'ex-roi de Hanovre, le vieux comte de Nassau, abandonné et condamné par les allopates, vient d'être miraculeusement guéri par l'homœopathie. Le prince de Metternich ne doit son rétablissement qu'aux soins des docteurs homœopathes qui l'assistent.

a nommé une commission spéciale composée d'homœopathes, pour s'en occuper exclusivement ; les plus grands succès ont répondu aux expériences, et avant peu, cette réforme va être introduite dans les universités et les hôpitaux de ce royaume.

Dans toute l'Italie, dans les états du Pape, en Sicile, dans les principales villes de ces contrées, l'homœopathie a créé des hôpitaux et des dispensaires où accourent de toutes parts des malades attirés par des cures si étonnantes.

Pie IX, ce nouveau Léon X, destiné à opérer dans le monde une régénération heureuse, est le partisan avoué de l'homœopathie ; nous tenons de bonne source qu'il vient de commander, à Paris, pour son usage, une pharmacie homœopathique qu'il doit avoir reçue en ce moment.

La Suisse ne pouvait échapper à la contagion de la réforme, Genève est immortalisée de nouveau par les travaux des docteurs Dufresne et Peschier, qui ont créé et entretenu, jusqu'en 1844, la *Bibliothèque Homœopathique* de Genève, journal riche d'observations savantes, heureux et précieux guide de pratique pour tous les médecins de la nouvelle école. Toutes les villes importantes de ce pays possèdent depuis longtemps des praticiens très-habiles dans la médecine *des semblables*.

L'Angleterre n'est pas restée en arrière du progrès : Londres, Dublin, Glascow, Luthen, Manchester, Liverpool, etc., etc., comptent de nombreux partisans. Le docteur *Quin*, médecin honoraire de Léopold, a ses clients dans la haute aristocratie de Londres, près de lui exercent avec le plus grand succès les docteurs Curie, Belluomini, Dunsford, etc., etc.

En Espagne, malgré la tourmente révolutionnaire qui bouleverse ce malheureux pays, la doctrine de Hahnemann y est savamment représentée et pratiquée, etc., et grâce aux succès de notre confrère et ami le docteur Nûnes a été incorporée dans l'université de Madrid.

Après avoir fait, comme on le voit, la conquête du vieux monde, du nord au midi, de l'est à l'ouest, car le docteur Peschier parle d'envois faits par lui de livres et de remèdes: dans le Caucase et en Perse, dans le Bengale, en Grèce, en Egypte et en Algérie, aux Antilles, etc., l'homœopathie a traversé les mers et est allée s'implanter en Amérique par le zèle et les travaux admirables du savant docteur Hering, qui quitta l'Allemagne pour aller porter, en apôtre dévoué, les bienfaits de la réforme sur toutes les contrées du Nouveau-Monde; grâce à ses généreux efforts, déjà les principales villes des deux Amériques possèdent des médecins homœopathes qui exercent partout autour d'eux, cette heureuse influence qui grossit si rapidement les rangs des hommes dévoués à toutes les vérités.

Enfin, au milieu de cet envahissement général, de cette propagande sur le globe entier, l'homœopathie ne pouvait pénétrer en France avec de si nobles titres et de si belles recommandations, sans finir par être agréée des sommités savantes qui tiennent en mains les destinées des découvertes. En 1830, elle y était encore inconnue!! Quand le docteur comte des Guidi, inspecteur à l'Académie universitaire de Lyon, homme profondément instruit et recommandable, apporta, de retour de Naples, où sa femme mourante avait été sauvée par un homœopathe célèbre, les premiers éléments de cette intéressante réforme qui devait, plus tard, compter dans tout le royaume de nombreux et zélés partisans.

La ville de Lyon qui a donné le jour déjà à tant d'illustrations de tous genres, qui a enfin réhabilité et sauvé de l'oubli où elle l'avait plongé, l'ouvrier qui a donné par son génie à la fabrique, ces métiers à la JACQUARD, qui tissent et brodent les étoffes admirables que nous envie l'étranger, et qui font la richesse de cette ville; Lyon, disons-nous, fut encore le berceau, en France, de l'homœopathie, et cette page de son histoire sera probablement avant peu, une de celles que les autres villes lui envieront le plus.

Depuis son installation à Lyon et en France, en 1830, cette immortelle doctrine a fait des progrès qui ne peuvent être comparés à aucuns de ceux opérés par les autres découvertes.

En 1834, lorsque Hahnemann vint se fixer à Paris, dans l'espoir de servir mieux sa cause à l'aide de sa présence, nous n'étions que sept à huit dans toute la France.

En 1835, le choléra de Marseille nous amena par nos succès de nouveaux partisans et déjà, en 1840, les grandes villes en comptaient dans leur sein et Paris en possédait une *ving-taine*.

Aujourd'hui, en 1847, il serait difficile de dire positivement le chiffre auquel s'élèvent les réformistes médicaux ; Paris à lui seul en compte plus de CENT. Deux sociétés médicales, spécialement destinées à l'étude et à la propagande scientifique de la nouvelle médecine, sont organisées en accadémies et délivrent à leurs membres les diplômes d'usage.

Deux journaux mensuels sont publiés par elle et vont porter partout, les théories et les faits pratiques qui peuvent servir à avancer la science nouvelle, à la faire juger et agréer.

Un cours public et spécial est professé à la Sorbonne, deux fois la semaine, par le docteur *Léon Simon*, secrétaire-général d'une des sociétés homœopathiques.

Des pharmacies nombreuses se sont ouvertes pour fournir aux besoins d'une immense clientèle qui absorbe, à elle seule, un bon tiers des malades de la capitale.

Faut-il ajouter à tous ces faits, trop réels pour ne pas éclairer nos adversaires, que plusieurs de nos princesses et de nos princes, que des ministres, des pairs de France et toute la haute aristocratie ont adopté l'homœopathie ; que le haut clergé, à l'imitation de son suprême souverain PIE IX, a des tendances favorables pour elle ; enfin, qu'au sein même de

l'école opposée, les chefs principaux, les *Marjolin, Trousseau*
et autres seraient tout disposés à se prononcer pour nous, si
nous voulions leur faire quelques concessions, comme ils le
demandent.

Que faut-il donc encore pour que cette découverte qui
a envahi depuis, *toutes les contrées du Globe* où elle compte
de nombreux adeptes, soit tout-à-fait admise parmi nous?
Hélas! bien peu de chose,... encore un peu de temps et la
puissance irrésistible d'un principe et des faits, triomphera
envers et contre tout, des préjugés et des injustices inouïes
dont on aura voulu l'accabler!

Que nos adversaires, hommes de cœur et d'intelligence,
abordent donc avec courage l'étude et l'expérience d'une médecine qu'ils ne doivent plus condamner. Tout *princes* de la
science que l'on soit, on n'est pas en droit de se servir de nos
armes avant de les connaître; en effet, on peut naître intelligent, mais *on ne naît pas homœopathe*, on ne peut que *le
devenir*..... pour cela il faut de longues années d'études de toute
nature. Nous ne craindrons donc pas de rappeler à tous les
nouveaux confrères qui depuis peu sont venus grossir les rangs
de la nouvelle phalange : cet aphorisme d'Hippocrate nôtre
maître à tous... *ars longa, vita brevis... l'art est long* et *la
vie est courte...* Oui, qu'on ne se croie pas homœopathe *éme-
rite*, parce qu'on aura fait quelques cures; que l'on relise souvent les œuvres du maître, et qu'on ne se lasse jamais, dans
la tâche nouvelle, qu'une conviction sincère et le sentiment
d'un devoir à remplir, sont venus imposer au véritable médecin.

A tout ce que nous venons de dire ici, des progrès de l'homœopathie, si nous ajoutons maintenant les avantages incalculables que les hospices en retireraient de mille manières,
pour l'humanité, à une époque où la prospérité réelle est loin
d'être croissante; si nous disons par exemple, que les écono-

mies à faire pour les médicaments, sont telles, que le nombre
des lits pourra par la suite en être augmenté, dans tous les
hôpitaux, et que *plus jamais* la place ne manquera aux malheureux qu'on est obligé encore de refuser; qui pourra ne pas
comprendre l'opportunité de nos demandes de lits, dans les
hôpitaux, et notre entrée dans les écoles! Et sans parler de la
différence des succès et de la diminution réelle de la mortalité,... En ne constatant absolument, à chances égales pour les
deux médecines, que la différence d'économies de temps
et de dépenses,... qui oserait nier les services que rendraient
à l'humanité les Bouillaud, Chomel, Andral, Marjolin, nos
adversaires, si avec leur mérite connu ils pratiquaient notre
réforme!

CONCLUSION.

Voilà donc notre tâche terminée, l'avons-nous entièrement
remplie? Loin de nous cette prétention ambitieuse ; nous
avons eu seulement la pensée de dire et de faire voir :

Qu'une LOI UNIQUE dirigeait le monde; que cette loi réu-
nissait sous son irrésistible puissance, les esprits comme les
choses, les hommes comme les mondes, les sciences comme
les êtres.

Nous avons essayé de montrer la réforme médicale soumise
à cette éternelle loi; et nous pensons avoir découvert dans ce
fait, une preuve de plus en faveur de sa véracité!! Avons-nous
réussi à faire passer cette conviction dans l'intelligence de nos
lecteurs? Nous osons à peine le penser; mais du moins,
nous aimons à espérer, que de notre travail résultera, pour
les hommes sérieux, une certitude évidente de la supériorité
théorique et pratique de la découverte de notre illustre
maître. D'autres achèveront l'œuvre que nous avons eu le
courage de montrer à tous; nous estimant trop heureux
d'éveiller leur intelligence et de voir arriver sur ce terrain,

30—a

tant remué déjà et si riche de lauriers, des apôtres plus capables et plus dignes !

Nous assistons à une époque vraiment intéressante pour l'esprit humain ; de toute part surgissent des réformes utiles, dans l'industrie..., dans les sciences..., dans les arts....; partout, le besoin d'une rénovation se fait sentir ;.. pourquoi donc, la médecine resterait-elle en arrière de ce beau mouvement de vie qui anime tout en ce monde ? Depuis la chaire de saint Pierre où brille aujourd'hui, le nouvel astre qui est venu éclairer du véritable esprit du Christ, les enfants de la terre, jusqu'à l'enseignement le plus bas placé dans l'échelle hiérarchique de l'instruction, la lettre morte du Verbe fait place chaque jour davantage à l'esprit qui vivifie, et disparaissent peu à peu, les ténèbres épaisses sous lesquelles on aimait à voiler la vérité.

Cet élan, nous le devons surtout à la paix qui règne depuis un demi-siècle, et qui a permis aux sciences et aux lettres de fleurir et de prospérer comme le disaient les poètes anciens.

Les progrès, partout, ne peuvent, en effet, se réaliser que par les efforts successifs tentés par les intelligences *solidairement* et *pacifiquement* unies ; et la médecine, comme toutes les sciences, devait aussi avoir son tour de régénération intégrale. Elle devait arriver à se constituer en une SCIENCE exacte, positive, ayant sa loi, ses aphorismes et son enseignement ; ce but, nous croyons qu'elle est enfin parvenue à l'atteindre.

Oh ! quand on assiste comme nous, au mouvement progressif qui s'opère en Europe et qui captive l'attention de toutes les intelligences supérieures de notre beau pays, on est saisi malgré soi, d'un sentiment de fierté et de bonheur, en songeant que c'est peut-être à la France que Dieu a réservé la gloire de la rénovation de ce vieux monde ! C'est de la France que partent en effet, toutes les grandes et saintes idées qui vont réveiller partout les esprits, et les entraîner dans la voie de la liberté et du progrès;.... c'est de la France que s'échappent toutes les voix qui encouragent, toutes les découvertes qui régénèrent, tous les chants qui consolent;.... c'est sur son sol hospitalier que s'arrêtent les proscrits de toutes les contrées, les victimes de toutes les tyrannies, et cela, comme le dit M. de Lamartine dans les *Girondins* :

« Parce qu'il y a dans le génie français, quelque chose
» de plus puissant que sa puissance, de plus lumineux
» que son éclat, c'est sa chaleur, c'est sa communicabilité
» pénétrante, c'est l'attrait qu'il ressent et qu'il inspire. Le
» génie de la France est aimant et c'est là sa force. Séduc-
» tible lui-même, il séduit facilement les peuples. Les autres
» grandes individualités du monde n'ont que leur génie. La
» France pour second génie, a son cœur; elle le prodigue
» dans ses pensées, dans ses écrits comme dans ses actes
» nationaux. Quand la Providence veut qu'une idée embrasse
» le monde, elle l'allume dans l'âme d'un Français...»

Espérons donc tout, de l'hospitalité généreuse que la France a donnée à la découverte de Hahnemann, cette proscrite d'un autre genre, appelée à opérer entre les mains de ses protecteurs, un des plus grands bienfaits qu'attendait l'humanité! Oui, espérons, et laissons le temps et nos efforts réunis, préparer l'avenir qui lui est réservé. Mais, convenons aussi qu'il n'est plus possible, au XIXe siècle, de se poser en face du mouvement progressif des choses, et de jeter l'anathème sur une doctrine qui vient, en amie, nous apporter le fruit de ses longues méditations ainsi que le résultat de sa jeune expérience!

Bien des oppositions systématiques, jalouses et coupables, sont venues, il est vrai, arrêter le char triomphal de cette conquérante *pacifique*... Bien des bassesses ont été sourdement tramées contre les premiers Apôtres qu'une conviction vive poussait en avant!!... Oublions ces tristes faiblesses, dignes hélas! d'une époque de lutte égoïste et de mesquines rivalités que les sentiments de fraternité et de justice chrétiennes qui nous animent aujourd'hui, ne peuvent plus admettre.....

Non, ce n'est pas à des médecins sérieux et animés du véritable amour de leur art, qu'on pourra faire le reproche un jour, d'avoir arrêté, *quand même*, la marche d'une réforme aussi utile! Et croyons bien que nous ne trouverions plus une Académie royale de médecine qui oserait, sur la page où sont gravés ses arrêts contre le quinquina, l'émétique, l'antimoine, etc., inscrire en grosses lettres que *la loi des semblables est une erreur;* que *l'action des infiniment petits, est une absurdité!!* Non, elle sait trop bien le sort réservé à de semblables sentences que le siècle suivant vient effacer, sans pitié trop souvent pour la mémoire de leurs auteurs!

Terminons donc en disant avec bonheur à tous :

Oui, l'homœopathie est bien LA VÉRITÉ EN MÉDECINE,... en elle seule se trouve placé l'avenir de l'art de guérir et le salut réel de l'humanité souffrante, puisse-t-elle comme le catholicisme, devenir la *religion médicale* de l'État et faire bientôt son entrée triomphante dans les écoles et dans les hôpitaux !...

Dr F. PERRUSSEL.

PHYSIOLOGIE GÉNÉRALE.

ÉTUDE DES LOIS DE LA VIE, DE L'ORDRE, DE L'HARMONIE,
DANS LA CRÉATION ANIMÉE.

La philosophie, cette intéressante étude qui s'occupe de la
recherche de la sagesse, de la vérité ; cette admirable synthèse
qui soumet au criterium sévère de la logique, toutes les
sciences, toutes les doctrines, devait tôt ou tard nous dévoiler
les mystères de la nature, en nous donnant la solution du grand
problème qui a occupé tous les savants, savoir : LA DÉCOU-
VERTE DE LA VÉRITÉ INTÉGRALE.

En effet, c'est un besoin irrésistible pour l'esprit, de ne
rien accepter qu'il ne comprenne : et c'est pour obéir à cette
attraction impérieuse, qu'il a cherché de tout temps la LOI
PRIMORDIALE qui préside aux phénomènes nombreux auxquels
nous assistons chaque jour, et dont la réunion ou plutôt la
succession infinie constitue le mouvement général et perpétuel
qui nous entoure. —

La nature ne pouvait rester incomprise à l'homme : il devait
en découvrir le secret ; aussi, toutes les sciences l'ont-elles
cherché, chacune dans leur sphère respective et attrayante,
mais sans se prêter toujours ce mutuel concours, cette sympathique assistance qui font seuls réussir.

Sans doute, la loi primordiale, créatrice, qui préside aux
évolutions diverses de la vie chez tous les êtres, a des rayons

partout, dont la découverte de chacun peut donner déjà une grande satisfaction intellectuelle, et permettre, sur sa base, l'édification réelle de sciences positives, secondaires, mais qui ne sont que des rameaux isolés de l'arbre-type ou du foyer dont la loi génératrice, en les réunissant toutes sous son immuable dépendance, peut seule ainsi constituer LA VÉRITÉ INTÉGRALE... L'UNITÉ!

Toutes les sciences connues jusqu'à ce jour : la chimie, la physique, l'histoire naturelle, les mathématiques, l'astronomie, etc., etc., sont dignes sans doute de notre admiration, et bien faites déjà pour nous rendre fiers et heureux du rôle supérieur qu'elles nous permettent de remplir dans la grande chaîne des êtres; mais elles ne sont que les corollaires d'une autre science, d'une autre vérité qui les domine, et qu'il fallait absolument trouver, même pour les bien comprendre.

Or, cette science première est celle de l'UNITÉ UNIVERSELLE, c'est-à-dire le concours et la fusion de toutes les vérités en une seule, supérieure, *pivotale*, dont la découverte, cherchée par la philosophie de toutes les époques, devait nous donner et nous confirmer la loi des phénomènes si variés de la nature.

Comment expliquer qu'au milieu de tant de travaux utiles, dirigés par des hommes de génie, cette découverte n'ait pas été faite avant notre époque ?

Comment les écoles de Grèce et d'Alexandrie surtout, qui ont jeté sur le monde un reflet si admirable de poësie et de lucidité; comment la philosophie chrétienne et celle si modeste et si mélancolique de l'Allemagne, qui nous a donné les conceptions hardies de Lessing et de Kant, de Sprengel et de Herder, en conduisant Vico aux sublimes lueurs de sa *Science nouvelle*, ne nous a-t-elle pas révélé, à l'aide des encyclopédistes du XVIIIe siècle, l'énigme de cet intéressant mystère ?

Comment les moralistes, dont les maximes devaient sauver le monde, ne nous ont-ils pas expliqué le sens caché et tout providentiel de l'aphorisme grec, lui qui renfermait dans l'esprit de son verbe la révélation naturelle de nos destinées !

C'était pourtant sur cette voie qu'était le secret de l'avenir ; c'était par l'étude de sa nature, de ses facultés, que l'homme devait procéder à la connaissance positive, raisonnée de l'univers, dont il résume si bien le merveilleux organisme.

La vie, qui est l'objet de la physiologie, est répandue partout, sous mille formes diverses et circule comme une onde vive et pure, comme une sève puissante, à travers les réseaux infinis de tous les êtres, en se distribuant d'une manière sériaire, progressive, depuis la mousse la plus cachée, l'insecte le plus atomistique, jusqu'à l'être le plus élevé dans l'échelle hiérarchique de la création !

Mais pour arriver à en découvrir les nombreux détours, les étonnants phénomènes, ce n'est pas en envisageant l'ensemble du tableau, mais bien en procédant d'un de ses plans pour l'étudier successivement dans son entier, qu'on arrivera à se faire une idée précise de son essence, de ses manifestations et de ses variations diverses.

Que des naturalistes se soient occupés, avec autant de génie que de bonheur, de l'étude de la vie dans certaines classes d'animaux ; que d'autres, avec non moins de mérite, nous aient laissé sur tous les règnes de la création le fruit de leurs longues et sérieuses recherches ; que la philosophie même ait édifié sur ces données diverses des doctrines plus ou moins fécondes en idées innées ou acquises ; que les moralistes en aient conclu à la nécessité de refaire notre nature, de la comprimer et soumettre à un ascétisme rigoureux : toujours est-il que ces travaux n'ont conduit à rien l'humanité et la médecine, égarées jusqu'à nous par de fausses lumières ; non, ce

n'est pas ainsi que devait être comprise, étudiée, la physiologie
générale, dont la science, bien saisie dans son unité véridique,
pouvait initier les penseurs de toutes les époques aux conditions sous lesquelles s'établit seule l'harmonie chez tous les
êtres, au moral comme au physique.

Ainsi, en législation, en administration, comme en médecine,
et dans toutes les conditions sociales où il s'agit d'ordre,
d'équilibre, d'unité, soit entre des individus, des classes, des
organismes; il faut, pour appliquer les lois d'ordre, de série
et d'équilibre, avoir étudié quelque part comment la nature
procède dans son intelligence instinctive et conservatrice pour
arriver à ce résultat.

Or, l'étude de l'homme est la seule qui puisse fournir ces
conditions difficiles, puisqu'il est le seul être qui offre le rare
exemple de deux natures complètes, savoir : sa nature
physique, dont les rouages sont d'une symétrie, d'une solidarité telles, que le moindre mouvement ne peut s'y produire
sans une participation générale ; et son être moral, passionnel,
doué de facultés essentielles, diverses, qui toutes doivent
également se servir pour produire l'accord parfait qui est leur
destinée !

Ce n'est donc pas en raisonnant sur le fait seul d'un système
d'organes ou de fonctions, sur les différences d'une classe
d'êtres avec d'autres, que le philosophe acquerra les notions
suffisantes, les lumières nécessaires pour arriver à la conception de l'unité et à l'harmonie de n'importe quelle classe de
sociétés ou d'individus; et, comme le rôle de l'homme ici-bas
est d'arriver à la domination de tout ce qui l'entoure, à la
direction de tout ce qui l'approche, force lui est bien, pour
accomplir dignement cette haute mission, d'étudier la science
qui seule renferme les éléments d'ordre qu'il doit lui-même
établir partout.

La biologie humaine ou étude de la vie chez l'homme, l'être

supérieur dans la nature, nous donnera donc l'idée que nous cherchons à nous faire sur la loi générale, unique, universelle, qui doit exister dans tous les êtres, les diriger, les maintenir dans un constant équilibre, dans un mouvement perpétuel : et cette idée une fois acquise, démontrée par les faits, nous aurons alors une connaissance exacte, mathématique, de ce que c'est que l'ordre, l'unité, l'harmonie, et de ce qu'il faut pour les détruire comme pour les rétablir.

La vie de l'homme, comme celle des familles, des populations, ne pouvant exister que par le règne continu, varié de l'accord de leurs parties constituantes, c'est donc une étude indispensable à faire, pour la médecine du corps et de l'âme, que celle de la physiologie organique et passionnelle de son être.

Pour bien gouverner une nation composée d'éléments si hétérogènes, de même que pour entretenir la santé du corps, doué de fonctions si différentes, si contrastées et souvent si intempestives, il faut avoir une haute idée des lois générales qui dirigent l'ensemble de ces deux entités, et non pas s'arrêter à des parties isolées, qui ne peuvent jamais s'équilibrer qu'aux dépens des autres et produire cet accord parfait, unitaire, qui est indispensable, mais qu'obtiendra seulement l'intelligence élevée qui possédera la science de cette admirable tactique.

Le médecin comme le législateur doivent donc puiser à la même source les éléments de leur science, puisque tous deux sont appelés, par leur haute mission, à diriger les mêmes natures, les mêmes mondes, les mêmes intelligences. Comme on le voit, c'était donc avec une grande sagesse que la prêtresse de Delphes répondait toujours à ceux qui lui demandaient le secret de l'avenir : γνωθι σεαυτον : CONNAIS-TOI TOI-MÊME. C'était, en effet, dans cette étude, que trouvant la loi générale de direction, la loi de vie, le philosophe devait y rencontrer nécessairement la LOI de l'UNITÉ UNIVERSELLE ou l'ATTRACTION, qui peut seule, pour tous les êtres infimes comme pour les astres, nous donner la règle de direction à suivre pour arriver, soit à la santé, soit à l'harmonie.

Donc, le législateur et le moraliste, le prêtre et le ministre, toutes les intelligences appelées à diriger, à unir, doivent étudier dans la solidarité sympathique, *unitéiste,* qui lie tous les organes si divers de formes et de fonctions de l'être humain, les conditions nécessaires, indispensables à l'ordre.

Resserrant alors notre cadre dans des limites convenables, nous allons faire voir comment, par l'organisation bien étudiée et comprise de l'homme, il faut se conduire, en cas de troubles, d'émeutes, de révolutions de son organisme physique ou moral, pour arriver, avec ses mêmes éléments désordonnés mais remis dans leur jeu normal, à cette unité physiologique, à ce calme, à cette paix qui est :

LA SANTÉ : pour l'homme organique ;

L'HARMONIE : pour l'homme passionnel, c'est-à-dire, intellectuel et moral ;

L'UNITÉ UNIVERSELLE : pour tous les êtres et tous les éléments de la création.

L'homme n'étant pas en effet un atôme isolé, perdu, dans la chaîne infinie des êtres ; mais bien au contraire un des anneaux, vivant, supérieur de cette grande série, il est impossible que l'étude de ses fonctions, de sa destinée, ne nous donne pas en même temps et par analogie, l'idée de celles de tous les autres êtres avec lesquels il correspond pour exécuter sa note harmonique, dans le concert général du mouvement de la nature.

C'était étrangement se tromper que de s'adresser aux phénomènes produits dans *une fausse direction* par le caractère *moral* de l'homme, pour arriver à le comprendre et à reconnaître la *réalité* de son essence.

Ainsi, entraînés dans une pareille voie, les moralistes de

toutes les écoles n'ont vu l'homme que sous une face incomplète et bien souvent trompeuse,... car ce côté *moral*, étudié surtout tel que l'*ont fait les circonstances* malheureuses, subversives au milieu desquelles il a dû passer successivement, ne pouvait être que le triste résultat d'une contrainte bien faite pour le dévier et par conséquent le rendre tout opposé à ce qu'il devait être.

Ce n'était donc pas l'homme avec ses vices, avec ses aberrations, ses monomanies qu'il fallait étudier; pas plus que pour arriver à des notions précises sur son organisme, et sa structure intime, ce n'était la maladie qu'on devait examiner...

Que pouvait en effet acquérir la science morale, religieuse, des défauts et des perturbations du cœur de l'homme? rien autre, si ce n'est la démonstration de sa chute, de sa déviation...

Que peut encore apprendre la science médicale, des symptômes morbides, des troubles qui se développent soudain sous une cause, dans la santé? rien autre, si ce n'est la déviation des lois de l'ordre, de l'harmonie...

Rien de toutes ces études, utiles cependant dans leur genre, ne pouvait amener à donner une idée précise, pure, cardinale, des facultés positives et providentielles de l'homme; pas plus qu'une connaissance exacte des fonctions saines, physiologiques de son organisme...

Il fallait donc, pour arriver enfin, dans une question d'un aussi haut intérêt, à une idée exacte et mathématique sur la nature complète de l'homme, procéder d'une tout autre manière, et abandonner enfin les routes parcourues pendant tant de siècles par tous les psychologistes et les moralistes de toutes les écoles.

Ainsi, la philosophie nouvelle, celle chargée surtout de l'éducation et de la direction des esprits, tout en tenant compte des défauts si nombreux de l'homme, reprend son étude à sa source première et l'examine aujourd'hui, dans l'organisation passionnelle, dans les facultés virtuelles que Dieu lui a données et dont l'ensemble ou clavier bien connu, compris et surtout bien dirigé, devra diminuer de plus en plus les notes fausses, les tons discordants, les cacophonies sans nombre qu'on lui faisait produire, et ne donnera plus jamais sous la main d'un artiste habile, que des harmonies et des concerts d'une admirable justesse.

De même au point de vue sanitaire, physiologique... C'est dans son état *normal*, qu'il faut chercher les fonctions de l'organisation humaine, pour les étudier et en faire renaître l'accord, chaque fois que des causes accidentelles et puissantes viendront le troubler.

Comme on le voit, l'analogie est parfaite sous le rapport de leur étude et de la direction à leur donner, entre notre nature physique et morale; nous ne pensons donc pas faire erreur en disant : que de même que la science sociale a fait, à l'aide d'un génie extraordinaire, l'étude des *passions véridiques* de l'homme, nous pouvons faire aussi, avec non moins de succès, peut-être, celle de ses *fonctions* physiologiques et du jeu harmonique, par lequel elles produisent également dans ce sens l'harmonie, la santé.

DE LA VIE,

CONSIDÉRATIONS GÉNÉRALES SUR SES ÉLÉMENTS;
EMBRYOGÉNIE, ORGANISATION;
L'HOMME, L'HUMANITÉ, L'UNIVERS.

> » Il n'est pas de questions importantes
> » dont la décision ne soit comprise dans la
> » science de l'homme, et il n'en est aucune
> » qui puisse être résolue avec certitude si
> » nous n'avons cette connaissance.
>
> » (HUME). »

La physiologie est la science qui s'occupe de l'étude de la nature, de la vie, des lois qui produisent celle-ci, la régissent et la perpétuent.

La vie nous est inconnue dans son essence, elle ne nous est sensible que par ses manifestations, et nous ne pouvons dire où elle commence, où elle finit.... Aussi, les formes du triangle et du cercle données par les anciens à la nature, au mouvement perpétuel, à la vie, rendent assez bien l'idée qu'ils se faisaient de son éternité.

Sans dire avec *Bichat,* que la vie est l'ensemble des fonctions qui résistent à la mort, comme si quelque chose pouvait résister sans vivre déjà;... avec *Bordeu,* que la vie est un flux de mouvements réglés et mesurés, comme si le flux et le mouvement n'impliquaient pas déjà la vie;... avec *Cuvier,* que la vie est un tourbillon plus ou moins rapide, compliqué;.... avec *Adelon,* que c'est commencer par une naissance, se conserver par nutrition, par production et finir par la mort;... avec *Voltaire,* que *c'est une organisation avec capacité de sentir,* etc.; sans nous arrréter aux mille et une définitions de ce genre, dont nous respecterons l'autorité;... qu'il nous soit permis à nous aussi d'ajouter une hypothèse de plus à celles-ci, afin que nous

3—b

puissions donner notre pensée sur cet intéressant phénomène.

Nous supposerons donc et nous en avons besoin , non pas pour expliquer, mais pour faire partir de quelque part l'animation générale qui nous entoure, nous entretient :

Que, *résultant de la gravitation des astres, un mouvement magnétique s'établit entre tous les corps et s'augmente de leur influence réciproque ; produisant ainsi à l'aide de l'électricité et de tous les phénomènes physiques et chimiques qui ont lieu, une rotation oscillatoire qui se généralise et s'entretient elle-même par ses propres agents.*

Ainsi notre planète, recevant de ce mouvement universel au sein duquel elle se trouve et auquel elle concourt pour sa propre part, une impulsion, une rotation perpétuelle, acquiert par elle, comme la matière sous le pilon, un effet d'électrisation qui détermine dans son centre, une série de phénomènes qui se multiplient à l'infini, en s'augmentant encore du contact de tous les êtres nouvellement formés au foyer incandescent de cet immense laboratoire !... et alors les corps bruts , les roches, les végétaux, animaux, les arômes et l'atmosphère reçoivent et impriment à leur tour, dans une réciprocité toute proportionnelle aux carrés des masses et inverse des distances, ce mouvement vibratil, ce flux et reflux de phénomènes incalculables, dont l'effet constitue ce que de tout temps on a appelé la nature, l'animation, la vie.

Sans doute, cette explication du mouvement général de la vie, n'est pas plus claire et satisfaisante peut-être que les autres; mais que les choses se passent ainsi, ou bien, que nous répétions avec certains philosophes :

« La vie ne peut pas se comprendre sans force et matière. Il n'y a pas de corps sans force, pas de force sans corps.

» Les forces se rapportent à trois ordres différents :

» Le premier est constitué par l'attraction et la répulsion, forces motrices essentielles (*dynamisme*);

» Le second ordre est le *procédé chimique* dans lequel les corps produits par le procédé dynamique se composent et se décomposent d'après les lois de leurs affinités;

» Le troisième ordre de forces est le *principe vital;* celui qui produit la vie et l'organisation qui en est l'effet; les êtres qui en sont doués, sont des êtres organisés ou vivants. »

Toutes ces explications ne nous donnent pas mieux *la raison, la cause* de la force motrice, de ce dynamisme, de ce principe vital qui est déjà une vie, une action, une puissance, un effet.

Nous aimons donc tout autant notre hypothèse qui nous donne une espèce de point de départ de ce mouvement, de cette force universelle qui, pour être variée, différente, n'en existe pas moins partout, *d'un bout de la chaîne de la création jusqu'au dernier anneau;* la série nous apparaît là bien tracée, bien évidente, depuis les astres entre eux, jusqu'au dernier atôme de l'univers, à travers lesquels nous semble passer, comme par un conducteur non interrompu, cette première étincelle ou ce mouvement magnétique qui anime, vivifie et embrase tout.

Par cette hypothèse en effet, se reconnaît *la série, la solidarité* dans cette immense hiérarchie de la vie répandue partout, et de notre planète à l'homme, la progression est échelonnée sans interruption. Or, c'est principalement là ce que nous devons faire reconnaître, savoir : que *l'élément vital,* le *principe moteur* qui, chez nous, produit le mouvement et la vie, a son origine en *dehors* et *très-loin de nous,* commence *avant nous,* de même qu'il se *continue encore après!!!*

En effet, que la création, comme le veut la Genèse, se soit opérée en six jours, autrement dit en six époques d'une durée indéterminée, ce qui est plus probable, elle a toujours eu lieu d'une manière graduée, et je dirai même proportionnelle à la destinée de chaque être. Qu'on suive bien cette pensée que nous tenons essentiellement à faire passer dans l'esprit de tous, parce qu'elle est conforme à la logique, à la raison, et utile à la démonstration de nos idées.

Que tous les êtres donc soient nés des liquides dont notre planète fut primitivement composée ou seulement recouverte; ou bien, qu'ils soient provenus d'agglomération de molécules hétérogènes, combinées entre elles en raison de leuraffinité, comme c'est l'opinion de Pline, de Buffon, de Cuvier, etc., etc.; Il est démontré enfin que la création, cette manifestation admirable et multiple de la vie, s'est *opérée progressivement*, et qu'aujourd'hui, il faut le dire avec la science, elle a commencé son immense chaîne par les êtres les plus infimes, les plus simples, pour arriver à mesure aux êtres les plus complexes.

Ainsi, toutes les études géologiques venant à l'appui de la synthèse, ont fait voir que les couches les plus profondes dans le centre de notre globe, sont composées des débris de fougères, mousses, polypes; puis viennent les poissons, les reptiles, les oiseaux, et enfin les quadrupèdes qu'on retrouve plus particulièrement à la surface. Mais nulle part, il n'a été trouvé encore de débris fossiles de l'homme; preuve évidente qu'il est de plus récente formation que tous les autres êtres, et que son organisation complexe exigeait pour sa réalisation, que la série de la création eût passé par tous les éléments nécessaires à son être, qui semble les réunir et les compléter.

Mais sans perdre plus de temps à rechercher ses élaborations de la vie, sa cause première et ses effets; — contentons-nous de ces simples aperçus généraux, pour nous donner une idée de la *loi sériaire*, *de cette chaîne vitale* établie dans la création, et démontrée par l'existence des êtres qui habitent aujourd'hui notre globe.

En envisageant donc la surface de notre planète, nous trouvons parmi les êtres créés :

D'abord, ceux dont la vie n'est que d'aggrégation moléculaire, c'est-à-dire à l'état simple, savoir :

Les roches, les terrains primitifs, puis les alluvions et les terres siliceuses et dites végétales.

Parmi les êtres vivant par *intususception* ou assimilation, digestion de substances, savoir :

Les plantes divisées, en

Trois classes :
{
Acotylédones.
Monocotylédones.
Dicotylédones.
}

Enfin, les animaux divisés en

Six classes :
{
Les infusoires microscopiques.
Polypes.
Les vers et radiaires.
Mollusques.
Articulés (crustacés, insectes arach-
noïdes).
Vertébrés (poissons, reptiles, oiseaux,
mammifères).
}

Comme on peut le voir, d'un point de cette chaîne à l'autre extrémité, c'est-à-dire du granit à l'homme, le mouvement, se distribue, se ramifie, comme par un canal sans déviation, sans lacune, toujours en se *dynamisant (puissance, force)*,.... en se *spiritualisant* pour ainsi dire, pour retourner par son *esprit*, son *âme*, après avoir décrit un immense cercle, à son *point de départ*, à son origine, si longtemps regardée comme un fluide, un éther (âme, souffle).

Jusque là il n'y a donc pas d'interruption dans ce cercle *éternel de la vie*,.... mais, ne semble-t-il pas qu'arrivée à l'homme, la chaîne paraisse arrêtée, interrompue, et qu'*après lui*, pour atteindre à la vie éthérée, transmondaine, il y ait réellement besoin d'un autre anneau supérieur, qui soit *ambigu* entre la vie terrestre et la vie céleste, absolument comme le zoophyte ou la plante animale est l'ambigu entre le règne animal et le règne végétal ; comme le sel cristallisé doit être aussi par sa composition chimique, terre et gaz, l'ambigu, le lien complexe, entre la phase toute matière qui sert d'enveloppe à celle éthérée, aromale qui forme notre point de départ.

Toutes les philosophies ont bien compris cette lacune, toutes les religions ont senti le besoin logique d'une autre vie, entraînées qu'elles ont été de subir la loi de l'unité, de la série sans la comprendre, et toutes ont admis des Esprits (*Swedemborg*), des Anges (*les catholiques*).

Eh bien! je crois pouvoir, quelle que puisse être l'originalité de cette pensée, l'avancer sans crainte : la lacune me paraît remplie, ici-bas, complètement par l'homme *somnambule*, qui est réellement pour le physiologiste et le psychologiste, l'être ambigu entre l'homme terrestre et l'homme transmondain (*esprit, ange*), puisqu'il participe essentiellement des deux états, des deux vies, comme tous les faits pratiques l'ont définitivement démontré. Ainsi, si nous osions rendre plus palpable notre pensée par une échelle, nous dirions que la vie trace successivement un cercle en partant de Dieu, et passant par tous les êtres pour retourner à lui, fin et commencement de tout!

Soit donc supposé l'ordre suivant :

ÉCHELLE VITALE :

Descendante.	*Ascendante.*
Esprit. { Dieu. / Ame. / Fluide magnétique. / Gaz.	**Végétation.** { Végétaux. / Zoophytes. / Animal-Plante (ambigu).
Matérialité. { Sels (ambigu). / Roches. / Minéraux. / Terres. / Mousses (ambigu).	**Animalité.** { Animaux. / Orang-Outang. / Homme.
	Esprit. { Homme-esprit. / Somnambule (ambigu). / Anges. / Dieu.

Comme on peut le voir, la série est continue, progressive, puis, après une espèce d'arrêt ou de manifestation différente, elle reprend son premier caractère pour redevedir essence, esprit, et se préparer à une autre destinée !

Ici encore, nous ne parlons que de ce qui rentre dans notre sphère, dans notre monde ; laissant de côté la vie des autres planètes, des astres et des mondes infinis qui forment les univers, et qui doivent avoir avec nous une grande analogie.

Telle est donc la grande chaîne des êtres définitivement trouvée par la science de l'*unité universelle* qui nous a donné réellement le fil de cet immense labyrinthe, dans lequel se sont égarés, depuis tant de siècles, tous les savants qui ont voulu pénétrer dans sa mystérieuse enceinte ; voilà donc enfin le fruit de l'arbre de vie, de l'arbre-vérité, dégusté dans tous les arômes de sa saveur : et l'homme, régénéré par cette divine science, va sortir de l'état de limbe où l'avait plongé le poison corrupteur de l'arbre du mal et s'élever tout d'un jet, par cette admirable transfiguration, à l'image sublime et réelle de son Créateur !

Ainsi, bien convaincus maintenant de l'existence des êtres, de la corelation de leur analogie, et des phénomènes multiples qui s'élaborent au sein du mouvement général, de la nature, de la vie, sans que nous puissions en saisir mieux le principe ; arrêtons-nous en face de cet immense tableau, l'univers, l'humanité ; et au milieu de ces ombres et des reflets lumineux qu'y projette harmonieusement l'astre pivotal qui l'éclaire, étudions l'homme, cet atôme intelligent, cette créatnre modèle qui y a été placée comme le roi suprême d'un vaste et splendide domaine, comme le dieu de cet Olympe terrestre qu'il est appelé à gouverner, avec une justice distributive, une harmonie égales à celles qui règnent avec tant d'éclat, dans l'Olympe céleste de son sublime et divin Maître.

La vie ne nous est donc pas connue dans son essence, et nous ne pouvons à ce sujet fournir que de nombreuses hypothèses, plus ou moins concluantes, au lieu de cette saine et logique certitude, dont a besoin la science pour s'éclairer.

Malgré cela, abordons franchement l'étude de l'homme d'où nous nous élèverons ensuite aux considérations les plus vastes et les plus rationnelles sur notre destinée.

D'abord, pour s'établir en nous et sympathiser avec le mouvement universel de la nature, la vie a besoin d'instruments nombreux et variés à l'infini, connus sous le nom *d'organes*.

Tous les êtres vivants en sont doués, car sans eux, il n'y a pas de relations possibles avec le monde extérieur; de même que sans le principe *moteur-âme*, il n'y en a pas non plus avec les natures éthérées, aromales, fluidiformes, qui nous dominent. Aussi, notre être est-il composé de deux principes essentiels: L'un, passif, la matière qui nous relie au monde matériel; l'autre, esprit, moteur qui nous fait communier avec le monde spirituel.

Pour l'établissement sur la terre, d'une harmonie conforme ou corollaire à l'harmonie sidérale, il était besoin d'une *variété* infinie d'êtres et d'organes, agissant tous en évolutions continues, alternées, réciproques, dans le centre de leurs attractions respectives.

Ainsi, la plante a une racine fixée dans la terre, une tige qui s'élance dans l'air et se dirige vers la lumière à laquelle elle ouvre et referme les plis de sa corolle, suivant qu'elle veut satisfaire ou modérer ses passions instinctives. Parmi ces organes, quel est le plus essentiel? est-il possible d'en retrancher un seul sans entraîner la perte de tous? — Non! tous sont essentiellement utiles et liés par une étroite dépendance.

Chez les animaux les choses se passent de même, c'est-à-dire que les organes sont tous solidaires les uns des autres et ne peuvent constituer l'harmonie, la santé, que par le concours unitéiste de leurs fonctions.

Mais pour avoir une idée plus précise, plus logique et

démontrée de cette grande corrélation de tous les organes entre eux; pour établir l'organisation, l'organisme, procédons méthodiquement dans l'homme au développement de son être, en jetant un coup-d'œil rapide sur son embryogénie, c'est-à-dire étudions un peu les faits qui président à sa formation première.

Herder, ce continuateur du spiritualisme de la philosophie allemande, a dit : *Aucun pouvoir dans la nature n'est sans organe ; mais, dans aucun cas, l'organe n'est le pou- voir même qui agit par son moyen.*

Que ce soit donc sous cette idée que nous abordions ce grave sujet.

Et d'abord, tenons peu de compte des opinions différentes soutenues avec une égale autorité, par les naturalistes, sur la question de savoir : si l'homme provient d'un germe existant chez la femme, et fécondé par le mâle; Ou bien, s'il est procréé en toutes pièces par les deux sexes fournissant chacun leur contingent dans l'acte générateur.

Admettons seulement que le jeu des fonctions qui président à la formation de l'œuf humain, est le corrollaire évident du *mouvement général* admis par nous, auquel les co-agissants participent; et que l'arrivée du fœtus ou la naissance de l'enfant n'est que la continuation réelle de la grande loi d'animation et de formation qui maintient notre monde et l'univers dans son constant équilibre, en le préparant pour des phases supérieures, progressives, et infinies peut-être!! (*Ame, Dieu.*)

Remarquons donc bien, que c'est toujours par une série de fonctions attrayantes, en obéissant au mouvement général, qu'a lieu l'acte de formation, de procréation de l'homme et que c'est aussi dans ce même sens et proportionnellement à ses tendances, à sa destinée, que son organisation se moule, se concrète, se réalise dans le foyer fécondant de la mère, dont les propres sensations et les puissances animiques viennent encore aider au type, au caractère, à la couleur passionnelle qui constitue l'enfant.   5—*b*

Ainsi, les parties qui concourent d'abord à former l'embryon humain dans le premier mois, paraissent être et ont été même reconnues toutes fluides, glutineuses, servant à constituer la base, l'élément sur lequel les organes viendront peu à peu, et d'après les impulsions voulues, se greffer, se couler, pour les rôles divers qu'ils auront à remplir.

Nous n'avons pas des fonctions, des pensées, parce que nous avons des organes; nous avons au contraire des organes, parce que chez nous, tout d'abord, préexistent un mouvement, des besoins et des attractions.

L'ovule humain, conçu dès le principe de la fécondation, dans l'ovaire de la femme, est bientôt attiré par les aspirations de la trompe de fallope dans laquelle il s'engage, le vingtième jour, et chemine doucement dans toute l'étendue de son trajet, pour arriver enfin dans le laboratoire vital qui doit le nourrir et le conserver précieusement jusqu'au jour de sa naissance.

Arrivé ainsi dans l'utĕrus, l'ovule, de la grosseur d'un grain de millet! est logé dans une enveloppe préparée déjà pour le recevoir, et au milieu de laquelle il s'établit en trouvant par son aide, des relations directes avec la vie de la mère et de l'univers!!

Et comme si partout, dans toutes les manifestations de la vie générale, chez tous les êtres, entre leurs diverses et si nombreuses séries, la grande loi de formation hiérarchique devait sans cesse se retrouver... il s'établit encore là un être ambigu qui vient entre les deux anneaux, *mère-enfant*, poser un lien indispensable, un moyen de contact, un canal destiné à transmettre de l'un à l'autre, les phénomènes nécessaires à l'élaboration de la vie. — Je veux parler du *placenta* ou lit de l'enfant, corps mou, charnu et tout formé presque de vaisseaux ou canaux qui apportent les sucs utiles à ce double travail.

C'est, en effet, à l'aide du placenta, formé bien avant lui, que l'enfant trouve et puise les éléments nécessaires à son développement.

Mais, quelle est la première partie de l'organisme qui se forme dans l'embryon, et voyons si elle pourra nous donner une juste idée de la pensée harmonique qui préside à la procréation des êtres?

Le premier organe que l'on aperçoit est le *cœur*, déjà apparent au dix-huitième jour par un seul petit point noir dans lequel on remarque des *pulsations!!*

Voyez-vous déjà le mouvement?... Des pulsations, avant ou en même temps que sa formation, puis des lignes rougeâtres qui partent de ce point pour devenir les gros vaisseaux, les ramifications, les rail-ways du fluide sanguin, vital, qui va accompagné, secondé par les conducteurs du système nerveux, comme une locomotive d'un nouveau genre, porter dans tout ce petit être le mouvement, la chaleur et la vie.

A six semaines seulemeent, et ressemblant à une grosse mouche, l'embryon, divisé en deux corps, laisse apercevoir, les réunissant, l'épine du dos,... et le renflement nerveux, qui plus tard sera le cerveau, le pivot de la sensibilité, venant *s'implanter sur le mouvement, la chaleur et la vie*, parce que, *pour sentir, pour remplir les fonctions animiques, il fallait d'abord et déjà une série d'organes destinées à recevoir et à rendre les perceptions.*

Admirable vérité, sur laquelle nous pourrions bâtir bien des édifices, élever bien des hypothèses, mais qui n'en est pas moins une grande et indissoluble raison; c'est que pour loger l'âme *il faut un corps*; c'est que pour donner à cette âme, à ses nobles attributs leur jeu harmonique, *il faut des organes*; c'est que, pour permettre à l'intelligence tout le développement dont elle est susceptible, *il faut d'abord que le corps soit calme, bien disposé, bien satisfait*, de manière à ce qu'il *puisse percevoir et réfléchir* les sensations qui lui seront transmises;... c'est qu'enfin dans toutes les sciences, dans toutes les philosophies, dans toutes les institutions religieuses et politiques, il faut suivre *les lois de la nature première, savoir lire* dans les hauts enseignements de la physiologie, et commencer toujours comme elle nous l'apprend dans cette simple et concluante leçon, par *constituer* d'abord la *forme,* le *fond* des êtres, des sociétés; *asseoir* d'une manière calme et satisfaite la nature, les caractères; *apaiser* les *besoins,* les *exigences* de la matière, du corps, si nous voulons retirer ensuite des ressources de la vie *nerveuse, positive, spiritualiste,* tous les avantages qu'elle renferme et qu'elle produira toujours dans de semblables conditions, avec une féconde et puissante harmonie.

Qu'on envisage donc, sans aller plus loin, comment on procède dans l'éducation de l'enfant.

Que lui donne-t-on d'abord.... du lait, de la bouillie.... puis, quand sa dentition est formée, des aliments plus substantiels!..

A quel âge donc lui parle-t-on de son esprit, de son âme, de ses pensées!! à quel âge la religion même s'en empare-t-elle ?.. à sept ans!.. qu'a-t-on donc fait jusque là, sinon qu'attendre pour lui, comme pour tous les grands et petits, pour les sociétés comme pour les mondes, qu'il fut organisé, achevé, préparé, *matériellement* d'abord, à recevoir la semence de l'esprit et de l'immatérialité !!!

Mais, pour ne pas nous arrêter davantage sur les intéressantes pensées que fait naître l'étude approfondie de la formation première de l'ovule humain, qui doit plus tard, sous les impressions diverses du mouvement, des institutions, de l'éducation, nous fournir des génies ou des idiots, tout aussi bien que des conquérants et de grands criminels; qu'il nous suffise seulement de fixer notre attention sur la grande vérité qui découle de cette série d'hypothèses ou de méditations :

C'est que l'homme, dans le sein de sa mère, à l'état le plus rudimentaire comme le plus parfait, soumis toujours à la loi qui le relie à l'univers, commence sa vie par la satisfaction variée, complète, soutenue, de ses attractions, qui sont d'abord, il est vrai, instinctives, presque mécaniques; puis, qui deviennent à mesure, sentimentales et passionnelles.

Ainsi arrivant, seul entre tous, dans le monde à l'état de nudité et de faiblesse complètes, il subit tout d'abord le besoin de cette solidarité qui le lie à sa mère, laquelle lui rend, avec toutes les joies de son âme, les soins qui lui ont été prodigués à son tour à la même heure, et sans lesquels il ne pourrait vivre... De là le besoin et le sentiment de la famille (*familisme*), cet élément primitif de toute société;

Puis, grandissant au milieu de ses désirs, de ses tendances plus ou moins ben servis, l'enfant est obligé, par le fait même de son organisation physique, intellectuelle et morale, de se mêler à d'autres enfants (*amitié*);

Pour former avec eux des groupes et des séries dans lesquels devront éclore, se satisfaire, s'engréner, ses facultés natives (*amour, cabaliste*);

Jusqu'à ce que devenu complet par le développement intégral de son être, il s'allie à des cercles nombreux d'affinité plus puissante (*ambition*),

Et réalise, à l'aide de ses frères, l'immense famille qui doit constituer religieusement l'humanité (*unitéisme*).

Ainsi, comme nous avons cherché à le faire ressortir de ces considérations :

La **VIE** *est le fait d'un mouvement sériairement généralisé dans la nature ; elle ne se perpétue et ne se régularise qu'à l'aide d'organes respectifs tous solidaires ; ne s'isole nulle part, et ne s'harmonise enfin, dans les divers règnes, que par le concours unitaire de tous les éléments, de toutes les fonctions, de toutes les sympathies qui forment son essence,* sous la SEULE et MÊME loi qui mène l'homme, l'humanité, l'univers.

Chez l'homme, la VIE provenant d'un principe en dehors de lui, se continue, se régularise à l'aide du jeu de tous ses organes *solidairement* entretenus.

Dans l'humanité, la VIE, c'est l'accord proportionel, respectif de toutes les facultés, de toutes les forces des individus, des familles, des peuples.

Dans l'univers, la VIE, enfin, c'est l'harmonie intégrale, résultant du concours unanime de toutes les puissances créées, tendant à une UNITÉ commune.

Et si nous n'avons parlé ici que de la vie végétative, organique, qui nous entoure; loin de nous la pensée de la regarder comme étant la seule.

Oh ! personne moins que nous peut-être, ne peut mériter le reproche de matérialisme dont semblent se glorifier encore certains esprits malades ; non, pour rendre à la science la justice qui lui est due et donner à la matière la place et le rôle qu'elle occupe; nous sommes loin, bien loin de ne pas savoir distinguer entre les formes artistiques et belles des corps et la supériorité animique de l'intelligence, de l'esprit !

Non, nous ne sommes pas matérialistes, parce que nous descendons dans les secrets de la vie, pour en étudier les empires, en connaître les instincts, les facultés !

Non, nous ne sommes pas matérialistes, parceque nous reconnaissons que sans l'ordre, sans la symétrie, sans la solidarité des organes entre eux, sans la satisfaction de leurs désirs, de leurs besoins, de leurs passions, il ne peut y avoir jeu harmonique des êtres.

Non, nous ne sommes pas matérialistes, parceque éclairés sur les lois de la nature, nous proclamons qu'il ne peut y avoir pour les plantes, pour les hommes, comme pour les sociétés, un équilibre parfait entre tous leurs éléments, si tout d'abord, les conditions essentielles à leur existence ne sont pas intégralement remplies!!!

Nous savons trop bien faire la différence qui sépare ces deux vies pour les confondre. Mais nous savons aussi trop bien ce qui les confond pour les séparer jamais!

Nous savons que dans ce monde, pour la réussite de nos progrès et l'inauguration de notre félicité, c'est surtout à l'intelligence, au foyer des facultés affectives, à toutes les puissances de notre esprit, qu'il faut avoir recours; mais nous savons aussi, que celles-ci s'étiolent, se vicient et se dénaturent, au point de ne produire que de fausses données, quand leur enveloppe ou le moule où elles fonctionnent, souffre d'affreuses douleurs, de dures privations!!!

Et si Dieu a ouvert pour tous, les trésors infinis de son inépuisable providence,... s'il a placé au-dessus de nous et en dehors de notre atteinte trop souvent corruptrice, le soleil, la lumière, l'air, l'électricité, la chaleur, etc., etc., c'est qu'il a voulu que fussent ainsi offerts, à tous, les éléments divers que notre industrie, notre science créent chaque jour, pour l'entretien de la vie des êtres et des sociétés.

Osons donc arrêter nos regards sur notre humanité encore si douloureusement convulsée au milieu des angoisses de la misère, et demandons-nous si c'est là la mission qui nous a été donnée! Montons en esprit, comme autrefois Moïse, sur le mont Sinaï, et du haut de ces régions célestes, en intimité avec Dieu, regardons sur l'Océan des âges, devant et derrière nous comme se remuent dans la durée des siècles, au sein de mille calamités et dans une affreuse confusion, les peuples, les êtres qui forment la création; comme ils passent et repassent, ainsi que les vagues mugissantes de la mer en furie, se décomposent et renaissent pour former de nouvelles générations qui devraient être plus belles, plus saintes, plus en harmonie avec

l'univers, avec Dieu !!... Pourquoi tant de bruit, tant de
fracas, pour si peu de bonheur ?... Pourquoi tant de phalanges
perdues, tant de nations appelées, pour si peu d'élus ? Croyez-
vous donc que pour nous, l'humanité... ce soit la réunion
des générations passées, la foule des nations se ruant comme
des avalanches sur les vanités de leurs empires et s'engloutis-
sant, avec leurs grandeurs, dans l'abîme du néant ! Oh ! pour
nous qui ne sommes pas matérialistes, le peuple de Dieu c'est
la phalange sacrée, qui marche de tout temps à la tête des
sociétés...; c'est Socrate et Platon !... c'est le Christ et son
Eglise !... c'est Galilée et Colomb !... c'est le génie, avec ses
ailes, l'industrie et la science !... c'est la poésie avec ses
chants qui consolent ou exaltent !... c'est l'amour qui sanc-
tifie et fait réaliser de grandes et sublimes œuvres !... c'est le
TRAVAIL ATTRAYANT enfin, cet électrophore de la vie, qui
pourra seul en apaisant, par l'abondance de ses produits, les
instincts de la matière, ouvrir un libre essor à l'intelligence
et à l'âme, ces saintes émanations de la Divinité !

DE L'HOMME,

DE SA NATURE PHYSIQUE ET MORALE, DE SES PASSIONS, DE SA DESTINÉE.

Nous venons, par un coup-d'œil général, d'étudier la vie et ses lois dans toute la création ; nous avons reconnu son existence, ses phénomènes, sa corrélation entre tous les êtres et toutes les choses ; nous avons acquis un certain degré de lucidité sur sa nature et sur ses diverses manifestations ; mais il ne doit pas nous suffire d'une étude aussi vaste, aussi généralisée, et si cette vue d'ensemble nous était nécessaire d'abord, pour juger avec plus de succès les nuances variées du tableau, il nous est indispensable à présent, pour approfondir nos idées à ce sujet, de descendre dans les détails, et d'étudier avec précision comment les choses se passent dans chaque série d'organes ; comment les fonctions s'opèrent dans chaque système de mouvements pour produire l'unité !

L'homme sera encore l'exemple que nous choisirons pour cette étude, parce que, comme nous l'avons dit, il nous offre l'organisation la plus complète.

Déjà nous avons fait voir comment il se développe, tout d'abord ; quelle voie de formation suivent ses divers éléments, et comment il se constitue intégralement ; nous avons dit, ou plutôt nous avons eu l'intention de dire surtout, que deux natures composaient spécialement son essence : l'une toute matérielle ou organisée, servant d'enveloppe ou d'instrument ; l'autre toute spirituelle, animique, servant de moteur ; indiquer la ligne de démarcation qui sépare ces deux vies, le point où elles se touchent, où elles se séparent, est bien difficile...

En continuant notre analyse, nous avons démontré la nécessité de ces deux natures avec les mondes matériels et intellectuels, au milieu desquels la vie de l'homme doit s'écouler ; nous avons de plus fait entrevoir les analogies de ces deux essences avec d'autres êtres placés au-dessus et au-dessous de lui. Et nous avons surtout insisté sur l'extrême importance qu'il y a à ne pas séparer ou confondre ces deux vies bien distinctes, comme sur la nécessité absolue de les servir dans leurs propres attractions séparées ou communes!

Puis, conséquent avec nous-même, nous avons cherché à faire comprendre la solidarité étroite qui lie si intimement tous les organes de l'homme, et de là, l'obligation indispensable de les faire s'obéir et se commander tour-à-tour, afin d'obtenir ce calme, cette unité, cette complète harmonie qui donne seule à la vie du corps comme à celle de l'âme, la santé et le bonheur!

Maintenant que nous avons cherché à nous faire une idée du principe qui anime à la fois tous les êtres, il nous reste à suivre les phénomènes de ce même principe dans le jeu plus spécial des facultés de l'homme pour l'accomplissement de sa destinée. Et d'abord, quelle peut-être la destinée de l'homme ici bas?

N'est-ce pas d'y entretenir partout, dans toutes les contrées où son industrie peut arriver, sur tous les êtres que son intelligence peut gouverner, une constante et admirable harmonie?

Or, pour cela, ne doit-il pas premièrement se mettre en harmonie avec lui-même, avec les éléments qui l'entourent; et le succès de sa mission ne repose-t-il pas exclusivement, sur ces conditions indispensables?

Et si une double existence lui a été allouée par le Suprême auteur de toute chose, ne faut-il pas que chacune d'elles, possède les instruments, les puissances nécessaires à ce rôle magnifique?

Nous avons donc à observer avec soin, d'abord, les divers systèmes d'organes qui, en formant le corps de l'homme, viennent lui imposer le besoin de fonctions animales indispensables à sa conservation; puis, un ordre plus élevé de facultés qui le relient à ses semblables et le mettent en communion avec Dieu !

Telle était la tâche que devaient s'imposer les philosophes de l'antiquité pour arriver à une connaissance intégrale de l'homme, avant de chercher à lui créer une morale, une législation, une société.

En effet, avant de dire à l'homme : tu feras cela et tu éviteras toujours de faire ceci ; il fallait, savoir ce qu'il *pouvait* et *devait faire.* Avant de lui donner une forme sociale, une habitude quelconque, il importait en toute justice de savoir si son organisme était créé pour ce but.

La première régle, la plus logique à suivre, était donc d'apprendre d'abord, la fin, la destinée de l'être, et après d'étudier les rouages de son organisation à ce point de vue..., puis de lui imposer des lois appropriées.

Il ne pouvait pas suffire de dire, en effet, avec certains penseurs, que l'homme est né méchant, corrompu et disposé au vice, au mal plutôt qu'au bien ; ce qui est impie et absurde à la fois.

Il ne suffisait pas d'avantage d'avancer, comme l'école de M. Pierre Leroux, que l'homme est doué de trois facultés : *sensation, sentiment, connaissance,* pour lui bâtir sur ces hypothèses une forme éducative et sociale.

Il faut encore, pour cette dernière assertion, qui est vraie, démontrer en quoi consistent cette *sensation,* ce *sentiment,* cette *connaissance ;* quelles sont les puissances que résume chacune de ces facultés-mères ; quelle est la nature de chacune d'elles, et ce qu'il faut faire pour les servir ?

Sans doute, c'est là un travail difficile, compliqué, qui exige de profondes connaissances et une parfaite intelligence de tous les phénomènes de la nature ; c'est une étude que, certes, nous n'aurions jamais abordée sans la confiance que nous avons dans le guide suprême que nous avons adopté et auquel nous n'hésitons pas à attribuer, avec bonheur, tout le mérite, s'il en a, de notre travail, comme tous les succès que nous ont fait obtenir ces études nouvelles.

Nous savons qu'il est permis d'avancer sans crainte, que destiné à avoir des relations avec le monde qui l'entoure, l'homme doit avoir une organisation respective et convenable à ce rôle; de là, un corps, des organes, des nerfs, des vaisseaux de toute forme, etc., etc..., et surtout la nécessité impérieuse de servir ces divers organes dans tous leurs besoins, sous peine de lésions, de troubles plus ou moins graves et de mort! Nous savons encore, comme être intelligent et destiné à remplir, dans ce sens, une double mission *affective* et *intellectuelle*, qu'il doit avoir une organisation *animique* qui corresponde, par ses facultés ou passions, à ce rôle bien reconnu pour le plus intéressant et le plus noble; il ne suffit donc pas de dire qu'il est *sentiment* et *connaissance*, il faut encore définir, dévoiler, ces deux états pour en montrer plus clairement l'utile essence, et pour indiquer aux moralistes, aux législateurs, ce qu'ils ont à faire pour lui faciliter l'accomplissement de sa destinée.

Ainsi, comme ÊTRE-SENSATION, l'homme nous apparaît doué de ses *cinq sens*, inhérents à sa nature et qui sont tout autant de moyens, de passions, à l'aide desquels il servira son organisation et développera son être composé.

L'étude séparée de ces cinq sens, d'une indispensable nécessité tous, leurs tendances respectives, leur éducation, leur jeu harmonique, sont tout autant de problèmes qui commandent une religieuse et rigoureuse attention.

Comme ÊTRE-SENTIMENT, il possède plusieurs facultés qui dépendent spécialement du rôle affectueux de l'âme, savoir: l'*amitié*, l'*ambition*, l'*amour*, le *familisme*... Toutes passions natives, sacrées, utiles au premier degré, mais qui ont besoin, pour produire de bons résultats, d'être étudiées d'abord, bien comprises, sagement développées, puis entretenues et dirigées.

Enfin, comme ÊTRE-CONNAISSANCE, il est doué de plusieurs ressorts qui partent de son esprit, et qui doivent servir surtout de régulateur entre la sensation et le sentiment, ressorts qui provoquent son enthousiasme, sa fougue réfléchie, son besoin de variétés, d'intrigues, etc., etc., toutes positions diverses de l'intelligence qui aident singulièrement à sa mission, *impossible* sans elles.

Tel devait être tracé le plan d'étude à faire sur l'homme, pour avoir une connaissance intime, complète, de sa nature, de sa destinée, et pour arriver par mille moyens à lui en faciliter la réalisation.

Et pourtant, jamais avant notre XIXe siècle, pareille étude, aussi complète, n'avait été faite; jamais la théologie et la métaphysique n'avaient abordé aussi intégralement un pareil sujet, et jamais aussi, solution concluante n'avait été donnée, avant l'école moderne, sur l'être le plus important de la création, sur la mission la plus utile, la plus éclatante, la plus compliquée, la plus divine, que puisse accomplir une créature ici-bas!

Ce n'est donc que sous ce point de vue de haute *philosophie psychologique* que nous voulons aborder cette nouvelle *anthropologie,* comme ce n'est aussi que pour le rôle supérieur qui lui a été assigné, que son organisation a été préparée par une main habile.

Nous ne cacherons donc pas nos croyances religieuses et scientifiques à cet égard, nous ne craindrons pas de dire toute notre foi, toutes nos pensées, et nous irons même jusqu'à soutenir, sans crainte d'anathême, que puisqu'une mission quelconque a été donnée à l'homme; puisque dans ce but, une nature spéciale lui a été adaptée, rien au monde ne peut faire que cette mission ne s'accomplisse, et que se soustraire à ces conditions toutes providentielles, c'est mentir à sa destinée et à Dieu.

8—*b*

*L'homme créé mâle et femelle, sa séparation en Adam et Eve,
sa nature physique et intellectuelle.*

La *Genèse* nous apprend qu'après avoir créé l'homme mâle-femelle, Dieu se reposa le septième jour, comme s'il avait voulu contempler son œuvre, tout aussi bien dans son organisation matérielle, que dans le jeu harmonique des facultés admirables dont il venait de le spiritualiser en le magnétisant de son souffle divin.

Ce repos du grand artiste ne fut pas, il faut le croire, un état passif et semblable aux douceurs du sommeil, mais bien plutôt, comme le dit l'Ecriture, un instant sublime de haute méditation sur sa créature chérie, qu'il reconnut incomplète, en la trouvant trop *seule,* et qu'il acheva d'une manière intégrale, en la *séparant en deux,* et en donnant à chaque être, comme guide certain et fidèle, les attractions proportionnelles à sa destinée!!

C'est une étrange et bien étonnante tradition que celle qui nous montre ainsi l'*erreur* au début de la création, et qui fait commencer l'harmonie par une fausse route! C'est avouer que Dieu, suprême intelligence et prévoyant économe, se serait tout d'abord trompé; n'est-ce pas porter une grave atteinte à la divinité de son caractère, à la vérité de ses attributs!

Aussi, cette intéressante histoire passée dans le paradis terrestre sous les ombrages frais de quelques palmiers, entre le Créateur et Adam, n'est-elle pour la science qu'une pâle allégorie, bonne, tout au plus, pour amuser les petits enfants auxquels les mères aiment longtemps à dire qu'elles les ont trouvés, un matin, endormis sous un tapis de verdure, cachés sous un bosquet de charmille de leur paradis perdu!

Il y a, il faut le dire, un sot orgueil à vouloir à tout prix, donner à un fait inconnu une explication quelconque, trop souvent absurde, dans le but seul de déguiser ainsi sous de riantes et poétiques couleurs, l'ignorance qu'on ne veut pas avoir la honte d'avouer!

De même, il y a également un crime de lèze-divinité, de ne pas vouloir montrer telle quelle est, dans toute sa nudité virginale, la vérité que trop souvent on s'ingénie à couvrir d'un masque trompeur, afin de perpétuer par là le règne du fanatisme et de l'erreur.

Quand les institutions religieuses ou sociales veulent établir des lois ou des doctrines, elles doivent avoir recours à la SCIENCE, qui seule conserve dans son temple le secret de toutes les vérités, le flambeau de toutes les lumières, ce feu sacré que les prêtres de VESTA, n'avaient dû confier qu'à la pureté et à l'innocence d'un groupe de jeunes filles.

Hélas! que sont-elles devenues ces gardiennes de la vérité, où sont-elles allé s'ensevelir avec leur flamme divine! Ne semble-t-il pas que ce sacerdoce sacré n'ait été, encore lui aussi, qu'une allégorie, comme aimait tant à en faire l'Orient, qu'un mythe réel, qui, en nous rappelant la pureté des mœurs de l'antiquité, ne devait que nous démontrer toute la naïveté et l'innocence réelle, qui caractérisait alors l'esprit avide, mais peu éclairé de nos pères! Quelle était et quelle pouvait être, en effet, la vérité de ces temps barbares?

La science ne s'*invente pas*, elle se *cherche* et se *trouve*..., elle se lit dans les manifestations où elle se révèle pour l'homme de génie, pour l'inspiré, qui sait comprendre son verbe providentiel.

Les premiers philosophes, prêtres et savants, détenteurs des lumières naissantes, entraînés par la tendance des esprits à tout faire venir d'une cause première, d'un Dieu agissant à toute heure, firent de la religion le point de départ, la source-mère de toutes les sciences, et souvent, dans l'impossibilité de donner le mot réel de l'énigme, cédant à cet esprit d'orgueil dont le génie subversif s'est perpétué jusqu'à nous, ils ont improvisé, suivant leurs intérêts les plus chers, avec cette audace du pouvoir qui donne au mensonge une certaine couleur de vérité!... Ils ont consacré, par la sanction de l'autorité, par un culte obligé, des erreurs grossières qui, perpétuées par la confiance aveugle et stupide des nations, ont plongé l'humanité, jusqu'à ce jour, dans les déceptions et les souffrances que Dieu a précisément établies comme les signes certains, mathématiques, de l'erreur et du mal!!

C'est ainsi qu'ils ont défiguré toutes les sciences, qu'ils ont fait mentir l'astronomie et dénaturé la physiologie humaine en macérant notre nature par l'ascétisme du célibat et du cloître !

Comme si Dieu avait pu se tromper ! comme si les mouvements établis par lui dans l'échelle des extrêmes, n'étaient pas de toute éternité vrais et impossibles à dévier, *même par lui!* Comme si enfin, ce n'était pas élever sur les bases apparentes de la vérité, avec les éléments épars de ses maximes, le temple des faux dieux et le culte profane et impie de l'erreur!

Mais le règne de ces faux savants, pour avoir duré des siècles et plongé les sociétés dans d'affreuses douleurs qui les torturent encore, ne pouvait être éternel; le règne de Dieu et de sa justice devait arriver sur la terre comme au ciel, et c'était de la science seule, de celle de l'homme surtout, que devait partir l'anneau de cette immense chaîne de connaissances et de découvertes, qui doit se perpétuer à l'infini pour arriver à Dieu, foyer de toutes lumières !

Sans donc nous arrêter plus longtemps sur cette création de la femme, formée d'une partie matérielle de l'homme, qui ne fut pas même éveillé de son rêve par cette douloureuse opération..., sans rechercher, comme le disent certains poètes, si la femme ne fut pas plutôt une délicieuse incarnation de la pensée, de l'imagination de l'homme, et le complément ainsi

de son être par le contact sympathique de ce spiritualisme ;
convenons que les données les plus vagues règnent encore
sur notre origine ; que la science n'a pas encore soulevé le voile
qui couvre son mystère ; mais, convenons aussi qu'il n'est pas
permis à l'hypothèse de profiter de cette lacune pour en faire
le berceau d'une foule d'erreurs et de doctrines absurdes.

Il appartient, au contraire, à l'homme de génie, toutes les
fois que la science lui revèle ses secrets, de les proclamer avec
l'énergie et l'enthousiasme du martyr. Absolument comme
Galilée pour l'astronomie, comme Newton pour l'attraction,
Colomb pour les antipodes, Mesmer pour le magnétisme,
Gall pour la phrénologie, etc., etc., et enfin, comme tous
les physiologistes modernes, pour les vérités incontestables
que leur science leur dévoile à chaque instant.

Entraînée ainsi dans une voie véridique et attrayante,
l'humanité sortira alors, mais seulement alors, des ténèbres
épaisses dans lesquelles voudraient la retenir encore, tous les
Scribes et les faux prophètes de notre époque ; et véritablement éclairé sur la formation de son globe, sur le concours
de ses éléments ; sur son organisation propre, comme sur le
jeu de ses facultés, l'homme s'élèvera à de sublimes méditations, découvrira les lois de sa destinée, établira les plans
à suivre pour l'accomplir, et bénira Dieu dans ses œuvres
en les continuant !

De la Structure de l'homme.

Dans la station, le corps de l'homme est placé dans le sens
de la verticale, et offre à l'œil de l'artiste des courbes et des
lignes gracieuses dont l'harmonie parfaite constitue la beauté
physique.

Il est soutenu sur le talon et la plante des pieds, qui offre
pour cela une espèce de voute solide et résistante.

La tête forme le sommet de cette belle pyramide, et comme si l'intelligence et le siége de toutes les émotions devaient toujours dominer le corps et se trouver placés au-dessus du monde matériel, le cerveau est la partie la plus élevée, la plus rafinée peut-être, celle dont l'organisation offre le plus de ténuité et de perfection dans son ensemble.

La partie la plus intéressante et la plus digne de l'attention des philosophes, est sans contredit le visage de l'homme, sur lequel se peignent avec tant de vérité toutes ses impressions; c'est, en effet, du concours harmonique des différentes parties qui le composent, savoir : des yeux et de leurs cils, des sourcils et de leurs arcades, de la forme du nez et de la bouche, et de la régularité de l'ovale de la figure, que résultent les expressions si diverses qui constituent ce qu'on appelle la physionomie. C'est sur elle que nous avons appris avec Lavater à étudier, à travers cet admirable miroir, les situations et les caractères de l'âme; c'est encore sur l'expression si mobile et variée de la composition des traits de la face, que le médecin observateur, reconnaît les traces profondes du mal, dont le stygmate indéniable nous révèle souvent des sensations qu'on voudrait en vain nous cacher, en même temps qu'il nous donne le pronostic certain d'une crise fatale !

N'est-ce pas là un admirable exemple d'accord, d'*unitéisme*, que cette résultante de tous les phénomènes de la vie, sur un espace aussi étroit, qui véritablement centre d'une multitude d'effets, est bien le foyer vers lequel viennent toutes converger, comme les rayons d'un cercle, les fonctions diverses de l'économie vitale !

Aussi, il faut le reconnaître, le type d'une physionomie vraie, et reflétant à l'extérieur une âme droite et sereine, est toujours caractérisé par un ovale régulier, un front pur, élevé, un œil vif et ouvert de face; par cet air de calme et de franchise, enfin que n'offre pas une conscience coupable ou une nature qui agit par voie subversive, c'est-à-dire avec ruse et hypocrisie ; celle-là, vous sera facile à reconnaître à l'obliquité ou à l'obscurité de son regard, qui *ne fixe jamais;* à la contraction de certaines lignes de la face; à la position particulière des lèvres, et à quelque chose d'effilé et de suspect qui rappelle le renard.

Défiez-vous sans cesse de celui qui a une semblable figure, tandis que vous pourrez sans crainte vous confier à l'homme dévoué et véridique qui est porteur de l'autre.

Et qu'on ne croie pas qu'il y ait là du fatalisme ; ces divers types sont réels, et né se forment qu'à la longue, sous la trituration qu'impriment à la matière, les habitudes et l'éducation!

Le criminel, le voleur, l'idiot, comme toutes les autres déviations de la nature humaine, ont aussi leur type spécial, dont les premiers signes n'apparaissent que plus tard dans la seconde enfance; la première ne nous donnant presque toujours, dans son visage riant, épanoui, que l'image la plus sublime de la vérité et de l'innocence.... Quel est le phrénologiste assez téméraire, le moraliste assez prophète pour oser dire, en promenant leur doigt ou leur regard sur le crâne ou le visage d'un groupe de petits enfants de dix à douze mois, jouant sur un tapis : voilà Charlemagne...., Napoléon et Pie IX !... Ils y sont peut-être, sans doute, mais à une seule condition : c'est que le milieu qui va les recevoir, l'éducation qui va les former, ou les circonstances qui les entoureront, vont les créer complètement et à nouveau...

N'y a-t-il pas là pour nous tous, médecins ou prêtres, ministres ou législateurs, un vaste sujet de méditation et de haute psychologie!

En continuant notre examen extérieur de l'attitude de l'homme nous trouvons au dessous de la tête : le cou qui la supporte et plus bas le tronc qui offre en avant :

La partie antérieure de la poitrine (*thorax*) où sont placés les seins;

Au-dessous de cette partie est *l'abdomen*, où se trouve au milieu, l'anneau *ombilical*, et en haut *l'épigastre*; de chaque côté les flancs (*hypochondres*) les hanches; et au bas la région hypogastrique.

La face dorsale du tronc présente en haut: le dos avec sa forme si gracieuse chez la femme ; plus bas les lombes et la région postérieure.

Au tronc s'adaptent quatre appendices ou membres: deux supérieurs ou *thoraciques*, deux inférieurs ou *abdominaux*.

Telle est en peu de mots la forme extérieure de l'homme ; a description de chacune de ces parties nous entraînerait 'trop loin, nous ne ferons que jeter un coup-d'œil général et comparé sur le squelette.

Du squelette de l'homme comparé à celui des animaux.

D'un état d'abord fluidiforme, comme gélatineux, le corps humain s'est peu à peu solidifié et a offert à son état de maturité, une base dure : nous l'appellerons *granitique* par analogie avec celle de notre globe, qui de fluide d'abord aussi lui, s'est concrété peu à peu.

Le squelette est composé de la réunion des os qui forment la charpente solide, sur laquelle s'est moulé, tout l'organisme.

Considérés sous le rapport de leur composition intime, les os présentent deux éléments principaux qui les constituent, savoir: un *tissu organisé*, formé par de la gélatine et une substance inerte, *salino-terreuse*, composée surtout de *phosphate calcaire* qui remplit les mailles de ce tissu plus ou moins spongieux. Ces deux éléments existent dans tous les os et forment ce qu'on appelle le tissu spongieux et le tissu compacte.

Les os sont de différentes formes suivant les rôles respectifs qu'ils ont à remplir; ils n'ont guère de vitalité que celle nécessaire à leur développement, et remplissent des fonctions purement mécaniques, servant comme nous le verrons plus tard, à l'aide des muscles, de leviers puissants de divers genres.

Les *cartilages* sont des parties entièrement gélatineuses, souples, élastiques qui remplacent les os en quelques endroits et garnissent leurs extrémités *articulaires*.

Les *ligaments* sont des espèces de bandes fibreuses très-flexibles, résistantes, qui entourent les jointures ou *articulations* et se continuent sur les os en membrane qu'on appelle *périoste*.

Quand le squelette est à l'état frais et encore garni de ses ligaments, on l'appelle *naturel*.

Il est *artificiel*, quand il est desséché et que les os sont maintenus à l'aide de fils de laiton.

Le squelette de l'homme est parfaitement symétrique, c'est-à-dire qu'en abaissant une ligne de la tête aux pieds, on trouve de chaque côté, les mêmes parties ; on le divise en tronc, extrémités et tête.

La partie essentielle du tronc est la colonne vertébrale, elle est comme la clé de voute de l'édifice, car c'est sur elle que viennent s'appuyer toutes les autres parties.

La *colonne vertébrale* ou *rachis*, située à la partie postérieure du tronc, sur la ligne médiane, est une suite d'anneaux osseux superposés appelés *vertèbres*.

Au nombre de vingt-quatre, ces petits os parfaitement articulés, engrenés ensemble en série continue et proportionnelle, ont tous, en avant, un corps épais et arrondi ; en arrière, une épine saillante, aplatie sur les côtés, et dite *apophyse épineuse*.

La plus élevée de ces vertèbres, celle qui forme le sommet de cette pyramide supporte la tête et porte le nom *d'atlas*. Le deuxième est *l'axis* ou axe sur laquelle la tête roule. Les dernières vertèbres, qui sont à la base, et très-volumineuses, s'articulent avec l'os *sacrum* qui se termine par le *coccyx* rudiment de la queue chez les animaux.

Dans toute l'étendue de son trajet, la colonne vertébrale est percée d'un conduit triangulaire, garni d'une enveloppe, et destiné à loger la moelle épinière et son prolongement, connu sous le nom de *queue de cheval*.

De chaque côté et en haut de la colonne vertébrale, douze côtes, aplaties et contournées, forment, en se réunissant en avant avec le *sternum*, la cage osseuse où sont logés les organes de la poitrine.

Cette partie du squelette offre l'aspect d'un cône tronqué dont la base est en bas, large et mobile par les cartilages des petites côtes, et en haut un sommet, qui est recouvert latéralement par les *clavicules*, qui relient l'épaule à la poitrine.

Le bassin est la partie inférieure du tronc, il forme une grande cavité partagée en deux parties par une ligne saillante, de figure demi-circulaire, qu'on appelle le *détroit supérieur*.

Au-dessous de cette ligne, se trouve une espèce de canal osseux, plus large dans son milieu, et dont l'extrémité inférieure se nomme le *détroit inférieur*.

C'est dans cette cavité osseuse et revêtue, à l'état naturel, de ses muscles et enveloppes, que se trouve placé chez la femme l'*utérus*, dans lequel s'opèrent les phénomènes de la conception, et l'embryogénie de l'homme.

Ce sont les contours et les diamètres de cette même cavité ou bassin, qu'il est utile au médecin accoucheur de bien apprécier, en raison des rapports qui doivent s'établir, et qu'il est appelé si souvent à régulariser, entre les proportions du fœtus et les dimensions de ce même bassin.

Dans l'état ordinaire et normale des fonctions, l'harmonie de ces rapports existe toujours d'une manière complète, parce que là encore, comme dans toutes les manifestations pivotales

de la nature, les attractions sont proportionnelles aux destinées ; aussi, n'est-ce que par suite de déviations dans les
fonctions, dans les organes, et par le fait, de la violation de la
grande loi d'harmonie, que la subversion arrive dans les phénomènes qui accompagnent l'accouchement, qui devrait être
toujours si naturel, et qui, dans les autres classes des mammifères, s'accomplit seul, avec tant de précision et de régularité.

Il y a là une vérité incontestable que la science a parfaitement reconnue, c'est que chez tous les animaux qui vivent à
l'état de nature, et au milieu de l'*essort attrayant* de leurs
facultés, les accidents de l'accouchement n'arrivent jamais,
tandis qu'on les remarque déjà dans certains animaux plus
rapprochés de nous, et que nous avons faussés, rendus dif-
formes, trapus et bassets, comme le disait Buffon, en les soumettant à l'esclavage de la domesticité, en les renfermant dans
des parcs et des étables, de conditions tout-à-fait défavorables
à leur développement.

Le bassin est formé sur les côtés et en avant, par les os
iliaques, ou os des hanches, de forme très-irrégulière, con-
tournés sur eux-mêmes, et offrant en haut une surface large,
convexe en-dehors et concave en-dedans ; il est terminé en
arrière et en bas par l'os sacrum et le coccyx.

Les membres sont des espèces d'appendices du tronc, qui
tiennent à lui par une seule extrémité, et qui, de tous les autres
côtés, se trouvent isolés.

Essentiellement destinés à la locomotion, à la dynamique du
corps, les membres sont composés d'os, de muscles, de
nerfs, etc.

Les membres supérieurs ou *thoraciques* comprennent :
l'*épaule*, le *bras*, l'*avant-bras*.

L'épaule est formé de deux os : Un large, situé en arrière,
l'omoplate ; un autre long, en avant : la clavicule.

L'omoplate est triangulaire, offrant sa base en haut, et fournit des attaches solides à plusieurs muscles; il sert dans une de ses parties de base et de poulie dans laquelle roule le bras.

La clavicule, courbée en *S* italique, est située au-dessus du thorax, entre le sternum et l'omoplate.

Le *bras* n'est formé que d'un os : l'*humerus*, un des plus forts du squelette, étendu sur les côtés du thorax, depuis la tête de l'omoplate, avec laquelle il se réunit, jusqu'à la hanche.

La partie supérieure ou tête de cet os, est volumineuse, demi-sphérique, et se loge dans la cavité que lui offre un des angles de l'omoplate.

En bas il se termine par une surface aplatie transversalement, et offrant des irrégularités de sillons, poulies et éminences destinés à établir un engrenage solide avec les os de l'avant-bras.

Le corps de cet os est prismatique, dur, parsemé d'aspérités qui donnent attaches aux muscles volumineux qui le recouvrent dans toute sa longueur.

Comme dans tous les os, on remarque chez lui les trous par lesquels pénètrent dans l'intérieur, les vaisseaux et nerfs destinés à sa nutrition.

L'articulation de cet os avec l'épaule est solidement établie, tout en laissant encore une grande mobilité dans les mouvements.

L'*avant-bras* est composé de deux os longs, acollés l'un à l'autre à leur deux extrémités, et séparés dans le reste de leur étendue, mais réunis à l'aide d'une forte membrane fibreuse.

De ces os, l'un, le *cubitus* ou *coude,* est ainsi nommé à cause de l'extrémité volumineuse et en forme d'angle droit, qui, avec l'humerus, forme surtout le coude. Le *radius*, au contraire, roule sur ses points articulaires. Le reste de leur conformation n'a rien de bien particulier, ils sont irrégulièrement prismatiques, applatis et recouverts par des muscles nombreux.

Le principal usage de ces deux os est, pour le cubitus, de soutenir le radius, et d'en régler les mouvements.

Pour le radius, de soutenir la main et de lui servir en quelque sorte de manche.

La *main* a une forme plate, allongée, à deux faces; l'une, externe, convexe, l'autre, interne, concave.

On la divise en trois parties :

Carpe, *métacarpe* et *doigts*.

Le *carpe* est la partie qui tient à l'extrémité inférieure de l'avant-bras. Il est composé de huit os disposés sur deux rangées de quatre chacune. Ces os solides, carrés, épais, sont réunis en forme de voûte revêtue par des ligaments qui servent aux diverses articulations de la main.

Le *métacarpe* est situé entre le carpe et les doigts; les os qui le composent sont au nombre de cinq; à ces os correspondent autant de doigts, dont le premier se nomme *pouce*, le suivant, *indicateur*, le troisième, *grand* doigt, doigt du *milieu*; le quatrième, l'*annulaire*, et le cinquième, l'*auriculaire*.

Chacun de ces doigts est composé de trois petits os longs ou *phalanges*, excepté le pouce, qui n'en a que deux.

Des naturalistes qui ont arrêté leur méditation sur la conformation admirable de la main de l'homme, ont voulu y trouver le cachet et la raison de sa supériorité... Ils ont pensé que la faculté réservée à l'homme seul, d'avoir le pouce *opposant* aux autres doigts, devait constituer pour lui, par l'accomplissement ainsi plus facile de plusieurs actes mécaniques, la supériorité qui le caractérise entre tous.

Sans doute, il y a là quelque chose de vrai, comme dans ce que l'on pense de la configuration des lignes qui sont tracées dans sa main et qui servent, ainsi que sa *forme* spéciale, à faire présager de la destinée réservée à celui qui en est le porteur.

Le fait est que cet instrument est bien celui qui joue un des plus grands rôles dans la vie de l'homme, et celui auquel nous accordons le plus d'honneur et de confiance, puisque c'est avec son aide que nous cimentons entre nous les pactes les plus sacrés, et les sentiments les plus vrais.

C'est par elle, c'est par son contact spontané que l'amitié, l'amour, le dévouement et tous les élans généreux de notre âme, se communiquent d'abord, et nous lient ensuite avec les natures qui nous sont le plus sympathiques.

Il y a encore dans ce fait psychologique, un autre exemple d'*unitéisme* qui révèle, par les rôles que joue la main, l'accord parfait, attrayant, qui devrait exister entre deux intelligences, deux affections qui viennent ainsi à l'aide de ce *conducteur*, de cet anneau intermédiaire, confondre la vérité de leurs pensées, la confraternité de leurs sensations. Dès-lors commencerait, dans une communion partielle, isolée, le point de départ de cette grande et immense chaine d'attractions et de sympathies, que tous les hommes concourront à former en se donnant la main, quand le fond de leur cœur et de leur âme sera aussi pur, aussi vrai, pour tous, que peut l'être la régularité de forme et de lignes, la blancheur et la finesse de l'instrument qui leur sert à signer ce pacte solennel et pieux!!

Les *membres abdominaux* sont formés par une suite d'os qui comprennent la *cuisse*, les *jambes* et les *pieds*.

La *cuisse*, comme le bras, est formée d'un seul os, le *fémur*, le plus fort et le plus long du squélette, d'une conformation à peu près pareille à celle de l'*humérus*.

La *jambe* se compose de trois os, deux longs, situés comme dans l'avant bras, l'un à côté de l'autre, et réunis par une forte membrane tendineuse. L'un, le *tibia*, est le plus fort, le plus gros. L'autre, *le peroné*, grêle, et accollé au dehors de la jambe, entièrement caché par les muscles, excepté à ses deux extrémités, où il forme en bas la malléole ou cheville externe, et en haut, cette tubérosité, qu'on remarque en-dehors et au-dessous du genou.

La *rotule* est un petit os circulaire aplati, qui est placé au-devant de l'articulation du genou, à laquelle elle est fixée par des ligaments solides. Elle remplit la fonction de coude, et remplace ainsi la *tubérosité angulaire* que nous avons remarquée au *cubitus*.

Le *pied* qui termine l'extrémité inférieure, a une forme intéressante à étudier, et qui varie comme la main chez les différentes classes de vertébrés.

Il est allongé sur une forme convexe et aplatie, représentant cependant assez bien dans sa partie moyenne et inférieure, une voute solidement arquée; il est comme la main composé de trois parties :

Le *tarse, métatarse,* les *doigts* ou *orteils*.

Le *tarse* n'a que sept os au lieu de huit comme la main, mais ils sont plus forts et d'une configuration toute particulière. Ils sont disposés en voute, dont la convexité est supérieure, et s'articule avec les os de la jambe.

Le *métatarse* représente une espèce de grille inclinée et composée de cinq os longs. Les *doigts* qui terminent le pied, sont aussi au nombre de cinq, composés chacun de trois phalanges, excepté encore le premier ou gros orteil, qui n'en a que deux également.

Avant d'aborder l'étude ostéologique de la TÊTE du squelette, remarquons qu'en parcourant rapidement celui-ci, nous avons trouvé des os de toutes formes, offrant aussi des différences de tissu. Les os courts ont à l'intérieur un tissu spongieux, destiné à recevoir les sucs nutritifs, qui les alimentent; par la même raison, les os longs présentent un canal appelé *médulaire,* c'est-à-dire rempli par une moelle.

Les chimistes modernes se sont livrés à des recherches minutieuses, à des polémiques assez vives, sur la question de savoir comment se forment et se développent les os; comment s'établit entre les fragments brisés d'un os, l'espèce de nœud qui les relie, et que la chirurgie a décrit sous le nom de *Calus, Cal.*

Les uns ont soutenu des opinions tout à fait opposées à celles de leurs adversaires, et ont donné une preuve de plus , contre l'isolement dans lequel travaillent les individualistés scientifiques, contre le morcellement auquel on abandonne ainsi toute science , et ont fourni par là, une preuve plus forte encore, en faveur de l'association par série et par groupes des savants de toute espèce, dont le zèle et le talent, émulativement entretenus et éclairés ne seraient plus exposés aux inévitables erreurs qui ne peuvent échapper à une intelligence même supérieure, quand elle est tout à fait livrée à ses propres forces, à ses susceptibilités, à son amour propre d'auteur, à sa cabaliste sans contrepoids, sans contrôle.

La *Tête* du squelette est bien, on peut le dire, la partie qui offre au philosophe l'étude la plus intéressante et la plus utile ; aussi nous regrettons vivement de ne pouvoir la faire ici avec toute la minutieuse attention qu'elle mérite.

Elle se divise en deux parties savoir : la *face* qui offre en haut les deux orbites, la cavité nasale au milieu , et en bas les deux maxillaires qui forment la bouche et le menton.

L'autre partie est le crâne ou boîte osseuse , formée par la réunion de plusieurs os dont la configuration plus ou moins bosselée à leur surface, a donné au docteur *Gall* et à *Spurzheim*, son élève, l'ingénieuse idée d'y voir quelques rapports intimes avec nos penchants.

Ce n'est pas ici le cas et le lieu de voir jusqu'à quel point la *Phrénologie* est une science positive ; qu'il nous soit seulement permis de dire que nous ne voyons rien d'impossible , à ce que notre cerveau logé dans cette boîte osseuse, lui imprime aux premiers âges , certaines moulures correspondantes aux diverses évolutions du cerveau spécialement affectées à tels ou tels penchants.

Ce qu'il y a de sûr et de démontré, c'est que l'homme est surtout supérieur à tous les êtres, non seulement à cause de la perfection de son corps, mais bien par la prédominance en volume de son cerveau, reconnu comme le siége de l'intelligence.

Il est également démontré que la partie supérieure et antérieure du crâne, correspondant au front, est la partie la plus noble; celle dont le cerveau possède les facultés les plus élevées; de même qu'en arrière, au contraire, on a reconnu que se trouvaient les organes *encéphaliques*, qui président surtout à la vie instinctive, animale.

Nous dirons donc avec *Haller, Buffon, Cuvier, Geoffroy Saint-Hilaire, Blumembach*, etc., etc., que ce qui différencie l'homme de tous les autres animaux, *c'est surtout le moule plus ou moins parfait dans lequel la société, l'éducation ont coulé son crâne.*

Terminons donc cette étude première de l'homme, en jetant un regard sur tous les êtres vertébrés que nous pouvons supposer, placés tous devant nous, sur une même ligne, et reconnaissons que l'étude de l'ostéologie, dans tous les animaux, offre au philosophe, au physiologiste, un tableau sériaire, qui part du plus petit vertébré jusqu'à l'homme, en décrivant un mode progressif et passionnel, une suite de développements perfectionnés, indispensables pour l'arrivée et la formation de l'homme.

Ainsi, en partant de ce dernier, et parcourant tous les squelettes des êtres placés au-dessous de lui, et constituant ainsi les anneaux de la grande chaîne animalisée, on remarque de haut en bas, de moins en moins de régularité, de symétrie dans la composition et l'arrangement des squelettes inférieurs.

De sorte qu'on peut avancer aujourd'hui à l'aide de la physiologie comparée et de la philosophie intégrale, que

l'homme n'a dû être formé qu'après le développement progressif de plus en plus symétrique et perfectionné de *l'ostéologie générale*, représentée par chaque vertébré, comme
espèce, comme partie, comme sujet d'essais et d'expériences.

Il fallait, en effet, que le sublime artiste, avant de trouver
et de combiner les éléments matériels, qui devaient constituer
l'homme, procédât tout d'abord, comme le statuaire, par des
ébauches successives, avant d'arriver au fini de formes et de
symétrie, qui devait être l'apanage de la créature modèle et
pivotale !

De même sous le rapport intellectuel, et pour arriver à
faire de l'homme une intelligence supérieure, il fallait aussi
que la *gamme des passions*, qui devait être réunie dans son
âme en une octave complète, fut ébauchée d'abord, sur
l'immense clavier *instinctif* des êtres, comme pour l'épurer
et la spiritualiser en lui faisant subir, à travers des milliers
d'organisations et d'épreuves si diverses, les triturations
nécessaires à son état de perfection, et au rôle supérieur qu'il
était appelé à jouer au milieu des êtres innombrables soumis à
sa domination !

C'est ainsi que de l'étude simple, mais raisonnée de
l'homme, nous verrons ressortir toujours les éléments d'une
haute et sage philosophie, qui, tout en nous initiant à la vérité
sur le monde matériel et passionnel, pourra encore, par
analogie, nous permettre de nous élever aux considérations
les plus positives sur l'étude de la *cosmogonie* et des vies
transmondaines, dont la succession perpétuelle doit constituer
l'éternité !

Nous venons de voir l'ensemble du squelette humain dans
sa configuration spéciale et dans ses différences avec celle des
animaux ; nous dirons encore en terminant cet examen, que les
muscles qui recouvrent partout les os, sont des organes destinés en partie aux mouvements, *à la dynamique* du corps

dont ils arrondissent les formes. La peau, qui enveloppe ensuite avec certains tissus blancs, lymphatiques, graisseux, le corps tout entier, semble être une barrière de *libre échange,* entre le monde intérieur et le milieu dans lequel nous vivons; d'une nature perméable et sentinelle vigilante, elle nous avertit par ses sensations, des différences de température qui nous sont nécessaires; elle absorbe à notre profit les éléments utiles, et rejette ceux dont la nature doit nous être défavorable, etc., etc.

Tous les naturalistes, *Meckel, Blainville, Serres,* entre autres, ont remarqué une certaine analogie entre tous les animaux de la même famille, malgré les nuances diverses, les modifications sans nombre qui les différencient.

Sans doute, rien ne paraît plus dissemblable au premier abord que l'enveloppe extérieure des vertébrés; cependant si l'on remonte jusqu'aux premiers âges de ces êtres, on trouve chez tous, une membrane mince et molle, une peau simple et dénudée, qui ne s'organise autrement et définitivement que plus tard.

Ainsi, pour le squelette, pour les organes internes, pour le cerveau et le système nerveux, partout on trouve une chaîne rudimentaire qui enlace tous les animaux; mais on ne peut le nier, le degré de perfection ne paraît atteint à ce sujet, que chez l'homme; tout semble donc avoir été bien combiné et mis à profit pour sa complète organisation, et nous pouvons donc placer ici, avec une espèce de vérité, les belles paroles du savant *Herder :*

« Lève tes yeux vers le ciel, ô homme ! Et réjouis-toi, en
» tremblant, de l'immense supériorité que le Créateur t'a
» donnée et qu'il a établie sur un principe aussi simple que
» la station droite. Si tu marchais incliné vers la terre,
» comme l'animal, si ta tête était grossièrement formée pour
» le goût et l'odorat; si la structure de tes membres répondait

» à ces transformations, que deviendrait la puissance immor-
» telle de ta pensée ! »

Nous continuerons cette étude philosophique de l'homme à
ce même point de vue toujours, en examinant dans les chapitres suivants : la *nutrition*, la *circulation* et les fonctions du
système nerveux.

Et nous osons espérer, sans faire preuve d'une trop grande
présomption, que notre travail apportera, à toutes les intelligences qui l'auront suivi et médité, une certaine lucidité sur
la vie de l'homme, sur les phénomènes qui s'y opèrent et
par-dessus tout, sur le principe qui y domine, qui y entretient
l'équilibre, la solidarité et qui *seul* servant de *moteur unique*,
doit *seul* aussi, dans toutes les circonstances, être excité ou
modéré si l'on veut continuer ou rétablir l'harmonie qu'il régit.

DE LA NUTRITION,

considérée

Comme fonction essentiellement réparatrice et admirable
exemple de solidarité.

Nous avons acquis déjà, d'après les principes énoncés précédemment, une certaine notion sur la vie et sur ses phénomènes généraux; nous connaissons un peu l'embryogénie de l'homme et son squelette; nous nous faisons une idée de ses muscles et des divers organes dont la réunion constitue son être; nous allons maintenant continuer notre tâche, en suivant, dans les replis tortueux de l'organisme, les mille et une évolutions que la vie établit et entretient dans le but de la conservation, de l'harmonie et de la procréation des êtres!

En effet, tout étant arrangé avec ordre et sympathie dans les rouages de la merveilleuse machine humaine, comme dans celle des êtres inférieurs, il reste à voir comment le mouvement, le jeu vont naître et se continuer entre les pièces variées qui composent le mécanisme. Ainsi, il faut étudier, si chaque ordre d'organes, si chaque système d'engrenages peut marcher isolément et sans le concours de l'ensemble; ou bien, s'il est possible de mettre en jeu toute la machine, sans que les parties les plus éloignées du centre, puissent participer au mouvement général.

Et qu'on ne croie pas, que les recherches minutieuses que doit faire ici le naturaliste, pour arriver à la connaissance exacte des mouvements vitaux, ne soient simplement utiles que pour tout ce qui touche à notre organisation physique; qu'on ne croie pas que ce ne soit que dans le but unique de savoir, comment il faut faire mouvoir et entretenir tel ou tel système de poulies, de leviers, de fluides, pour arriver au jeu plus ou moins parfait de l'ensemble...... Non, il y a dans ce travail bien plus qu'une simple leçon de physiologie! Et ceux

13—b

qui ne comprendraient pas déjà toute l'étendue d'une semblable étude, tout ce qu'elle peut avoir de concluant, d'original pour notre esprit, seraient certainement incapables de saisir les conséquences que nous devons en tirer pour le législateur et le moraliste, tout autant que pour le médecin et le philosophe.

Qu'on le sache donc bien, toute notre intention, dans ce livre, fidèle dépôt de nos secrètes pensées, est d'apprendre à tous quel devait être, dès l'antiquité, le seul point de départ de la législation comme de la morale. Et, si à notre époque aussi désastreusement critique, l'esprit qui domine et gouverne, ne conduit les hommes qu'à la misère, à l'émeute, à l'antagonisme; nous voulons qu'on reconnaisse bien évidemment que ce n'est absolument que parce que cet esprit part d'une voie mauvaise, d'un principe faux; parce qu'il ne connaît pas, enfin, les véritables règles de la solidarité, de la sympathie qui peuvent seules établir et déterminer l'ordre et la prospérité. Si encore nos hommes d'état ont cru s'élever par la politique et la voie des intrigues, à la direction des pouvoirs, aux dépens du bonheur général sacrifié à des gloires personnelles; il faut qu'on sache bien, que privés qu'ils sont tous des véritables lumières de la science physiologique, ils n'ont produit que les fruits qu'ils pouvaient faire naître, fruits amers et d'une maturité impossible; mais il faut qu'on sache aussi, que les temps sont venus pour les beaux parleurs et les demi-savants de la civilisation, de faire place à ceux qui ont puisé à de meilleures sources les *seuls principes* d'une bonne direction. Et si autrefois, les rois et les prêtres voulaient être nos médecins; il est temps aujourd'hui pour le bonheur de l'humanité, que les médecins *philosophes* deviennent rois et ministres des peuples qu'ils sauront seuls gouverner!

Ah! qu'on ne croie pas, qu'en écrivant ces paroles, nous ne soyons mu que par un sentiment d'orgueil ou d'ambition démesurée ; non, nous ne sommes que l'écho d'une pensée bien supérieure à la nôtre, comme il sera facile de s'en convaincre du reste, dans les chapitres suivants de *Physiologie intégrale*, où nous allons faire ressortir avec plus de lucidité encore, de cette mine féconde, les principes sublimes de la SCIENCE UNIVERSELLE que nous révèle la nature, dans l'admirable accord de notre organisme !

Commençons donc, avec toute la conviction que donne une démonstration mathématique, l'analyse des fonctions *pivotales* par lesquelles s'élabore la vie chez les êtres, et découvrons les lois à l'aide desquelles se gouvernent, se solidarisent pour l'harmonie, les divers *états de notre royaume organique*, dont la réunion constitue, pour chaque créature, une existence *prospère*. Déjà, nous pouvons l'avancer sans crainte, partout nous allons trouver rigoureusement appliquée cette loi primordiale, génératrice de toutes les autres, savoir:

Les fonctions dans le monde organique, sont comme les attractions dans le monde passionnel : PROPORTIONNELLES AUX DESTINÉES.

Nous allons aborder cette intéressante étude par la *nutrition* et les fonctions digestives, pour arriver ensuite et terminer, après celles de la *respiration* et de la *circulation*, par le *système nerveux* qui nous dévoilera dans son rôle *unitéiste* par excellence, les sublimes secrets des lois de solidarité et d'harmonie dont ne se doutent pas assez, les politiques et les savants de notre époque.

LA NUTRITION est la fonction par laquelle les êtres vivants élaborent, entretiennent à l'aide d'organes appropriés, les mouvements divers qui constituent la VIE ; elle se compose d'une série de fonctions, de phénomènes tous plus ou moins complexes, suivant qu'on les examine dans telle ou telle classe ; notre cadre ne nous permettant pas de la suivre dans toute l'échelle des êtres, nous nous contenterons de la parcour-

chez quelques-uns et surtout chez ceux qui se rapprochent le plus de l'homme.

De la nutrition chez les animaux supérieurs ou vertébrés.

POISSONS. — Les poissons ne se nourrissent que de substances aquatiques; des algues, des plantes qui croissent dans la vase au fond des eaux; la plupart dévorent leur frai au temps des amours et s'entredétruisent même quelquefois. Ils mangent aussi des insectes, des vers, etc, etc. On connaît la voracité des requins et le danger de leur approche.

Il y a chez les poissons comme chez les autres animaux, des carnivores et de vrais herbivores, il y en a aussi d'omnivores. On voit des carpes manger jusqu'à du pain, etc, etc. Plusieurs recherchent avec avidité les substances odorantes, l'ambre, le musc, aussi se sert-on de ces objets pour appât. La viande pourrie est surtout recherchée par les anguilles.

La nutrition chez ces animaux est assez mal étudiée, au point qu'on ne puisse avoir que des idées très-problématiques sur elle. Ainsi on se demande encore s'ils décomposent l'eau pour se nourrir de ses éléments? Ou bien, si la lenteur de leurs fonctions leur permet de vivre pendant des mois, sans autre ressource que l'air absorbé par les ouïes pour la respiration.

L'estomac des poissons se continue souvent sans limites sensibles avec l'œsophage ou premier conduit après la bouche; sa séparation d'avec l'intestin n'est pas toujours beaucoup mieux tracée. Bref, chez ces êtres, les premiers anneaux de l'échelle animale, les organes digestifs sont à l'état rudimentaire et se composent presque uniquement, dans toute leur étendue, d'un conduit unique qui sert d'estomac dans sa première partie et d'intestin dans la seconde et dernière.

REPTILES. — Presque tous les reptiles ont aussi un

estomac très-allongé; les parois en sont minces et les fibres musculeuses peu marquées.

L'estomac des tortues va en se rétrécissant depuis le cardia jusqu'au pylore, lequel est sans valvule. Celui des crocodiles présente un grand cul-de-sac à parois fort épaisses, et une petite poche séparée près de l'œsophage. Les serpents ont l'estomac configuré en forme de boyau. L'estomac des grenouilles et des autres batraciens, d'abord assez dilaté près de l'œsophage, se rétrécit ensuite peu à peu en approchant du pylore, et il forme en outre une courbure assez marquée. Du reste, il y a pour les reptiles et les poissons, aussi bien que pour les mammifères et les oiseaux, une exacte concordance entre l'organisation et la nourriture.

Les tortues se nourrissent, à la fois, d'herbes, de poissons, de mollusques; elles brisent jusqu'à des coquillages, dans le but de dévorer les animaux qu'ils renferment. Les batraciens et entre autres les grenouilles, sont herbivores à l'état de têtards, et carnivores à l'état parfait; aussi ces animaux ont-ils des intestins proportionnellement plus spacieux et plus longs dans leur premier état, qu'après leur première métamorphose. On remarque le contraire dans les insectes nommés hydrophiles, dont les larves sont carnivores.

Les crocodiles font une grande dépense de substances animales; la largeur de leur gueule permet à ces animaux d'engloutir des proies énormes.

Les serpents et tous les ophidiens sont omnivores : les chairs d'animaux, les œufs d'oiseaux, les larves d'insectes, le miel, le sang, le vin, les fruits, tout leur plaît, tout leur est bon. Les couleuvres aiment surtout les limaçons et les grenouilles. On dit qu'elles sucent le sang des animaux. On assure qu'elles s'enivrent de vin, et Aristote va jusqu'à affirmer qu'on parvient à prendre des vipères en mettant près des haies qu'elles habitent, des vases remplis de cette liqueur.

Oiseaux. — Les oiseaux ont une nourriture très-diversifiée; les uns se nourrissent de graines; d'autres préfèrent les insectes; quelques-uns, les poissons; beaucoup, les oiseaux de proie surtout, se massacrent les uns et les autres et font leur nourriture des cadavres.

On comprend déjà que l'organisation de l'estomac et des intestins, va varier et se trouver conforme à la nature de leurs nourritures. Aussi les oiseaux carnivores auront le bec et les serres disposés d'une manière toute spéciale. Leur estomac aura une consistance toute différente des granivores qui auront eux, au lieu d'une simple vessie à membrane plus ou moins épaisse, un ventricule (le gésier) à deux parois fortement musculaires, appliquées l'une sur l'autre et disposées de manière à écraser, comme la meule d'un moulin, les graines et autres substances à enveloppe dure. Ici, comme chez tous les animaux déjà décrits, tout se trouve préparé dans l'organisation de chaque espèce, d'après le genre de vie, d'habitudes qui leur est assigné dans l'ordre général, tout est proportionnel à la destinée particulière de l'individu et de la famille; etc., etc.

Mammifères. — C'est parmi les animaux vivipares ou à mammelles, qu'on remarque la plus grande diversité pour la nourriture. Il en est qui ne se nourrissent que de chair ou de substances animales; d'autres, au contraire, ne se repaissent que d'herbes ou de productions végétales. Il en est aussi dont la nourriture est mixte, puisée à la fois, indifféremment, dans les deux règnes.

Et suivant qu'ils appartiennent à telle ou telle catégorie ils ont des dents de telle ou telle espèce. Ainsi, les carnivores ont plus de dents que les herbivores, et ces dents sont plus inégales, plus tranchantes; leurs mâchoires sont plus dégagées, plus puissantes, unies par des muscles plus gros et plus vigoureux; l'estomac est moins vaste et les parois en sont plus minces; les intestins sont plus courts et le ventre moins volumineux, etc., etc.

Les herbivores ont une organisation différente et en tout moins forte et prononcée que celle des premiers, ils n'ont pas de dents incisives, mais des molaires plus fortes, etc., etc.

Chez l'homme, les organes digestifs tiennent à la fois de ce que nous avons dit exister chez les uns et les autres. Ainsi, l'homme a toutes les espèces de dents. Sa mâchoire inférieure se meut dans tous les sens. Son estomac est simple mais assez vaste et à parois moyennes. Passons donc à l'étude spéciale de ses organes digestifs et au rôle qu'ils jouent dans les phases diverses de la nutrition.

Les organes destinés à la digestion, chez l'homme, partent de la bouche et s'étendent par le tube intestinal jusqu'à sa dernière limite.

La bouche est formée d'abord par les deux lèvres destinées à prendre les aliments; par les dents chargées de les broyer à l'aide du travail de la mastication facilitée par les divers sucs que fournissent les glandes salivaires et autres.

Puis vient l'isthme du gosier, le pharynx et l'œsophage, espèce de canaux destinés à livrer passage au bol alimentaire.

Enfin, l'estomac et le tube intestinal divise ce dernier dans son étendue, en intestins grêles et gros intestins qui terminent cette série de conduits tous doués de propriétés respectives.

En outre de ces organes spéciaux et en rapport direct avec les aliments ou substances digérées, il y a encore le foie qui joue un rôle principal, le pancréas dont les sucs sont nécessaires et la rate peut-être, dont les fonctions sont encore ignorées, mais qui doit certainement être d'une activité quelconque, dans le travail si compliqué et étendu de la digestion.

Abordons maintenant l'examen de cet intéressant travail, sur lequel repose tout le jeu du mécanisme vital.

De la digestion principalement dans les animaux vertébrés.
Expériences et théories à ce sujet.

NOURRITURE DES ANIMAUX. — Nous avons vu que tout
animal ne peut se nourrir qu'au moyen de substances provenant elles-mêmes de corps qui ont la vie; la vie ne s'entretient
que par la destruction des corps vivants. C'est pour avoir crü
trop légèrement à de fausses apparences, que quelques personnes ont admis en de certains animaux la faculté de se
nourrir de corps inertes. Cette opinion est erronée. La terre
aune que des loups affamés mangent parfois avec rage,
ne sert qu'à tromper une faim dévorante et à entretenir une
excitation organique, dans les fonctions de l'estomac et des
intestins. Les mollusques ne digèrent pas davantage les débris
des roches ou des vieux bois qu'ils perforent ou détruisent;
les poissons ne vivent point de la vase inerte au fond des
eaux, ni les vers de la terre qu'ils introduisent dans leur
corps; tout au plus en séparent-ils quelques débris de corps
organisés qui se trouvent mêlés avec ces substances inorga-
niques. Les oiseaux ne digèrent nullement non plus les
substances minérales qui sont parfois violemment brisées ou
pulvérisées par leur gésier. Si l'on a cru à de pareilles choses,
c'est pour les avoir trop légèrement examinées.

La nourriture des animaux est, au reste, très-diverse. On
remarque assez généralement que les êtres les plus simples,
n'ont besoin que d'aliments peu composés, il existe une
concordance assez parfaite entre la complication des organes
et l'ordre d'aliments dont les animaux font usage. Ensuite,
peu importe pour notre sujet qu'un animal se nourrisse de
chair vivante, comme le lion ou l'aigle; de cadavres, comme
la hyène, les corbeaux ou les vautours; de poissons, comme
les loutres ou les oiseaux échassiers; de racines, comme le

porc ou le sanglier ; de fourmis, comme les pies ; ou de simples herbes, comme les mammifères rongeurs ou ruminants : peu nous importe qu'ils soient omnivores comme l'homme, les singes et l'ours. Nous n'avons qu'un but en ce moment, c'est d'étudier au moyen de quels instruments et selon quel mode les animaux digèrent.

ORGANES ESSENTIELS SERVANT A LA DIGESTION. — Les aliments d'abord doivent être saisis, soit par des membres agiles, des palpes ou des tentacules qui les portent à la bouche ; soit immédiatement par la bouche, à l'aide de lèvres, de dents ou d'un bec ; d'autres fois ils sont attirés à l'aide d'une espèce d'aspiration, comme dans la sangsue, ou englués par la langue, comme dans les pies et les fourmilliers. Une fois introduits dans la bouche, ils sont soumis à l'action de nombreux organes chargés de les diviser, de les imbiber, de les goûter, de les déglutir, de les faire cheminer, de les altérer, en un mot de les DIGÉRER et d'en extraire une sorte de liquide particulier qu'on nomme *Chyle*, (c'est l'aliment par excellence) et finalement d'en expulser le résidu ou l'excrément.

Dans ce travail composé de plusieurs fonctions *provenant toutes d'organes divers*, se passent des phénomènes multiples, variés et démontrant tous l'existence d'une *solidarité entre toutes les parties de l'être ;* concourant toutes dans leur réciprocité à la fonction pivotale, unitéiste qu'ils régénèrent tous aussi.

Des humeurs, des mucosités, des fluides divers sont fournis tour-à-tour et sériairement par les divers organes que parcourt le bol alimentaire digéré ; ainsi dans la bouche et le gosier, à l'aide de glandes spéciales, sont sécrétées des mucosités salivaires destinées à liquéfier la pâte alimentaire et à la rendre glissante, etc., etc. Dans l'estomac le suc gastrique vient se mêler à elle et lui fournir déjà des éléments nécessaires. Enfin la bile, qui joue peut-être le plus grand rôle, parmi les humeurs utiles à la digestion et qui pour cela provient d'un appareil disposé admirablement, vient vers le second estomac ou premier intestin (le *duodenum*) lui apporter les diverses combinaisons chimiques convenables à son élaboration dernière.

Par suite des opérations si diverses que le bol alimentaire a subies dans le sein de ces organes digestifs, sa nature s'est tout-à-fait changée, est devenue liquide, d'une certaine consistance cependant, s'est dépouillée d'une quantité de molécules inutiles, qui vont être rejetées par des organes spéciaux, mais s'est aussi enrichie de sucs nouveaux qui vont être charriés dans d'autres conduits respectifs, pour être amenés dans le grand centre de la circulation et devenir source de vie, de chaleur et de force.

Ainsi pour suivre avec rapidité et assez de clarté cependant, cet intéressant travail, nous pouvons dire que dans l'estomac, après avoir subi les préparations premières opérées par la mastication, la déglutition, etc., les aliments sont transformés en une espèce de liqueur désignée sous le nom de *chyme* qui, à son tour, est ensuite chassé par les contractions musculaires de l'estomac à travers le pylore, dans le *duodenum* où il va être soumis à l'action de la bile. C'est dans ce nouvel organe que le phénomène le plus complet de la digestion se termine par les changements chimiques que lui fait subir la présence de la sécrétion du foie. Nous dirons encore que le chyme y subira des modifications différentes, suivant qu'il proviendra de substances végétales ou animales et qu'il fournira ainsi des chances bien différentes de vitalité et de réparation, suivant l'espèce de nourriture dont fait usage l'individu.

Ce dernier acte physiologique démontre bien clairement, comme on le voit par les résultats qu'il donne de la nutrition, que ce n'est pas comme le dit le vulgaire, ce qu'on mange qui nourrit, mais bien ce qu'on digère, c'est-à-dire ce qui arrive à constituer plus ou moins du chyme. Quelles séries de réflexions ne doivent pas découler, dans l'esprit du législateur, de ce fait si éloquent, et ne comprend-on pas déjà, pourquoi l'intelligente prévoyance d'un despote ou d'un chef politique, abandonne à la merci du hasard, son peuple d'industriels dont il n'a que faire; tandis qu'il fera nourrir dans des conditions assez convenables, les soldats dont il a besoin pour guerroyer et se défendre !!

Quelque temps après que le chyme est descendu dans les intestins, après sa formation et après avoir subi l'action de la bile, il se divise en deux parties : une qui est fluide et qu'on nomme *chyle*, c'est la partie qui sert à nourrir l'animal; et l'autre qui est plus solide et plus grossière, c'est le résidu de la nourriture, le détritus des parties non digestives, non assimilables et qui est rejeté sous le nom d'excréments.

Ainsi, pas de chyme..., pas de chyle à absorber et à verser, par un ordre de vaisseaux appropriés, dans le sang pour être élaboré dans le poumon, à l'aide de l'oxigène de l'air et transformé en substances charnues, vivaces, etc., pas de chyle, point d'alimentations pour les chairs, les os, etc.; point de modifications pour les fluides, et enfin rien de ce qui constitue la réparation et la vie; mais il y aura bien, au contraire, dépérissement rapide, maigreur, décoloration des chairs, marasme, atonie, extinction et mort! Rien au monde, aucune puissance, pas même une grande action morale, une affection profonde, un sentiment sublime, rien ne soutiendra assez longtemps cette pauvre machine que les moralistes ont appelée la *Bête* et sans laquelle il n'y a pas d'*esprit* possible, sans laquelle il ne peut y avoir de vie, d'actes, d'équilibre, d'unité dans le corps humain, ce qui a fait dire à des économistes : *Ventre affamé n'a pas d'oreilles.*

Il y a bien loin de ce que nous disons là, au matérialisme; il y a bien au contraire beaucoup plus de spiritualisme qu'on ne le pense, pour des législateurs et des prédicateurs sensés, à savoir tout d'abord, faire taire les instincts grossiers, entrete nir les ressorts indispensables qui seuls, hélas! permettent à l'intelligence le jeu harmonique de ses facultés.

Comme nous venons donc de le voir, la nutrition est une fonction essentielle, première, et ses phénomènes se composent de tout le jeu de l'organisme qui doit, pour recevoir en retour sa part de dividende, apporter lui aussi, un travail proportionnel aux besoins, aux *bénéfices*.

Nous reviendrons sur cette pensée, en finissant ces nouveaux principes de physiologie que nous nous permettons d'essayer ici; qu'il nous suffise en ce moment de faire bien remarquer, avec quelle solidarité tous les organes de la machine concourent à cette œuvre réparatrice; comme tous *travaillent à part et en commun*, sous une admirable loi d'ensemble; et comme enfin, pour alimenter, réparer les parties les plus éloignées du centre, les ongles, les cheveux, etc., la nature procède toujours du *centre à la circonférence*, dans le sens réel de ses évolutions, en envoyant ainsi, après l'élaboration finie, des sucs appropriés à chaque partie du tout.

Pourquoi donc, quand il s'agit, dans une maladie, de réparer aussi les forces, les fonctions, ne procèderait-on pas de la même manière?

Et puisqu'on n'applique pas, pour la nutrition, l'aliment sur l'estomac, sur la peau, sur les ongles, etc., etc.; pourquoi appliquerions-nous aussi le remède sur ces mêmes parties, au lieu de le jeter dans le foyer incandescent où il doit subir les modifications qui peuvent le rendre apte à circuler dans toute l'économie, ou du moins impressionner celle-ci tout d'abord, à l'aide du système nerveux, ce grand, ce puissant moteur et régulateur de la vie?

DE LA RESPIRATION

ET

DE LA CIRCULATION.

Ce que nous venons de dire des fonctions digestives, s'applique très-bien également à celles de la respiration et de la circulation; c'est-à-dire que, l'air pour l'une, le sang pour l'autre, doivent subir, comme les aliments, une élaboration particulière qui les rende propres à la vie.

Nous ne ferons ici que donner quelques idées générales de ces phénomènes, ne pouvant consacrer assez de temps pour donner à leur étude, toute l'importance qu'elle mérite; nous tâcherons, cependant, de faire comprendre leur admirable fonction.

De la Respiration. — On donne ce nom au mécanisme par lequel l'air est appelé dans les poumons, ou en est expulsé. Cette fonction ressemble assez-bien au jeu d'un soufflet, avec cette différence pourtant, que pour les poumons, l'air pénètre dans leur intérieur et s'en échappe par le même conduit, ce qui n'a pas lieu pour le soufflet.

Les organes respiratoires sont logés dans une grande cavité, appelée poitrine ou thorax, dont les parois sont mobiles et disposés de façon à pouvoir s'agrandir et se resserrer alternativement. Dans le premier cas, l'*inspiration* (le thorax se dilate), l'air pressé par tout le poids de l'atmosphère se précipite dans la poitrine à travers la *bouche*, ou les *fosses nasales* et la *trachée-artère*, et vient remplir, à l'aide des *bronches*, les cellules pulmonaires, de la même manière que l'eau monte dans une pompe dont on élève le piston.

Dans le second cas, l'*expiration* (le thorax se resserre), l'air contenu dans les poumons, est au contraire comprimé et s'échappe en partie au dehors, par la même voie qui a déjà servi à son entrée.

16—*b*

« De toutes nos cavités, dit M. Pariset, celle où, après la cavité cérébrale, se consomment les phénomènes les plus importants et les plus délicats, c'est la cavité thoracique : les plus délicats, ai-je dit, car ils se passent entre l'air et le sang, de molécule à molécule, à travers des pores imperceptibles qui les unissent et les séparent; les plus importants, car, pour peu que ces phénomènes soient arrêtés ou suspendus, la vie s'éteint. C'est donc là que la vie, sans cesse menacée, se renoue sans cesse; c'est là que s'opère de moment en moment, une sorte de résurrection que l'on pourrait appeler perpétuelle. J'ajoute que c'est de là que part, pour être distribué dans toute l'économie, le liquide éminemment réparateur, le *sang artériel* que ces phénomènes préparent, et qui sert, peut-être moins encore à la nutrition des organes, qu'à l'excitation du système qui vivifie tous les autres. »

En effet, l'air arrivé dans les cellules des poumons, par les divers conduits chargés de l'y distribuer, subit dans ce laboratoire d'un nouveau genre, des transformations d'où dépendent la vie, la chaleur et cette fonction désignée sous le nom d'*hématose,* qui constitue la *vivification* du sang *veineux, sang noir,* en sang *artériel, sang rouge.*

C'est-à-dire enfin, que les divers gaz dont se compose l'air atmosphérique, se combinent dans les poumons, avec certaines parties fluides ou solides que renferme le sang, et produisent par là, divers phénomènes essentiels, indispensables à la vie, savoir :

L'oxigène de l'air, se combinant en partie avec le carbone du sang, forme de l'*acide carbonique* qui est expiré, rejeté, comme impropre à la vie... Tandis qu'une autre partie d'oxigène, s'associant avec des parties ferrugineuses du sang, forme de l'*oxide* de fer qui donne au sang veineux, cette consistance fluide, rutilante, cette couleur d'un beau rouge vif, qui en fait du sang *artériel,* c'est-à-dire *aéré,* et propre dès lors à l'alimentation et à la calorification du corps. Pour l'accomplissement de cette fonction importante, majeure, il faut que tout l'organisme y concoure et facilite l'œuvre. Il faut que le poumon, comme le cœur, soient à l'état sain et nullement dans une excitation morbide, autrement il peut arriver des perturbations capables d'enrayer la marche de tous les rouages de l'économie. C'est là comme pour les fonctions digestives et autres, qu'il faut un accord parfait entre tous les divers organes, si l'on veut voir arriver l'*unité*.

« Tels sont, dit encore Pariset, les miracles dont cette caisse mystérieuse est comme le sanctuaire; car ici tout est divin. Une conséquence à tirer de là, c'est que, pour maintenir la vie, l'action de ces organes ne doit jamais s'interrompre; il faut qu'elle soit continue, plus continue que celle de l'estomac et du cerveau. Retracez maintenant à vos esprits l'admirable mécanisme dont sa cavité est animée; représentez-vous ces masses pulmonaires, molles, spongieuses, élastiques, sensibles, creusées dans leur tissu, de millions de canaux d'une excessive ténuité, destinés les uns à l'air, les autres au sang. Examinez ce dernier liquide, si variable dans sa quantité, *jamais excédante*, si variable surtout dans la composition, dans la multitude et l'inconstance de ses éléments..., etc., etc., etc... Considérez les mouvements de ce sang ralenti, précipité, par la passion, le repos, l'exercice, etc..., et pouvant ainsi forcer le calibre de ses propres canaux; voyez le milieu qui nous environne, cet air qui, bien qu'identique dans toutes les régions du globe, reçoit néanmoins des modifications opposées, et de la température, et des subtiles matières qu'il enlève de partout..., etc. Songez aux conditions primitives de tant de parties si diverses, à leur force, aux oscillations qu'elles impriment à l'économie, à l'aide encore du système nerveux, ce moteur, ce guide suprême..., etc., puis :

Réunissez maintenant dans vos esprits toutes ces choses si

étonnantes; embrassez d'un coup d'œil, cette *société d'organes* si divers, livrés à tant de causes de lésions... et se maintenant *toujours* dans un jeu perpétuel, entraînés tous par une *attraction*, une loi supérieure; considérez encore cette enceinte extérieure qui les enferme, les couvre et les protège en cédant par son élasticité *proportionnelle* à tous leurs mouvements... Et de toutes ces merveilles, concluez ce qu'on doit conclure de toute organisation fine, subtile et complexe, savoir: que plus elle est essentielle à la vie, plus elle est compromise dans son action... Ce qui revient à dire, que plus elle est nécessaire, plus elle est périssable. »

Mais plus aussi, ajouterons-nous, elle est soutenue, protégée par un *concours* de forces *solidaires* avec elle.

La température du corps de l'homme est un effet de la combinaison d'une foule de phénomènes, désignés sous le nom de calorification. Les physiologistes sont divisés sur cette dernière opération. Les uns n'admettent pas d'appareil: tel est *Chaussier* qui admet sous le nom de *caloricité* une propriété vitale primitive, en vertu de laquelle les êtres vivants dégagent leur calorique; d'autres admettent un appareil distinct; il serait, suivant les uns, local et unique: le cœur, les poumons, les systèmes nerveux et surtout la moëlle épinière. Suivant les autres, il serait multiple: ainsi le calorique serait dégagé, dans tout le cours de la circulation, par quelque cause mécanique telle que le frottement; ou dans le parenchyme de chacun des organes, sous l'influence du sang artériel et du système nerveux.

Aujourd'hui l'on reconnaît que la calorification est en général, en raison directe de l'intensité de la respiration. Cette théorie se démontre dans la série des êtres, ainsi les animaux à sang froid respirent très-incomplètement, et les oiseaux, qui sont, de tous les animaux à sang chaud, ceux qui développent le plus de chaleur, ont une respiration double. Les divers âges de l'homme donnent encore une confirmation

à la théorie que nous venons d'exposer : ainsi l'enfant nouveau-
né et le vieillard ont une température bien plus basse que le
jeune homme.

Parmi les théories proposées pour rendre compte de la
production de la chaleur dans l'acte respiratoire, celle de
Lavoisier et de Seguin tient le premier rang. Suivant eux, la
chaleur provient de la combustion de l'hydrogène et du carbone du sang veineux, par l'oxigène de l'air inspiré; mais cette
théorie ne rend pas compte de toute la chaleur dégagée.
Ainsi, l'acide carbonique exhalé n'est point en rapport nécessaire avec l'oxigène absorbé ; cet acide peut être exhalé
quoique l'animal ne respire que de l'hydrogène. La chaleur
qui serait produite par la formation de cet acide, ne serait
que 40 à 60 centièmes de la chaleur dégagée par l'animal;
enfin, si l'on ajoute à cette quantité la quantité produite par
la formation de l'eau, l'on obtiendra que les 70 à 80 centièmes
de la chaleur totale; il faudra donc recourir à une autre cause
qui produirait le surplus, ce serait une action essentiellement
nerveuse, selon la plupart.

Bref, la température de l'homme ainsi produite, est de 36
degrés centigrades, celle de la plupart des autres mammifères
ne varie que de 36 à 40, celle des oiseaux s'élève à environ
42 centigrades; leur respiration étant plus fréquente et plus
puissante.

La circulation est l'acte des fonctions nutritives, par lequel
le fluide nutritif, changé en sang dans l'acte de la respiration,
est conduit, par des canaux particuliers, dans la profondeur
de toutes les parties, d'où son résidu, le sang veineux, est
repris par un autre ordre de vaisseaux, pour être soumis de
nouveau dans les poumons, au contact vivifiant de l'air.

Ainsi, le sang ne reste pas en repos dans l'intérieur du
corps, il traverse sans cesse les organes qu'il sert à nourrir, et
revient ensuite se mettre en contact avec l'air, dans l'appareil

respiratoire, pour être purifié, ranimé, et se répartir ensuite dans les diverses contrées du corps. Telle est cette circulation tant niée dans le passé, pour laquelle *Harvey* a tant combattu, et qu'il a bien fallu reconnaître, enfin, quand le choc des passions a été brisé et a pu permettre aux esprits de revoir avec calme, sans haine, sans jalousie les travaux d'un homme qui avait consacré vingt ans de sa vie à une aussi admirable étude!... Pauvre espèce humaine!!! seras-tu donc éternellement le jouet des mauvaises passions, et les hommes de cœur et de sciences, seront-ils donc toujours persécutés. La vérité enfin ne pourra-t-elle donc jamais descendre sur la terre, sans y soulever les hideuses menées de la haine et de la jalousie!!!

En parcourant le cercle circulatoire, le sang traverse deux fois le cœur : d'abord il arrive à l'état de sang veineux, c'est-à-dire ayant déjà servi à la nutrition du corps, et étant chargé de détritus divers; il se verse dans le côté droit du cœur d'où il passe dans le poumon pour y subir l'hématose, y reprendre vie. Ensuite il revient au cœur par les artères dans le côté gauche d'où il sort par *l'artère-mère-*AORTE et se distribue ensuite dans toute l'économie.

Tel est en peu de mots et réduit à sa plus simple explication, le phénomène si intéressant de la circulation du sang, qui varie à l'infini dans son intensité, sa rapidité, suivant les constitutions et les impressions senties.

Le mécanisme à l'aide duquel le sang se meut dans tous ces vaisseaux est facile à comprendre. Les cavités du cœur se resserrent et s'agrandissent alternativement sous l'influence du moteur nerveux, et chassent ainsi le sang dans les canaux abouchés sur elles et qui ne sont, en quelque sorte, que leur continuation.

Les mouvements du cœur sont accompagnés de bruits que les auteurs ont expliqués de diverses manières.

Laënnec distingue un *bruit sourd*, dû à la contraction des ventricules; un *bruit clair* dû à celle des oreillettes et un *repos.*

Haller admet qu'à chaque contraction d'une cavité, cette cavité se vide en entier, du sang qu'elle contient.

Hamberger pense que la *diastole* serait un phénomène actif, propre au cœur et qui n'aurait pas besoin du stimulant du sang.

Le phénomène connu sous le nom de *pouls*, n'est autre chose, que le mouvement occasionné par la pression du sang sur les parois des artères, chaque fois que le cœur se contracte. La *syncope* est cet état particulier dans lequel les mouvements du cœur sont suspendus. Cette suspension est presque toujours due à un effet nerveux qui ralentit, arrête le jeu des organes..., de là, des congestions, des ruptures, et il suffit pour rétablir l'équilibre, d'exciter les nerfs, de faire mouvoir le moteur qui, à son tour, répare les oscillations, les rouages suspendus un instant. La saignée est toujours mortelle dans ce cas.

Le fœtus a une circulation différente de celle de l'adulte, mais dont le résultat est toujours le même.

Nous n'insisterons donc pas davantage sur cette fonction essentielle, dont ces quelques lignes peuvent suffire pour en faire comprendre le mécanisme; nous terminerons en rappelant quelques-unes des pensées que nous avons émises souvent, dans le cours de cet ouvrage et que nous avons répétées encore, au risque de paraître ennuyeux à nos lecteurs, mais dans le but toujours, d'arriver à les bien pénétrer de cette vérité, que c'est une loi de solidarité, d'attraction générale qui anime tous les êtres.

Les deux actes vitaux de la respiration et de la circulation se lient comme on vient de le voir, d'une manière très-intime et très-sympathique; elles ne peuvent s'établir l'une sans l'autre, et réclament pour leur fin, l'accord entre les diverses parties concourant au même but.

De plus, si elles ont besoin entre elles deux, d'une certaine entente, établie dans les profondeurs cachées de l'organisme; toutes deux également ont encore besoin de trouver en dehors d'elles, dans le milieu qui les entoure, les conditions convenables à leurs fonctions.

Ainsi... la respiration a essentiellement besoin de trouver, dans l'air ambiant, les gaz qui lui sont nécessaires et surtout l'oxigène... Or, ce gaz est justement déversé dans l'atmosphère en grande quantité et le jour, par les parties vertes de toutes les plantes..., et celles-ci ont besoin à leur tour, pour leur vie, de l'acide carbonique que nous rejetons par l'expiration et qu'elles absorbent à leur profit. Ainsi, comme on peut le voir, la vie est enchaînée entre toutes les créatures... et devient un cercle sans fin de mouvements continus; où commence-t-il, où s'arrêtera-t-il?... Eternité, toujours,... tels sont les deux qualifications que toutes les philosophies ont cru devoir appliquer à la vie! Elle ne peut se concevoir en effet, un instant suspendue, anéantie;... les lois de la décomposition des corps, se trouvent liées à leur recomposition;... les gaz, les atômes qui animaient et constituaient un être, viennent-ils à se désagréger, sont bientôt repris par d'autres êtres, ou se réunissent, s'organisent entr'eux, par la loi immuable de l'attraction pour en former eux-mêmes d'autres; il n'y a donc que des transformations perpétuelles sous l'éternité de la même loi !!!

Le sang, de son côté, a besoin, lui, de trouver dans la digestion, des sucs appropriés, que les aliments apportent à l'élaboration digestive.... Ces deux fonctions importantes sur lesquelles se repose la vie, se rattachent donc, à des questions d'hygiène, et de salubrité, et nous pourrions leur appliquer les pensées que nous avons émises souvent déjà, sur la haute nécessité, pour les Etats, de placer les établissements, les ateliers, les habitations, dans un air pur; comme de fournir à tous les hommes, des aliments convenables.

DU SYSTÈME NERVEUX,

DU ROLE SUPÉRIEUR QU'IL JOUE DANS L'ACCOMPLISSEMENT
DES LOIS DE LA VIE; DES FACULTÉS INTELLECTUELLES ET
ANIMIQUES, OU PASSIONS DE L'HOMME.

1º *De l'appareil nerveux.*

La science de l'observation et du raisonnement a démontré aujourd'hui, par une foule de faits, que l'*encéphale* est le siége de tout mouvement, aussi bien de celui de la pensée, comme de celui qui nous fait aimer et agir.

Nous n'arrêterons pas notre esprit sur les explications qu'il faudrait peut-être développer ici, pour donner la raison de ce grand problème, insoluble pour la plupart; nous ne voulons qu'esquisser la dernière opinion de la science à ce sujet.

Si le centre de nos mouvements vitaux, à plusieurs degrés et couleurs, se trouve réellement logé dans la matière dite *encéphale*, située en partie dans la boîte osseuse du crâne et dans la cavité que lui fournit la colonne vertébrale, nous avons dès-lors à étudier, dans ces différentes parties, à quel point correspondent réellement nos passions ou facultés et à reconnaître les divisions et caractères de chacune d'elles, en corrélation parfaite avec les points d'où elles dérivent.

C'est là une immense tâche que nous ne pourrons encore qu'effleurer, mais dont nous tâcherons cependant de donner une idée aussi exacte et claire que possible.

L'*encéphale* se divise en plusieurs parties très-distinctes, savoir :

Le *cerveau*, composé de deux hémisphères ou mieux de deux lobes allongés, situés dans la boîte osseuse du crâne, dont ils garnissent d'avant en arrière la voûte, et qui reposent en avant, sur la base du crâne, en arrière, sur le cervelet

18—*b*

qui en est séparé par une membrane tendineuse, solide, en forme de tente. Il est enveloppé et séparé des anfractuosités du crâne, par des membranes fortes et souples cependant, qui entourent également toutes les autres parties de cet organisme précieux.

Il offre à l'étude des particularités nombreuses qui sont l'affaire de l'anatomiste, et au nombre desquelles nous remarquons, à sa surface convexe supérieure, des sinuosités profondes destinées à recevoir les anfractuosités de saillies internes de la voûte osseuse..... Des bosselures cérébrales plus ou moins prononcées, suivant les âges et les attitudes, et sur lesquelles repose toute la science de la phrénologie.

A la base, on remarque des saillies plus ou moins fortes également, divisées en lobules, antérieur, postérieur ou moyen, d'où partent une quantité de nerfs, etc., etc. A l'intérieur, sont creusées des cavités désignées sous le nom de ventricules, dont l'usage ne paraît pas encore bien démontré, etc., etc.

Le cervelet est situé en arrière et au bas de la boîte du crâne, au-dessous du lobe postérieur du cerveau, et repose sur la courbure de l'os occipital; sa consistance est plus forte, plus solide que celle du cerveau. — Il n'offre rien de particulier; il est plus large que long et ressemble à une sphère aplatie, d'un volume six fois moins considérable que celui du cerveau; il se partage également en deux lobules, séparés par les plis des membranes, afin qu'il n'y ait pas entr'eux de gêne et d'obstacle à leurs vie et jeu respectifs et indépendants.

Il est constitué à son intérieur comme le cerveau.

Protubérance annulaire. Cette partie de l'encéphale placée à la base de la tête, entre le cerveau et le cervelet, est formée de ce qu'on nomme les bras et les cuisses de la moelle allongée; c'est le point central de l'organisation du système nerveux, et conséquemment, la première partie formée de l'embryon. Elle représente assez bien dans l'ensemble dans l'encéphale, le rôle que joue la poulie en mécanique, elle est le nœud de réunion, le point d'appui, le centre en même temps de cet admirable appareil, elle établit l'unité entre le cerveau, le cervelet et la moëlle épinière.

Moelle vertébrale. Le cordon de la moelle vertébrale commence à la protubérance annulaire, et descend dans le canal vertébral, jusqu'au niveau de la première ou seconde vertèbre des lombes.

Son organisation est toute particulière, varie de grosseur dans son étendue et offre dans sa longueur, en avant, un sillon longitudinal dans lequel s'entre-croisent des filets, ces filets sont les rameaux des différentes paires de nerfs, qui répandent la sensibilité et le mouvement dans toute l'économie.

De chaque côté du gros cordon de la moelle, et à des distances égales en descendant, s'échappent les nerfs spinaux, de manière à former un arbre renversé, dont les ramaux vont se perdre, en se divisant indéfiniment, dans les parties auxquelles ils sont destinés. Des membranes spéciales sont là comme ailleurs, préparées par la nature, pour l'usage de ces divers organes.

Il est facile de reconnaître par une étude plus détaillée que celle-ci, combien les rapports entre chaque partie sont admirablement ménagés, et comme de ces divers centres, résulte une *unité* parfaite, qui fonctionne, vit, s'alimente, etc., avec un ensemble, un accord parfait.

2° *Des fonctions respectives aux centres divers de cet appareil.*

Les fonctions du système nerveux sont multiples, varient suivant les parties d'où elles dépendent : ainsi,

La première de toutes d'abord, est de porter à l'aide de filets nerveux, la sensibilité et le mouvement dans tout l'organisme, sous ce rapport qui touche surtout à la vie végétative, les nerfs partent de divers points de l'encéphale et remplissent des rôles qui leur sont propres. (Voir *Flourens, Magendie,* etc.) Les nerfs qui partent du cerveau sont nombreux, ils comprennent ceux destinés aux sens…; savoir: le nerf *optique* pour la vue, le nerf *olfactif* pour l'odorat, l'*auditif* pour l'ouïe…, le nerf *glossopharyngien* pour le goût…, et enfin, le toucher a pour système moteur, toutes les papilles de l'arbre nerveux qui s'épanouissent sur la peau, en lui donnant ce degré de sensibilité exquise, si développée chez les femmes.

Outre ces nerfs, plusieurs autres partent encore du cerveau même ou de sa base, pour se rendre à des organes dont les fonctions sont de premier ordre pour les conditions de la vie, savoir: entr'autres, le *pneumo-gastrique,* qui va se perdre dans les poumons, le cœur et l'estomac, et qui relie ainsi le centre des fonctions digestives, avec l'organe supérieur destiné en partie à l'intelligence, à la pensée.

Outre ces fonctions subalternes, si on peut dire, qu'accomplit déjà le cerveau, les naturalistes lui ont reconnu un emploi bien différent, pour lequel ils lui ont donné le titre de centre ou siége de l'intelligence et de l'âme!!

Ainsi, les phrénologues qui jugent l'état de l'encéphale, d'après les impressions qu'il exerce sur sa boîte osseuse, ont attribué au cerveau, le point de départ de certaines nobles facultés; ils ont placé au front, dans la partie correspondante à la face antérieure du cerveau, le siége des facultés intellectuelles, distinguées en *perceptives* et *réflectives;* savoir: la *causalité*, l'*idéalité*, etc., etc., etc.

A la partie supérieure ils ont cru devoir reconnaître les tendances affectives… qu'ils ont appelées *sentiments,* telles que la *vénération*, la *bienveillance,* la *fermeté,* l'*espérance,* etc.

Le *cervelet,* a été reconnu par tous les physiologistes, exercer surtout son influence sur les mouvements dans la locomotion, sur certaines tendances dites *instinctives,* parmi lesquelles les phrénologues ont classé: l'*amour physique,* l'*amour des enfants,* etc., etc... (Voir Broussais, Fossati, etc.)

La protubérance annulaire tend à peu près à régulariser les sensations imposées et perçues par les autres parties nerveuses, elle semble en être l'ordonnateur et le modérateur.

La *moelle épinière,* est chargée de porter dans les centres organiques et aux extrémités inférieures, etc., le mouvement et la sensibilité d'où découle la vie; la science phrénologique n'a pas encore porté son *télescope passionnel,* jusque dans les profondeurs mystérieuses de ces parties-là.

En un mot, l'ensemble des fonctions de l'encéphale paraît donc être : la *sensibilité,* l'*intelligence* et *le sentiment,* se combinant dans des mesures convenables et proportionnelles aux besoins de l'être, même de la série à laquelle l'être appartient.

Bien des discussions se sont élevées pour savoir si le système nerveux était réellement et à lui seul, le siége et l'origine de nos sensations et de nos mouvements. Des physiologistes célèbres en Europe, ont fait à ce sujet des expériences qui sont dignes de fixer l'attention des hommes sérieux. Nous citerons, entre autres, M. Flourens, le naturaliste, pair de France, dont les minutieuses recherches sont venues surpasser celles, cependant si remarquables à plus d'un titre, des *Morgagni, Magendie* et *Blumenbach.*

On nous permettra donc d'emprunter à son bel ouvrage: *Recherches expérimentales sur les propriétés et les fonctions du système nerveux,* tout ce dont nous aurons besoin pour donner à nos lecteurs une opinion bien arrêtée sur le sujet qui nous occupe en ce moment, et que nous regardons comme d'une importance supérieure.

Ainsi, M. Flourens, pour arriver à connaître et préciser à chaque partie respective de l'encéphale, les facultés corrélatives, a fait une foule d'expériences sur des animaux,

auxquelles nous allons emprunter les conclusions suivantes :

Pour savoir définitivement si les trois propriétés de *sentir*,
de *mouvoir* et de *concevoir* et *vouloir*, appartenaient d'une
manière bien distincte, à différentes parties de l'encéphale,
ou à la même, il a fait une série d'expériences qui offrent le
plus grand intérêt au savant, en même temps qu'elles viennent
apporter à ses idées d'une autre ordre sur la nature et le
point de départ de notre âme, des preuves de doute et d'inquiétude extrêmes ; par exemple, il a reconnu que le *sentiment*
peut être aboli et le *mouvement* conservé ; que le *mouvement*
peut s'éteindre et le *sentiment* survivre ; il n'est pas jusqu'à la
faculté de *vouloir* et de *concevoir* qui ne puisse disparaître
séparément des autres. *Le sentiment*, le *mouvement*, la *perception*, la *volition*, etc., ont donc, dans les masses nerveuses,
des siéges divers et une origine distincte, comme on peut en
juger par les expériences suivantes :

EXPÉRIENCES RELATIVES A LA DÉTERMINATION
DES PROPRIÉTÉS DES NERFS.

Lorsque l'on pince ou que l'on pique un nerf dans une
certaine étendue de son trajet, il y a sur le champ une
réaction opérée. Cette réaction a pour effets immédiats : d'une
part, la *contraction* des parties musculaires auxquelles le nerf
se rend ; et, d'autre part, la *sensation* éprouvée par l'animal.

EXEMPLE : M. Flourens que nous citons textuellement,
découvrit le nerf sciatique sur une grenouille; les irritations
de ce nerf déterminèrent des contractions dans les muscles
de la jambe et un malaise général. — Ce nerf coupé par une
section transversale vers le milieu de son trajet, les irritations
du tronc inférieur ne donnèrent plus lieu qu'à des contractions musculaires sans douleur; tandis que le tronc supérieur

de ce même nerf, produisait à l'excitation, des contractions
et des douleurs très-vives. Les mêmes excitations faites à ce
nerf, mais sur la partie comprise entre deux ligatures, ne
produisirent plus rien, ni contraction, ni sensation aucune.

Une foule d'expériences de ce genre, répétées un grand
nombre de fois, ont démontré à ce savant physiologiste, que
le siége de la contractilité était bien dans les nerfs, mais que
celui de la *perception*, de la *sensibilité*, résidait, au contraire,
dans le cerveau et dans la moelle épinière... De même pour les
autres facultés et propriétés de cet ensemble organique nerveux, c'est-à-dire pour la volonté d'agir, pour le jugement,
etc., qu'il a reconnu appartenir à des parties spéciales de
l'encéphale.

Partout, dit encore ce même observateur, jusque dans les
effets des organes même des sens, la sensibilité se distingue
de la faculté de *percevoir*, de l'*intelligence*. Quand on enlève
le cerveau proprement dit à un animal, il perd toute son intelligence, et par conséquent toute perception; mais par rapport
à l'œil, rien n'est changé; les objets continuent à se peindre
sur la rétine; l'iris reste contractile, le nerf optique excitable.
La rétine reste sensible à la lumière, car l'iris se ferme ou
s'ouvre selon que la lumière est plus ou moins vive. Ainsi l'œil
est *sensible*, et cependant l'animal ne voit plus. La *sensation*
n'est donc pas la vision;..... la vision n'est que la *perception*
de la sensation.

De toutes ses expériences, M. Flourens a tiré les conclusions
suivantes:

1° Que le système nerveux est doué de trois propriétés
distinctes, l'une d'exciter immédiatement les contractions
musculaires; la seconde de les sentir, la troisième de les
percevoir.

2° Que les nerfs, la moelle épinière, etc., possèdent la
propriété d'exciter immédiatement des contractions musculaires et celle de ressentir les impressions;

3° Que ce n'est dans aucune de ces parties que réside la *perception*, l'*intelligence* de ces actes, mais bien dans les lobes du cerveau.

Comme on le voit, il y a une grande analogie d'idées entre les recherches du physiologiste et celles du docteur Gall qui place les facultés intellectuelles dans le cerveau, à tel ou tel point.

Le système nerveux est donc à la fois le siége de nos mouvements, de nos sensations et de nos volontés; nous ne pouvons donc rien faire, rien penser sans lui !!!

Que conclure de ce fait d'une vérité si désespérante pour ceux qui ne sauraient pas en tirer les déductions réelles?.... Faut-il crier au matérialisme ou rejeter le verbe de la science qui parle aussi haut?... Ne vaut-il pas mieux, en se rendant à l'évidence, admettre et reconnaître définitivement que la vie, la pensée, ne peuvent résulter et jaillir que d'un ensemble bien organisé, et de l'accord parfait des parties entre elles.... Et si les expériences forcent à reconnaître, que l'intelligence, la pensée, résident dans tel ou tel point du cerveau, reconnaissons du moins, que ces mêmes facultés essentielles, n'existeraient pas plus chez nous que chez les animaux, si un ordre spécial, parfait, supérieur, ne présidait pas à notre organisme.... Ce n'est donc pas dans telle ou telle partie de l'encéphale, que se trouve réellement le siége de notre pensée ; mais, avouons-le, elle ne peut bien réellement s'irradier de ce foyer, que par le concours unitaire de l'organisme, qui réclame pour son rôle supérieur, une harmonie toute spéciale qu'on ne trouve que chez l'homme; or, c'est seulement à cet accord parfait, à cette unité harmonique d'où découlent nos pensées, nos actions, que les psychologistes attribuent la puissance spirituelle, animique (âme) dont nous sommes doués ; c'est donc plutôt de l'ensemble des parties, de leur jeu normal, plutôt que de leur *substance*, que dépend la vie spirituelle et organique de l'homme !

DE L'UNITÉ DU SYSTÈME NERVEUX.

Chaque partie du système nerveux a, comme les observateurs l'ont prouvé, une fonction propre et déterminée.

Les lobes cérébraux sont le siége du principe qui *juge,* qui se *souvient,* qui *voit,* qui *entend,* etc., en un mot, qui *perçoit* et *veut;* c'est donc là le siége réel de nos facultés intellectuelles.

Le cervelet *détermine* et *coordonne* les mouvements de la locomotion.

C'est donc le siége de l'action.

La moelle allongée est le siége du principe *conservateur, organisateur.* La moelle épinière, continuation de celle-ci, *lie* en mouvements d'ensemble les contractions musculaires — régularise la *motilité,* le *jeu* des organes.

Mais, indépendamment de cette action propre et exclusive à chaque partie, il y a, pour chacune, une action commune, c'est-à-dire, de chacune sur toutes, de toutes sur chacune, et c'est de cet ensemble de fonctions corrélatives les unes aux autres, que dépend cette *unité* admirable, au milieu de parties et de fonctions si *diverses,* qui seule constitue réellement la vie, *l'harmonie vitale* chez l'individu.

Il n'est donc pas possible, en face de cette symétrie, de cette sympathie d'organes et de fonctions, de conducteurs si bien liés ensemble par le même principe, animés par le même fluide, mus par la même puissance.... d'isoler, chez nous, la vie d'un organe, de la vie d'un autre, d'agir sur un filet nerveux sans mettre en action tous les fils de cet immense réseau.

Que penser alors de la conduite de certains médecins, soi-disant physiologistes, qui agissent sur le corps absolument comme s'il n'y avait pas de système nerveux; qui appliquent sur des parties isolées, des remèdes, des substances actives dont ils croient *localiser* l'action ; qui irritent un organe pour y appeler une inflammation, dans l'espoir que le reste de l'organisme restera étranger à l'excitation locale qu'ils provoquent ainsi, etc., etc.

Que signifient donc ces *vésicants* de toute sorte, qu'on applique à la peau, pour la dépouiller, dans le but d'y établir une maladie qui doit en guérir ou combattre une autre!!! Est-il possible que le système nerveux dont le réseau immense s'épanouit à la peau, après avoir parcouru toute l'économie animale, puisse être aussi vivement dilacéré, sans que cette excitation douloureuse ne se communique subitement, avec la rapidité de l'éclair, à tout le reste de l'arbre nerveux, siége réel de la sensibilité!

Puisqu'il est bien démontré que le cerveau est le siége réel de la perception, de la sensation,... puisque dans toute opération, dans toute vésication ou dilacération, il y a douleur.... Il faut donc admettre que le cerveau a senti et perçu cette douleur, et par conséquent, ainsi impressionné, il a dû communiquer à tout le système nerveux et par suite à tout l'organisme, l'*impression* ressentie.

N'est-ce pas là ce qui se passe dans tous les accidents, dans les blessures empoisonnées, dans la piqûre des serpents, dans la morsure du chien enragé, etc., etc. Comprend-on maintenant pourquoi, dans ce dernier cas surtout, la cautérisation, même la mieux faite sur la morsure, ne guérit jamais; pourquoi la maladie reparaît trente, quarante jours après l'infection. N'est-il pas évident que la constitution tout entière a été ébranlée, infectée, et que, dût-on même couper le membre blessé, comme c'est arrivé après la morsure par le serpent à sonnettes, la mort n'en viendrait pas moins....

Il faut donc reconnaître que dans ces désordres de l'harmonie physiologique, comme dans beaucoup de maladies, le système nerveux étant tout d'abord aussi énergiquement troublé, il est indispensable, pour obtenir une guérison et rétablir l'équilibre, de s'adresser directement au moteur par excellence de tous les mouvements vitaux. Ce n'est donc pas une cautérisation avec un fer rougi à blanc ou avec une substance chimique, pas plus qu'une friction ou application de sangsues, etc., etc., qu'il faudra employer pour réussir, mais bien l'action d'une puissance bien connue et dont l'influence perturbatrice mise en rapport avec la force vitale, avec l'*influx nerveux* puisse contrebalancer l'effet de l'entoxication produite.

La maladie n'est-elle pas la résultante d'une cause délétère qui a produit des effets *dynamiques*, des effets de *réactions*, des oscillations progressives, variées, incalculables ? Pour agir sur cet état de simple *vitalisme*, ne faut-il pas une puissance plutôt *vitaliste* et *spirituelle* que *mécanique* et *matérielle ?*

N'y a-t-il pas enfin plus de raison à admettre, que de même que le principe vital ou dynamique qui anime et régularise tout chez nous, a été plus ou moins troublé dans son ensemble harmonieux, de même aussi, *c'est à lui, mais à lui seul, qu'il faut savoir s'adresser pour arriver à un résultat positif et heureux.*

Toute la physiologie nouvelle est d'accord avec nous, pour faire admettre et prévaloir cette théorie des lois de la vie, qui sert de base à la *thérapeutique* de la réforme médicale et à sa philosophie.

Nous avons donc eu bien raison de dire, au commencement de ces considérations physiologiques :

« La VIE est le fait d'un mouvement sériairement généra-
» lisé dans la nature ; elle ne se perpétue, ne se régularise
» qu'à l'aide d'organes respectifs, tous solidaires ; ne s'isole
» nulle part et ne s'harmonise enfin, dans les divers règnes,
» que par le concours unitaire de tous les éléments, de toutes

» les fonctions, de toutes les sympathies qui forment son
» essence sous la seule et même LOI, qui mène l'*homme,*
» l'*humanité, l'univers!* »

« Chez l'homme, la VIE provenant d'un principe en dehors
» de lui, se continue, se régularise à l'aide du jeu de tous
» ses organes *solidairement* unis et entretenus;

» Dans l'humanité, la VIE, c'est l'accord proportionnel,
» respectif de toutes les facultés, de toutes les forces des
» individus, des familles, des peuples;

» Dans l'univers, la VIE enfin, c'est l'harmonie intégrale,
» résultant du concours unanime de toutes les puissances
» créées, tendant à une UNITÉ commune. »

Nos pensées ne se rapprochent-elles pas de celles de *Schelling* qui a écrit que :

« L'univers est fait sur le modèle de l'âme humaine, et
l'analogie de chaque partie de l'univers avec l'ensemble, est
telle que la même idée se réfléchit constammemnt du tout
dans chaque partie, et de chaque partie dans le tout. »

N'est-ce pas là l'image de ce qui se passe ou doit se passer
dans notre petit monde, dans notre créature organisée?

Cette grande et magnifique *loi de la série* découverte et
formulée par Fourier, si bien appliquée par lui à toute la
nature et déjà entrevue par les naturalistes, ne nous donne-
t-elle pas la preuve de l'ordre qui existe partout et de la
méthode à suivre pour l'installer.

Le docteur Barrier, de Lyon, dans un petit opuscule remarquable et que les idées qu'il renferme peuvent très-bien faire
regarder comme un livre, a consacré l'analogie de l'homme
avec l'humanité; éclairé lui aussi par les sublimes lueurs
des enseignements de Fourier, il s'est élevé bien au-dessus
des idées métaphysiques du passé, et a su déjà, quoique
jeune, prendre une belle place, à l'aide de quelques lignes,
parmi les penseurs de notre époque. Il dit quelque part :

« L'homme et l'humanité sont régis par la même loi, *la loi*
» *sériaire.* Dans l'unité hominale, nous trouvons des unités
» secondaires, des groupes de facultés, d'organes, etc. Dans
» chacun de ces organes ou facultés, nous trouvons des par-
» ties distinctes....., et nous descendons, sous le rapport de
» l'organisation matérielle, jusqu'à chacune des molécules
» composant le corps humain, qui n'est ainsi que l'assemblage
» d'un certain nombre de molécules hominales, toutes mues
» par la même loi, de même que toutes les molécules des
» autres corps du vaste système de la création, et ne vivant
» que les unes par les autres, sans donner jamais et nulle part,
» l'exemple de l'isolement et de la séquestration. »

Que les médecins de la nouvelle école réfléchissent donc à
ces pensées d'un ordre nouveau, et qu'ils reconnaissent
comme nous, avec tous les hommes de science que le corps
humain ne doit plus, sous aucun prétexte, être séparé de la
grande série des êtres avec lesquels il est indéfiniment lié par
le fait de son organisme, comme par les lois qui les régissent.

Il sera donc possible maintenant aux personnes qui auront
médité notre travail, de comprendre, enfin, que pour aucune
raison, désormais, le médecin ne doit plus sortir de la science
physiologique et faire de la barbarie sur notre organisme,
en le morcelant, le torturant sur différentes parties de son
être, en le tyrannisant comme bien des despotes le font pour
le moral des populations !

Et de même que par l'alimentation, on va porter à l'intérieur,
au foyer de l'économie animale, les substances qui vont, à
l'aide d'une élaboration, ramifier dans toute la périférie du
corps, des sucs vivifiants et des forces nouvelles, de même
le praticien éclairé devra confier au centre vital, au système
nerveux la substance médicinale qui devra impressionner tout
l'organisme et établir les mouvements réguliers, d'où découle
pour lui comme pour tous les êtres l'ordre, la santé, l'harmonie.

DES FACULTÉS INTELLECTUELLES ET DES PASSIONS NATIVES
DE L'HOMME.

Nous l'avons dit, le système nerveux est le siége de nos sensations, de nos facultés; il est aussi celui des passions que Dieu a mises dans nos âmes, pour nous servir de moteurs dans la tâche difficile que nous avons à remplir ici-bas.

Ici, nous arrivons sur un terrain peut-être bien un peu étranger à notre sujet, cependant, comme nous ne pouvons concevoir l'homme, seulement composé d'organes plus ou moins symétriques, mais bien encore doué de *certaines puissances virtuelles* qui en font un être *pensant* et *aimant,* on nous pardonnera de clore tout ce que nous avions le projet de dire en physiologie ici, par un coup d'œil rapide, jeté sur ce côté de l'organisation humaine que nous trouvons si intéressant et si propre à l'étude, à la méditation.

Nous dirons donc avec un jeune savant qui vient de publier un ouvrage sur la phrénologie, M. J. Le Rousseau; ouvrage dans lequel, après avoir envisagé l'organisation matérielle de l'homme dans son ensemble, l'auteur s'attache surtout à trouver le point de départ des mouvements de cette merveilleuse machine, et s'arrête, comme bien des physiologistes, à l'étude du cerveau que tous ont reconnu pour le foyer et le point de départ réel de tous les rayons de notre intelligence comme de notre vitalité; nous dirons donc avec lui comme avec tous aujourd'hui, que : « *l'être humain se compose de trois sphères bien distinctes, au moyen desquelles,* il SENT, AIME et PENSE. » Tous les actes de la vie se trouvent en effet compris dans le cercle de ces trois opérations. La combinaison, le jeu bien équilibré des penchants, des sentiments et de l'intelligence, constitue la perfection relative de notre être ici-bas et donnerait les meilleurs résultats possibles dans un milieu favorable à la libre expansion des facultés que Dieu a mises en nous (1).

Il fallait en effet, à l'homme destiné à jouer, sur sa planète, un rôle en rapport avec les éléments qui la composent, des organisations bien établies : l'une *matérielle* pour entrer en contact avec l'ordre matériel des choses, et une autre *spirituelle*, *animique*, qui lui permît de communier comme force, comme principe, comme esprit, avec tout ce qui est revêtu de ce divin caractère.

La vie pouvait se composer pour l'une de ces organisations d'une série de formes, de transformations successives indéfinies peut-être, comme la division de la matière ; mais pour l'autre, toute dynamique et primordiale, relevant d'un principe indéfini aussi, mais invariable, elle ne pouvait celle-là, changer de nature et varier dans son essence ; elle devait rester éternelle dans sa force, inaliénable dans son caractère en ne subissant seulement, que les degrés divers et ascendants d'une perfection continue, hiérarchique, qui lui permît dans la série des siècles de se purifier, afin de rentrer dans le sein de Dieu d'où elle est partie et qu'elle doit rejoindre un jour !

Tous les naturalistes et Cuvier à leur tête, tous les philosophes modernes sont d'accord aujourd'hui sur cette grande vérité : « *la matière n'est que dépositaire des forces* ; *la matière passe et les forces restent.*

Si donc nous avons pu, dans le cours de cet essai physiologique, faire croire un instant que nous avions des tendances au matérialisme, qu'on réfléchisse bien sur l'esprit qui nous a dirigé dans cet ouvrage et qu'on fasse la part avec bonne foi, de ce que nous avons voulu dire, sur l'organisme qui doit périr comme il est vrai, de ce que nous avons dû dire et penser sur notre intelligence, notre puissance animique que

(1). *Notions de Phrénologie*, 1 beau vol. in-8°, par J. Le Rousseau, chez Baillière.

nous avons montrée toujours et partout comme parfaitement indépendante et d'une nature impérissable, malgré ses progressions indéfinies.

La vie animale ou végétale peut avoir lieu avec n'importe quel genre et quel ordre d'organisation, tandis que la vie spirituelle ne peut exercer son rôle, qu'avec telles et telles puissances qui doivent se retrouver toujours.... La première peut donc changer;.... mais la seconde doit revêtir éternellement le même type, le même ensemble, doit, comme un clavier, posséder les mêmes notes, sauf à produire sous des conditions différentes et proportionnelles, des notes d'une modulation et d'une variété indéfinie.

Ainsi, reconnu dans son organisation si admirablement composé, l'homme présente donc au savant une série d'organes matériels, engrenés entre eux et destinés à produire une *unité* harmonienne au physique, d'après le milieu en rapport avec eux.

D'autre part, une autre série tout aussi admirable et liée avec la première d'une manière intime, de forces, de facultés tendant à jouer ensemble ou séparément, et à produire des mouvements de l'âme et du cœur, qu'on désigne sous le nom de *passions*, devant servir à la direction de l'être dans le cours de ses existences.

Dieu, en abandonnant les animaux d'un ordre inférieur à des mouvements organiques ou purement instinctifs; en laissant les mondes et les êtres matériels, suivre les impulsions imposées par des lois éternellement régulières..., et tout cela dans le but d'une harmonie générale, vers laquelle tous tendent presque *fatalement*; Dieu pouvait-il, pour sa créature privilégiée, employer des ressorts aussi despotiques et lui imposer une direction inévitable en le constituant ainsi son esclave, destiné à porter une éternelle chaîne.

Quel moyen devait-il donc, dans sa sagesse et sa prévoyance infinies, employer pour donner à l'homme la latitude nécessaire au rôle qu'il devait suivre, en vue de l'harmonie universelle.

Deux voies se présentent évidemment à notre esprit.— L'une la voie de contrainte, l'autre celle de l'attrait.

Par la CONTRAINTE l'homme est fatalement lié, éternellement esclave et sans libre arbitre, sans choix, comme sans spontanéité, cloué pour toujours, à la roue d'un mécanisme indigne de lui et de son créateur....

Par l'ATTRAIT au contraire, riche de ses facultés, de sa puissance; placé sans cesse entre des tendances différentes, l'homme devient, pour ainsi dire, à chaque heure son propre créateur, et reste chargé de la voie de sa destinée qu'il peut faire heureuse ou triste, suivant qu'il se dirige bien ou mal.

Dès-lors, apparaît avec toute son indépendance, le libre arbitre admiré par toutes les religions, et à l'aide duquel chacun doit préparer son esprit au rôle supérieur de ses vies futures!

Ainsi, Dieu ne pouvait donc pas choisir une meilleure puissance que l'ATTRAIT ou l'ATTRACTION, pour mettre l'homme dans le cas de se servir de son organisme physique et moral, sauf à lui à chercher, à combiner la mesure avec laquelle il devait équilibrer la triple unité de ses forces, *sensitives*, *affectives* et *intellectuelles*, qui composent le clavier de son être.

Jetons donc un coup d'œil, sur ce que la philosophie nouvelle a appellé *passions natives* de l'homme; pour terminer ensuite par quelques mots sur le *milieu* convenable à leur jeu harmonien.

En résumant ce que nous venons de dire ici, de l'homme, comme être agissant et pensant, nous pouvons parfaitement admettre cette hypothèse, savoir:

« L'être humain est composé de trois principes.

» 1° LES PASSIONS, *principe actif et moteur.*

» 2° LE CORPS, *principe passif et mu.*

» 3° L'INTELLIGENCE, *principe neutre et régulateur.*

» Le corps, en effet, se meut en suivant dans ses mouvements les règles dictées par l'intelligence, et agit harmoniquement avec elle , pour obéir à la volonté, volonté qui ne peut naître que des désirs ou passions.

Toute action libre de l'homme, tout emploi volontaire de son corps et de son intelligence, est déterminé par un désir. C'est ce désir, quel qu'il soit, que FOURIER appelle PASSION.

L'AME, le moi, le moteur ne se manifestant que par les passions, peut être regardé comme leur somme. Si donc on fait l'analyse des passions de l'homme , on aura analysé l'*âme humaine*, et l'on connaîtra d'elle tout ce qu'il est nécessaire de savoir, quant à l'application, quant à son action sur nous, sur les autres, sur le milieu où nous vivons.

» Ainsi, Fourier donne au mot *passion*, un sens nouveau, mais clairement défini, il ne faut donc pas le confondre avec le sens qu'y attachent les moralistes qui s'évertuent à prendre en mauvaise part, toujours, ce mot dans les œuvres de son école (1). »

L'homme a plusieurs genres de désirs ou de jouissances qui le dirigent à son but;

A. Il a une tendance ou une série de désirs l'entraînant au *luxe* :

Au luxe interne *la santé*.

Au luxe externe *la richesse*.

Cinq sens ont été artistement combinés dans les rouages de son organisme pour le conduire à ce but : Et constituent cinq passions, savoir :

    a. *Passion de satisfaire.* . . . . LE GOUT.
    b.   *id.*   *id.*. . . . . L'ODORAT.
    c.   *id.*   *id.*. . . . . LA VUE.
    d.   *id.*   *id.*. . . . . L'OUIE.
    e.   *id.*   *id.*. . . . . LE TACT.

(1) Nous extrayons ces lignes et suivantes de *Solidarité*, ouvrage de l'école sociétaire écrit par un de ses premiers apôtres, M. H. REYNAUD.

Ces passions sont désignées sous le nom de SENSITIVES...
Elles correspondent à ce que les phrénologues appellent
instincts, et qu'ils placent dans le cervelet à la partie postérieure et inférieure du crâne.

M. Pierre Leroux les appelle SENSATIONS.

Elles dépendent de notre organisme, de la matière; sont irré-
sistibles, *naturelles, indispensables* à l'ordre des fonctions d'où
résulte la santé.

Pour les satisfaire il faut de la *richesse*, c'est-à-dire la
réunion des choses, des circonstances qu'elles nécessitent et
qu'on ne trouve guère sans la fortune, à moins d'une association qui y supplée.

Qu'on remarque bien surtout que chacune de ces passions
comme toutes les autres que nous allons voir, a un double
essort, un essort organique, matériel; un essort animique,
spirituel.

Ainsi, en nous permettant la jouissance d'un beau paysage,
d'un grand spectale de la nature, d'un des chefs-d'œuvre de
l'art.... LA VUE s'adresse aussi à notre âme, à notre intelligence, réveille leur feu sacré, les grandit et leur donne en
même temps l'idée de ce qui est *beau, grand* et *divin*.

Dieu sait toutes les accusations de mauvaise foi, tous les
reproches impies que les moralistes du jour, les puritains de
notre époque, les repus de notre civilisation ne cessent encore
de lancer contre la *science sociale* et *philosophique nouvelle*,
en criaut au matérialisme; à l'épicuréisme, etc.,

Comme s'il devait être permis à qui que ce soit et surtout
à un moraliste ou prétendu tel, de défigurer le sens d'une
doctrine qu'on réfute, et d'en cacher ainsi le côté le plus
sublime, pour avoir plus de chances à la combattre!

Nous venons de voir le premier *groupe* de nos passions
désignées sous le nom de *luxéisme*.

Passons au second ordre.

Le premier s'appelait *tendance au luxe.*

Celui-ci prend le nom de

B. *Tendance aux groupes*, GROUPÉISME.

1° Les hommes sont inégaux par le rang qu'ils occupent, rang qui est la conséquence de leur fortune, de leur talent, de leur valeur.

2° Ils diffèrent par le sexe ;

3° Ils sont de diverses familles et diffèrent encore par la naissance, par le sang ;

De là quatre espèces de groupes :

f. Groupe formé sans tenir compte d'aucune des inégalités naturelles, groupe ou règnent la confusion et l'égalité des rangs, GROUPE D'AMITIÉ.

g. Groupe où les hommes classés d'après leur rang, sont conduits par des supérieurs vers un but capable de satisfaire leur ambition. Réunion ambitieuse, GROUPE D'AMBITION.

h. Groupe formé par la tendance des sexes à s'aimer, à s'unir, GROUPE D'AMOUR.

i. Groupe formé sous l'influence du lien de parenté, réunion familiale d'individus, GROUPE DE FAMILLE.

Amitié, *ambition*, *amour*; *familisme*, sont donc les quatre passions comprises dans la tendance aux groupes, les quatre passions naturelles qui tendent à rapprocher les hommes, à les réunir *affectueusement*.

Ce sont les seules PASSIONS AFFECTIVES, elles correspondent très-bien à ce que les phrénologues appellent *sentiments,* et dont ils placent le siége, à la partie supérieure et antérieure du front et de la tête.

M. Pierre Leroux les appelle SENTIMENTS.

Ainsi nous arrivons à la dernière branche de nos facultés ou passions, savoir :

C. *Tendance aux séries.* Le lien entre les groupes, doit être formé par l'organisation sériaire qui les met en rapport.

Le rapport d'un groupe à un autre groupe ne peut être qu'*hostile*, *ami* ou *indifférent*. Un homme travaillant dans un groupe, peut donc désirer le contact d'un autre groupe par trois raisons.

j. Il cherche le contact de groupes *rivaux* avec lesquels il veut se mesurer.

k. Il aime la présence des groupes *amis* parce qu'ils le soutiennent dans ses prétentions, et qu'il se plaît à les soutenir de même.

l. Enfin la fatigue et l'ennui qu'il éprouverait s'il s'occupait sans cesse des mêmes choses en face des mêmes hommes, lui font sentir le besoin d'abandonner, momentanément, le groupe qu'il avait choisi pour passer dans un nouveau groupe *indifférent* aux prétentions générales du premier, mais avec lequel il se sent entraîné *personnellement* par quelque attraction.

Ainsi la tendance aux séries se décompose en trois passions; de *rivalité*, d'*accord*, de *diversité*.

J. *Rivalité.* Cette passion est un besoin d'intrigue, de lutte, de cabale, si naturel à l'homme, que tous ses jeux de l'enfance à la vieillesse, ne sont qu'une lutte entre plusieurs partis. Lorsque cette passion nous anime, nous oublions la fatigue pour ne sentir qu'ardeur et plaisir. C'est une fougue, mais *une fougue réfléchie*, car celui qu'elle entraîne, calcule ses actes de manière à ne perdre aucune chance de succès.

Fourier a appelé cette passion CABALISTE.

K. *Accord.* Le besoin d'accord naît d'une passion qui est en tout l'opposé de la précédente. Ces groupes amis qui nous contemplent, cette vaste réunion d'hommes qui applaudit à nos efforts, fait naître en nous un enthousiasme aveugle, une *fougue irréfléchie* qui exclut la raison et nous porte à des actes de courage, de dévouement, etc., etc.

Un plaisir simple n'est guère capable de développer cet

enthousiasme; il veut un plaisir *composé* de plusieurs plaisirs. Cette passion a reçu le nom de COMPOSITE.

L. *Diversité.* Le dernier rameau de la tendance aux séries est ce besoin qu'éprouvent tous les hommes de varier leurs occupations. Un plaisir même devient à la longue monotone et fastidieux. Cette passion, qui n'est que de l'inconstance, en civilisation est généralement regardée comme un vice; cette passion est nommée PAPILLONNE.

Cabaliste, composite, papillonne sont les passions dites DISTRIBUTIVES. Les groupes doivent être distribués en séries, conformément à leurs exigences; au jeu et au mécanisme de ces passions correspond l'*intelligence* dont elles sont un des produits variés.

Ce sont elles que les phrénologues appellent facultés *perceptives* et *réceptives.*

M. Leroux les réunit sous la dénomination de CONNAISSANCE.

On remarquera avec soin que, dans ce tableau, Fourier n'a nullement tenu compte des vices de l'homme, qu'on désigne encore sous le nom de passions.

Ainsi, la *colère,* la *paresse,* le *vol,* l'*avarice,* etc., etc., sont reconnues par l'école nouvelle, comme par celles de tous les moralistes, comme des dépravations réelles du cœur humain et, certes, ce n'est pas elles que Fourier a jamais conseillé de servir dans toutes leurs attractions... pour lui, comme pour nous, comme pour tous les hommes de sens, ces prétendues passions ne sont que des faiblesses de l'homme et non pas des forces utiles, nécessaires à sa destinée.

On comprend donc très-bien, que nous rejetions comme tout le monde ces désordres de l'âme, et on nous pardonnera j'espère de chercher, avec tous les hommes de cœur, une méthode qui en permettant le libre cours des tendances naturelles, prévienne leurs déviations qui peuvent, comme on le voit, devenir si funestes!

Le tableau suivant résume l'analyse que nous venons de faire de l'âme humaine.

PASSION PIVOTALE.	PASSIONS SOUSFOYÈRES.	PASSIONS RADICALES.	
A. UNITÉISME *harmonie* *religion.*	*a.* TENDANCE AU LUXE rapport avec le monde extérieur.	*a.* Passion répondant au GOUT. *b.* — — à l'ODORAT. *c.* — — à la VUE. *d.* — — à l'OUIE. *e.* — — au TACT.	Sensitives.
	b. TENDANCE AUX GROUPES lien avec l'humanité.	*f.* AMBITION } mode *g.* AMITIÉ } majeur. *h.* AMOUR } mode *i.* FAMILISME. } mineur.	Affectives.
	c. TENDANCE AUX SÉRIES lien sociétaire.	*j.* CABALISTE ou *contrastante.* *k.* COMPOSITE ou *exaltante.* *l.* PAPILLONNE ou *engrenante.*	Distributives.

Animiques. Sensitives. Affectives. Distributives.

Telle est la gamme des passions qui constituent le clavier de l'âme humaine et par conséquent qui sont les moteurs divers qui le dirigent vers le but qu'il doit atteindre, en traversant les obstacles multipliés qu'il rencontre dans la société dont il est une partie intégrante.

Chaque homme porte au cœur ces douze passions radicales, seulement elles y sont à des degrés divers et c'est cette différence qui établit les *caractères* (1).

Nous ne parlerons pas ici des passions *mauvaises* ou *vices*, telles que la paresse, l'avarice, la colère, la haine, etc., etc., qui sont des *déviations* de passions et le résultat *fâcheux* des obstacles, contraintes, tyrannies que la société présente le plus souvent à l'homme abandonné à lui-même et se réfugiant par la force des choses dans un égoïsme obligé.

Maintenant que nous avons donné l'analyse de l'homme, comme être organisé, et fait voir les conditions hygiéniques indispensables au jeu, à l'harmonie de son mécanisme vital,... on comprendra que la même pensée doit nous diriger dans ce qu'il convient de dire pour son organisation *animique*.

Il faut donc, là aussi, que l'étude une fois faite, des facultés animiques et sensitives, on arrive à chercher également le milieu convenable à leur harmonie.

C'est là une tâche difficile, sur laquelle ont pâli bien des intelligences, ont échoué bien des moralistes ; on nous pardonnera de ne pas l'entreprendre, mais on voudra bien nous permettre d'appliquer ici ce que nous avons démontré pour la médecine.

______

(1) Tout ce que nous sommes, nous le tenons du souverain arbitre de nos destinées ; toutes nos facultés viennent de lui..... Mais, serait-il juste, raisonnable, loyal, possible même, de condamner une de nos facultés, uniquement à cause de l'abus qu'on peut en faire ? Condamner la faculté, serait accuser la justice éternelle qui avait créé l'homme pur avant le péché originel, et qui, après, lui a laissé le libre arbitre du bien et du mal.....

« LA ROCHEFOUCAULD, duc de Doudeauville, — dans la *Revue de l'Anthropologie Catholique*, — avril 1847. »

Jusqu'à notre époque si vaniteusement, peut-être, dénommée époque de progrès, on avait toujours fait à l'organisme une rude et terrible guerre, une sanglante opposition, et cela sans aucun autre succès qu'une augmentation de mal.

Eh bien ! en spiritualisme, en éducation, de même que pour la direction des passions, on a jusqu'à ce jour, également adopté une méthode pareille à la première, en contrariant sans cesse, en tout et pour tout, les ressorts animiques que l'on craignait à tort, de voir se perdre, s'égarer dans la pleine satisfaction de leurs tendances.

Le passé est là, avec toutes les couleurs tristes et décevantes que lui fournit même le présent, pour dire, si ces méthodes ont produit le résultat désiré ;... si le crime a disparu de la terre ;. si le vice a fait place à la vertu, l'égoïsme au dévouement ;... si la prostitution n'est plus l'infâme ressource de bien des jeunes filles ;... si la misère est bien réellement remplacée par une prospérité croissante ;.. si le salaire est arrivé au niveau des ressources de la famille ;... enfin, si le travail même est bien organisé et assuré pour tous, etc., etc.

On peut reconnaître encore :

Si la morale trouve bien sa satisfaction dans les liens de famille.... Si le mariage est devenu le foyer d'unions sympathiques... Si les tribunaux n'enregistrent plus de scandaleuses amours... Si le divorce n'est pas remplacé par la nécessité de prononcer par an, 20 à 30 mille séparations !! sans compter celles qui sont secrètes, etc.

En face de pareils résultats, il est bien permis, pour juger la valeur de six mille ans d'études, de philosophie, de législation, etc., de se demander si le vieux monde est bien dirigé, depuis que les moralistes de toutes les écoles, au lieu de condamner leurs lois stupides et barbares, se sont entêtés, avec une vaniteuse prétention, à refaire la nature humaine *créée à l'image de Dieu* et sortie de ses mains divines !!!!

La réponse des hommes sensés et pénétrés surtout des calamités qui ont tour à tour affligé les peuples, ne sera certainement pas favorable à l'ordre de choses établi, et tous manifestent le désir, que des études nouvelles soient dirigées sur la nature de l'homme d'abord, puis sur la nature des lois qu'elle réclame, qu'elle appelle et sur le milieu convenable à tous.

C'est là le vœu le plus ardent que nous formons dans l'intérêt du bonheur général, mais très-convaincu que du concours de toutes les intelligences doit sortir le code réel qui doit servir de base aux sociétés présentes et futures.

Sans doute,

Lorsqu'on possède un livre aussi beau que l'Evangile et dont toute la morale est basée sur ce sublime aphorisme :

AIMEZ VOTRE PROCHAIN COMME VOUS-MÊME.

On s'étonnera de voir des novateurs être assez vains peut-être, pour proposer au monde quelque chose de mieux que la morale prêchée surtout depuis dix-huit cents ans, par les sublimes efforts du christianisme; et sans comprendre l'intention et le courage de ces apôtres nouveaux, on se hâtera, entraîné par un esprit peu charitable, de jeter l'anathème sur eux et de condamner leur œuvre, sans la connaître, sans se donner même la peine de regarder si elle ne vient pas peut-être répondre à ces paroles : *cherchez et vous trouverez* et donner enfin les moyens de mettre en pratique l'admirable loi d'amour qui seule doit nous sauver.

Plus que personne peut-être et dans des termes plus dignes qu'on ne pense, ces philosophes nouveaux rendent hommage, dans leurs écrits, aux efforts incessants de tous ceux qui travaillent à l'amélioration des hommes; ils savent, aussi bien que tous, combien les progrès obtenus sont dignes d'éloges; combien ils ont arrêté déjà sur le bord de l'abîme où ils allaient s'engloutir, les populations qu'aveuglait encore le délire de la révolte et que venait sauver le génie puissant de la *fraternité!!* Mais ils savent aussi que nulle part, n'a été comprise la LOI DIVINE qui doit rétablir, sur la terre comme au ciel, le royaume de Dieu et de la justice. Ils savent que nulle part, des législateurs inspirés n'ont encore inscrit à côté des préceptes de la loi, *Les moyens* PRATIQUES *salutaires!*

Mais, à force de chercher au milieu des élucubrations métaphysiques du passé, un nouveau prophète, désolé du néant de tant de doctrines, a trouvé dans son cœur, dans le grand livre de la nature, le code réel qui enseigne à l'humanité éperdue au milieu de ses malheurs, la route nouvelle qui doit la conduire en terre promise.

Et qu'on le sache bien, ce n'est pas une religion nouvelle qu'est venu apporter au monde ce Révélateur, mais c'est bien au contraire une SCIENCE féconde qui renferme l'énigme de toutes les paraboles, et qui vient donner au monde les moyens *uniques* de pratiquer dans toute son extension, la morale sacrée de l'Evangile.

Qu'on nous permette donc de le dire ici en finissant, pour donner une haute idée de tout ce que renferme de *divin*, de *religieux* et d'*admirable*, cette science nouvelle; c'est qu'à nous, qui étions resté incrédule, au milieu des enseignements qui nous ont été fournis par la religion et les sciences, la FOI nous est venue comme une manne céleste... Oui, nous n'avons été bien réellement converti à la croyance en Dieu, en sa doctrine, en son éternité, que par l'étude de cette science nouvelle à qui nous devons toutes les heures d'extase religieuse que nous a données la méditation de ces divins secrets.

Oh! maintenant, avec quelle piété nous pouvons nous élever à la hauteur de tous les problêmes! L'esprit divin nous a éclairé de sa lumière, de son intelligence; il nous permet de voir, de découvrir l'univers, de le comprendre dans son immense *unité*, d'admirer la création dans son étincelante harmonie; et si nos yeux à présent, s'abaissent des régions célestes, sur cette pauvre terre où Dieu nous a placés, notre âme bondit d'élan et notre cœur tressaille d'amour, à la pensée que cette vallée de larmes n'a été un séjour de douleur, qu'à cause de notre ignorance, et que, sauvés tous un jour, par le soleil qui va réveiller l'atonie des esprits et les initier bientôt aux secrets de la science, les hommes rachetés cette fois, par une dernière incarnation de la Divinité, établiront enfin parmi eux, cette harmonie qui doit briller aussi splendidement dans toute la nature.

Courage donc, frères et sœurs qui languissez encore, avec tant de résignation, sous les étreintes de la souffrance du corps et de l'âme!... Le Dieu qui nous a créés, n'est point un mauvais père, mais bien un Dieu de justice et d'amour, qui veut pour ses enfants privilégiés, ce qu'il a établi pour toutes ses créatures : *Le bonheur réalisé par l'accomplissement de sa loi...*

A l'œuvre donc, matelots et passagers... La mer se fait belle, le navire fend la lame, poussé par les vents alisés; les anges nous sourient du haut des cieux étoilés, les horizons nouveaux se découvrent... Courage, encore quelques jours de fatigue et de douleurs et nous entrerons dans le port en criant :

Hosanna! Hosanna!

GLOIRE AU PLUS HAUT DES CIEUX!

Dr F. PERRUSSEL.

HYGIÈNE GÉNÉRALE.

DE L'AIR,

CONSIDÉRÉ DANS LE RÔLE QU'IL JOUE SUR LA VIE ET LA SANTÉ.

> « La nature a horreur du vide.
> GALILÉE. »

Mon cher Docteur,

C'est à moi, pauvre solitaire, qui ne vis plus de cette vie active et multiple qu'on a dans le monde, que vous avez, dites-vous, réservé la tâche de traiter, dans votre œuvre, tous les articles d'hygiène dont vous voulez, avec si juste raison, entretenir vos lecteurs. Je ne sais s'ils vous remercieront comme moi du choix que vous faites ; mais, pour ma part, le désir où je suis de connaître cette étude si intéressante et utile, et le service que vous allez me rendre en me mettant ainsi dans l'obligation de m'y livrer, me font un devoir d'accepter avec reconnaissance.

J'espère surtout que vos lectrices, plus indulgentes et moins difficiles que vos graves docteurs, me sauront gré peut-être, en faveur de ma bonne intention, des efforts que j'aurai faits pour les initier avec moi à une étude à la fois utile et agréable, et qui offre réellement au cœur comme à l'esprit un vaste champ de méditations à parcourir.

Aussi, bien plus assuré de leurs sympathies que de celles des seigneurs et maîtres de la Faculté, si noirs et si sévères, auxquels heureusement je n'ai rien à apprendre, vous me pardonnerez si je ne mets mes manchettes comme M. de Buffon, et ne trempe ma plume de colombe dans de l'eau de rose que pour elles, rien que pour elles. C'est d'un mondain bien civilisé, me direz-vous, pour un ermite qui ne songe plus qu'aux misères de ce monde à rebours; mais aussi qui, mieux qu'elles, sait les comprendre, les partager, et souvent les faire oublier!

Et d'abord, que leur dirai-je? que....

L'air, composé d'acide carbonique, d'azote et d'oxigène, dans des proportions différentes, est une immense zône de 15 à 16 lieues de largeur, qui entoure notre chère planète, et lui fait, comme à Vénus, une ceinture azurée, transparente, élastique, d'une certaine pesanteur, mais sans aucune espèce d'odeur.

Là où la riante imagination des Poétes place des voûtes concentriques de cristal, de diamant et d'or, la science ne voit plus que de l'air, rien que de l'air qui se comprime dans un tube, qui se pèse dans un ballon!.. Et pourtant, nous aimerons toujours, nous autres femmes, à lui faire une réputation de vapeur, de gaz, d'immatérialité, malgré les beaux discours de Galilée et Toricelli, ces démolisseurs peu courtois des idées reçues! Car, pour qui connaît le sublime et mystique tableau d'Ary Scheffer; pour qui s'est perdu avec saint Augustin ou sainte Monique dans les plaines de l'infini, le beau ciel qui colore les rives d'Ostie doit être autre chose que de l'air!.. Et pourtant ce ciel visible, ce ciel matériel, il faut le reconnaître, n'est pas autre chose.... Aussi n'est-ce pas là, nos sœurs chéries, nos anges gardiens, que vous irez quand vous nous quitterez.....

Ce ciel que nous voyons, que nous touchons de la main, quoiqu'il fuie toujours devant nous, est tout-à-fait de la terre; il semble en être la suite et comme le spiritualisme; il est à notre globe et aux astres plus éthérés peut-être, ce que la pensée est à l'âme et au corps, ce que le somnambule est à l'homme et à l'ange! Comme eux c'est un des anneaux de la chaîne de l'univers ; c'est un des points de l'immense série qui lie et distribue toutes les harmonies de la création!

Comme sa transparence est belle, et invite à la méditation! Comme elle agrandit notre pensée avec nos regards, et nous laisse deviner Dieu derrière ses myriades d'étoiles!... Comme il agite et balance la cîme des grands arbres, et chasse les nuages et l'orage loin de nos demeures!... Comme il sait, heureux confident, messager discret, en nous apportant les senteurs de l'oranger et des acacias, réunir dans le même calice les semences végétales qu'il transporte d'une hémisphère à l'autre!... Sans air, la terre serait muette comme le chaos; voyez comme il transmet les sons, et nous apporte, du flanc des montagnes, du taillis des bois, avec les aboiements des chiens, les harmonies du cor; avec les mélodies d'une voix aimée, les accents et les plaintes de la douleur!... C'est aussi lui qui agite la mer, roule les vagues, enfle les voiles, et conduit au port, avec le vaisseau qui nous apporte les produits d'une rive lointaine, le fils bien-aimé, l'époux de notre choix!.. C'est encore l'air qui, par sa pesanteur, retient la sève dans les vaisseaux des plantes, contient le sang dans les veines, et qui, par ses éléments régénérateurs, entretient partout la vie, l'activité, chez tous les êtres!

Aussi, pour ces dernières et admirables qualités, Dieu, dans sa prévoyance infinie, a défendu aux riches d'y toucher, aux rois juifs de s'en emparer comme des rail-way de la terre... Comme le soleil, l'air est à tous, c'est une propriété commune que respirent, seulement sous des conditions différentes, la grande dame et la pauvre goëleuse ; le seigneur et le mendiant assis à son portique!!... Oui, l'atmosphère est un vaste champ qui reçoit tous les germes, tous les principes; et, dans ce réservoir commun, les êtres de tous les règnes y puisent la vie à divers titres, y croissent sous la même influence. Tout est soumis à son action, rien ne peut s'y soustraire : il anime et transforme tous les êtres, tout est brûlé par lui, c'est le feu éternel...

C'est la flamme symbolique de Vesta que rien n'éteint, que tout alimente !!...

La médecine, a dit un ancien, est l'art de conduire et d'élever les maladies... C'est bien méchant, cher Docteur ;... mais heureusement qu'elle n'est pas seule coupable, et que les progrès apportés dans sa science, vont produire des résultats tout différents, si on seconde ses efforts.

Car tout se lie dans ce pauvre monde si deshérité au milieu de ses richesses... Si tous les habitants de la terre éternisent réellement leurs divisions, leurs haines ; s'ils ne s'entendent pas pour entretenir dans ses conditions favorables leur atmosphère qui les enveloppe et les fait vivre ; s'ils ne savent pas rétablir les courants, ces ventilateurs naturels, par le reboisement de leurs montagnes ; s'ils n'attirent pas la foudre des nuages, par les milliers de pointes qu'offrent les forêts pour briser les orages ;... s'ils ne savent pas placer leurs demeures vastes et commodes sur des points où circule un air pur ; si les immondices et les détritus ne sont pas séquestrés à certaines limites ; la science aura beau faire,... les maladies ne feront que multiplier leurs ravages ; la misère étendra sur l'humanité ses bras décharnés, et avec les fleurs de nos parterres et les épis de nos champs, tomberont, avant l'heure, toutes les têtes blondes de nos enfants que Dieu nous avait donnés pour faire si beaux et si bons !

DE LA TERRE,

DE SES CLIMATS, DE SA VÉGÉTATION, DE SON INFLUENCE SUR LA SANTÉ.

Au commencement du monde, dit la *Genèse* : « Dieu créa le ciel et la terre. »

Le ciel est sans doute cet espace incommensurable qui nous entoure, qui embrasse notre atmosphère et le firmament, ce champ infini dans lequel se balancent avec un équilibre parfait, comme des bulles de savon, les astres et les étoiles, et où les voies lactées, semblables à des fils de la Vierge, tracent de longues nuées de lumière et de feu! Quel ravissant tableau pour l'œil de l'intelligence, et quelle source inépuisable de méditations et de sciences, pour l'âme qui a besoin, après les orages du doute ou les déceptions de la vie, de se recueillir un instant! Oh! pour qui sait lire dans ce livre de la nature, ouvert à tous, avec les mille variétés de sa langue universelle, comment ne pas tomber à genoux en face de l'Ordre Suprême qui préside aux merveilles que nous admirons! N'est-ce pas tout ce que nous pouvons faire, nous autres, pauvres femmes, dont le cœur aime avant de comprendre, et nous demander les raisons de notre amour, n'est-pas nous exposer souvent à tomber au-dessous de son objet! Que dirai-je donc, bon docteur, qui puisse mériter l'attention bienveillante de vos nouveaux amis! Pourrai-je leur parler du ciel mieux que Job et Moïse, ces premiers poètes qui ont laissé, sur toutes les doctrines et les sciences, l'empreinte sacrée du génie; pourrai-je le décrire mieux que Kepler et Newton, si bien continués par nos astronomes modernes; et ne doit-il pas me suffire de citer à tous, ces sublimes penseurs qui nous ont initiés aux lois de la mécanique céleste, à l'ordre infini qui y règne et y établit par la *loi immuable de la série*, ces harmonies étincelantes qui révèlent un Suprême Ordonnateur!

Aussi, quittant ces régions élevées, dont l'éclat est trop éblouissant pour la vue de mon esprit, permettez que je redescende sur terre, où mes pas seront plus sûrs peut-être, quoique chancelant encore au milieu des difficultés que j'y trouverai sans nombre; mais où du moins j'aurai de frais ombrages pour me reposer des rigueurs de l'été; de riantes fontaines pour laver mes pieds de la poussière des chemins; des fruits pour appaiser l'ardeur de mes lèvres, et des fleurs odorantes pour tresser à Dieu une immense couronne!

Terre,... Terre,... s'écriait Colomb en apercevant l'Amérique dont la découverte venait apporter à nos connaissances, des idées nouvelles sur notre globe; son étendue nous était décidément connue, sa forme révélée, et l'homme enfin, riche de toutes les merveilleuses créations de son industrie, pouvait, comme un roi aimé, faire le tour de son royaume au milieu des chants de gloire et d'allégresse qu'entonnaient de toute part, avec une mélodieuse harmonie, les arts et les sciences qui naissaient sous ses pas!

Pauvre terre pourtant que Dieu nous avait donnée si belle et si coquettement parée! Toutes les étoiles et leur roi le soleil, ne semblaient placés autour d'elle, que pour la regarder et lui obéir au moindre signal; les unes pour lui donner avec la pâle Phœbé, malade de jalousie, ces incertaines lueurs, ces douces et demi-teintes de la nuit qui allaient si bien à la délicatesse de sa nature, à son sommeil réparateur, dont vient la retirer chaque jour, avec une rare fidélité, l'astre radieux qui ne se fait beau que pour elle!

D'une forme sphéroïde et gracieusement posée sur son axe, elle tourne obliquement de l'Orient à l'Occident, en présentant tour à tour ses prairies et ses glaces, ses vallées et ses mers, au foyer créateur de son amant bien-aimé.

Ce mouvement de rotation, si longtemps nié, et dont la découverte, comme toutes celles réalisées parmi nous, valut à son immortel auteur, des persécutions indignes ; ce mouvement s'opère au sein de milliers d'autres mondes qui agissent sur lui et produisent, à leur tour avec lui, des courants, des effets magnétiques, des phénomènes éternels, dont l'accord établit et régularise nos saisons, nos climats, nos températures, avec leurs nuances, leurs zônes toutes proportionnelles à la nature variée des êtres ! C'est sous l'influence de cet équilibre parfait, que les mers ont obéi à la voix suprême qui leur assignait d'infranchissables limites ;... que les rivières ont circulé en tous sens, sur leur lit de sable d'or et aux bords enchantés, avant de venir se perdre dans leur commune patrie ; que les vallées se sont assises à l'ombre des montagnes, que les champs se sont garnis d'abondantes moissons, de prairies émaillées et des variétés de fruits dont les espèces infinies décorent nos jardins.

Oh ! pour peindre toute la riche beauté de ce paradis perdu, il me faudrait le génie de Milton, et la plume si poétique du naïf auteur des harmonies de la nature ; pour rendre avec vérité toutes les miroitantes couleurs de ce riant tableau, il faudrait dérober à Raphaël, la puissance de ses pinceaux ; ou demander à Michel Ange, le sublime secret qui lui fit, dans un marbre de Paros, trouver si animée, si prophétique et si belle, la figure de son Moïse !

Hélas ! pénétrée trop vivement, en voyant tant de grandeurs, du sentiment de ma faiblesse, je ne puis que vous dire toute mon admiration pour le généreux auteur de tant de merveilles, et toute ma douleur en face des tristes conséquences, des amères réalités auxquelles l'esprit mal dirigé de l'homme a conduit ces productions si fécondes de la nature !

Que les choses sont changées depuis les temps fortunés, dit-on, où vivaient nos premiers pères ! La division, l'égoïsme et la haine, sortis de la pomme mordue par Adam, comme d'une boîte de Pandore, ont répandu partout les germes trop féconds de l'esprit du mal !... Le morcellement des terres, des

familles, est venu remplacer la bonne culture et l'harmonie;
les steppes et les landes ont montré en tous lieux, les ronces
et les épines de leur stérilité; les fruits, chaque jour plus rares,
sont devenus la part du plus fort; les bêtes féroces, que l'union
seule des hommes pouvait combattre et dompter, ont multiplié partout. Les champs sans culture ont abandonné à l'atmosphère le détritus infect des végétaux; les rivières sorties de leur
lit par l'absence des digues, ont laissé sur les terres des alluvions et des mares dont les miasmes ont porté sur l'aile des
vents les germes de nos maladies; la végétation, abandonnée
partout aux effets du hazard, ne rendait pas à l'air, aux courants, les arômes, les gaz, les fluides nécessaires à la pureté,
à la calorification de l'atmosphère; la terre s'est alors refroi-
die, les pôles se sont couverts de glaces, qui ont approché de
l'écliptique, et tous les incalculables effets de ces désordres,
ont amené sans doute ce cataclysme affreux qui, par le déluge,
a failli perdre le genre humain !

Quelle terrible leçon, si c'est Dieu qui nous l'a donnée, et
que ne devons-nous pas faire aujourd'hui à l'aide des mille
ressources de notre intelligence et de notre amour, pour éviter
un pareil malheur, dont les tremblements de terre que nous
observons si souvent, semblent nous avertir déjà!

Oh! puisse donc l'esprit d'éternelle sagesse et de vérité nous
éclairer sur notre destinée ici-bas, et nous placer enfin au
milieu de cet immense concert, en harmonie avec nos frères et
avec Dieu, pour l'éternelle glorification de sa puissance et de
notre nature! Puissent les hommes confondre leurs lumières
pour la direction *unitaire* de leur globe et arriver ainsi, à
l'aide d'une association éclairée, à rendre aux saisons leur
première régularité, à la végétation sa brillante parure, aux
vergers et aux moissons leur abondance *paradisiaque*!... Et
l'âge d'or reviendra parmi nous comme aux temps de nos
premiers pères!   E¹ᵉ.-J. DE Sᵗ C.

DU FEU

CONSIDÉRÉ DANS SA NATURE, DANS SES EFFETS ET SON
INFLUENCE SUR LA VIE ET LA SANTÉ.

Le feu!... Que de pensées diverses s'entre-croisent à ce mot
dans mon faible intellect, que de phénomènes en effet dérivent
de son existence! Le mouvement, la vie, les passions de
l'humanité, les globes qui gravitent sur nos têtes, la nature
entière, tout subit sa loi; loi d'amour et d'attrait, qui nous
porte à vouloir approfondir les causes de son essence, et
devant laquelle nous sommes obligés, humbles mortels, de
nous incliner et de reconnaître l'imperfectibilité de nos sens!
« Le feu, disait Héraclite d'Ephèse, c'est l'élément igné,
» principe de toutes choses, c'est la forme primordiale qui tient
» sous sa dépendance tous les phénomènes; tous les chan-
» gements qui s'opèrent dans les corps, c'est le feu qui les
détruit, mais à la condition de les constituer. »

Vous voyez, cher docteur, que j'ai profité de vos conseils
et que, puisant dans l'étude des maîtres les principes de la
science, je puis essayer de vous décrire mes quelques impressions sur le principe vivifiant de l'animation universelle.

De quelle admiration ne doit-on pas être saisi lorsqu'on
réfléchit que l'homme tient dans ses mains et dispose à son
gré de ce principe occulte qui circule dans les ondes,
jaillit des cailloux, maintient en fusion le centre de notre
globe et produit les terribles éruptions des volcans; de ce
mobile puissant qui déchaîne les aquilons et fait gronder
la foudre sur nos têtes, en même temps qu'il prépare dans
nos cœurs les orages non moins effrayants des passions...
Vous l'avouerai-je, entraîné par mon sujet, je suis presque
frappé de terreur en songeant que je vous écris au coin du
feu!...

Mais c'est ici l'occasion de le reconnaître, toute source de

3—c

destruction sert également dans l'univers à la recomposition;
l'air qui fait vivre et qui dévore quand il entretient la four-
naise ardente, nous en offre un exemple. La haine n'est qu'une
modification du sentiment qui donne naissance à l'amour, et
c'est dans l'équilibre dynamique des agents naturels, mis par
le Créateur à la disposition de l'homme, que l'harmonie
prend naissance ici-bas.

Comment le feu fut-il connu des premiers hommes? Où
le trouvèrent-ils? Qui leur apprit à s'en servir, à le conserver, à se le procurer à volonté? Voilà autant d'énigmes
que les plus savants n'ont pu deviner et que votre narrateur
n'ose pas approfondir. L'hypothèse gracieuse de la mythologie accuse Prométhée d'avoir dérobé le feu à la divinité.
En vérité, quand je réfléchis au bien qu'il nous a ainsi
procuré, je trouve sa punition bien sévère et son exemple
serait de nature à décourager les hommes de progrès qui
tentent d'élargir le domaine des connaissances acquises, si
l'esprit humain n'était pas destiné et entraîné par sa nature
même, à sonder toutes les phases du possible.

De quelque côté que je dirige mes regards, je vois l'influence du feu partout; et toujours son action vivifie. Je
dirai plus, c'est précisément par ce qu'elle tue dans certaines
limites, qu'elle jouit de la propriété de procréer dans d'autres!

A quel agent devons-nous attribuer cette puissante végétation de la zône torride, ce gracieux tapis de verdure
des régions tempérées et ces imposantes montagnes de
glace qui interdisent à l'homme l'habitation des régions po-
laires? A la sage mesure avec laquelle le Créateur de toutes
choses a disséminé le fluide calorifique.—Admirables lois de la
Providence!.. Combien les philosophes vous méconnaissent,
lorsqu'ils accusent la divinité d'imprévoyance, et lorsqu'ils
comparent le globe à une immense ruine dont la moitié est
dévorée par le soleil et l'autre ensevelie sous les glaces.

Ainsi raisonne l'ignorance qui n'établit que sur de futiles spéculations d'esprit la base de ses blasphèmes, négligeant de chercher dans l'interprétation scientifique la clé des phénomènes naturels qui paraissent discordants au premier abord et que l'étude dégage bientôt de leur voile d'obscurité. C'est ainsi que cette inégalité de température aux pôles et sous l'équateur est la cause de ces courants aériens, qui conservent à l'atmosphère une composition uniforme dans toute sa masse. Nul vent ne nous apporterait les nuages qui fertilisent nos campagnes, nul zéphir ne ferait éclore nos fleurs et nos moissons, si la source des vents et des orages n'avait été placée à l'extrémité du globe.

Que diraient maintenant, cher docteur, vos lectrices impressionnables, si je leur faisais suivre, le scalpel à la main, l'organisation des différentes classes d'animaux qui peuplent le globe, et si je déroulais à leurs yeux surpris, la chaîne sans fin qui coordonne, de la manière la plus intime, les mœurs, les allures, les fonctions de ces mêmes animaux, à la chaleur plus ou moins considérable qui circule dans leur économie.

Quelle différence de température entre la tendre colombe, cherchant à attirer par ses roucoulements prolongés le compagnon de ses amours, et la vipère à l'allure basse et capricieuse, se glissant en replis tortueux pour mieux s'élancer sur la proie qu'elle veut dévorer. Entre l'homme et l'enfant, qu'elle disproportion de température intérieure! Et comment méconnaître en présence de tels faits, l'union intime du physique avec le moral, l'influence réciproque et souvent même le calme de l'un par le charme et la satisfaction complète de l'autre! C'est pour conserver tout l'effet de cette bienfaisante chaleur, source des fonctions vitales, que le Créateur a donné aux animaux des fourrures, des poils, des plumes, corps mauvais conducteurs de la chaleur, et servant à l'emprisonner pour ainsi dire chez l'animal qu'ils recouvrent.

Quant à l'homme, plus industrieux que les animaux, il se constitue lui-même une enveloppe préservatrice du froid, en faisant servir à sa parure les dépouilles des animaux ou le produit de l'agriculture.

Les anciens en donnant aux vestales la garde du feu et en leur enjoignant sous les peines les plus sévères, d'alimenter constamment sa dévorante activité, avaient ainsi symbolisé de la manière la plus frappante, l'immensité du rôle que joue dans la nature entière, ce principe fécondant dont les effets providentiels président à tous les actes de notre existence.

C'était au feu que les Romains avaient recours dans leurs cérémonies mortuaires, pour condenser en une urne funéraire, le corps de leurs proches dont ils conservaient ainsi les parties terreuses, *base* de l'organisation. Ingénieuse matérialisation de ce fait physiologique et psycologique tout à la fois, par lequel le *souffle divin* abandonne la masse charnelle, dès que les rouages de cette dernière, par certains phénomènes intimes d'altération, deviennent impuissants à se mouvoir spontanément, dans la sphère dynamique de leur *destinée* !

Si l'air et l'eau, par les rapports constants qu'ils ont avec l'ensemble des organes animaux ou végétaux, constituent des leviers éminemment actifs et indispensables à l'équilibre universel; la chaleur, à son tour, par l'impulsion qu'elle communique à ces deux agents, dont elle provoque et régularise le *modus agendi*, peut être certainement considérée comme digne de fixer au plus haut point, l'attention des philosophes et de tous les penseurs adonnés aux études hygiéniques et médicales.

Mais (et ici nous sommes honteux de l'avouer), nous en sommes arrivés à ce point, sous l'influence de notre civilisation subversive, que tel élément de vie et de santé, dont la nature nous a prodigué les sources avec une si grande

générosité, n'est aujourd'hui que l'apanage de quelques-uns !
En effet, sous l'influence des doctrines sociales du *laissez-
faire*, une moitié du monde soupire après le rayon de soleil
qui pourrait réchauffer ses membres endoloris, tandis que
l'autre moitié étale auprès de foyers vivifiants, sa luxueuse
paresse et son coupable égoïsme! Et pourtant, avec quelle
facilité et quelle admirable économie, ne pourrait-on pas, en
créant des *ouvroirs* chauffés à l'aide de calorifères, procurer
à tous les parias de la société, ces chrétiens nos frères, cette
chaleur bienfaisante qui semble être un des premiers soutiens
de la vie! Espérons donc que les efforts éclairés de l'administration paternelle qui veille à la direction de l'État, arrivera
bientôt à délaisser sa politique pour ces questions d'un aussi
haut intérêt.

Au moyen du feu, l'ingénieur empêche l'accumulation de
ces gaz méphytiques qui, dans les profondeurs des mines,
viendraient avec les terribles effets du *grison*, ajouter une
cause incessante de mortalité affreuse aux dangers de toutes
sortes qu'affrontent chaque jour, avec un héroïque courage,
toute une population de travailleurs, pauvres esclaves et tristes
victimes d'une nouvelle féodalité qui les tient enchaînés par le
besoin et la famine, et qui les contient dans cette misérable position, par la force et les lois, quand ils veulent en sortir!!!!

En faisant concourir le fluide calorifique à la formation des
houillères, la prévoyance admirable du Créateur nous permet
de recourir à ce même fluide pour en assainir les galeries
d'exploitation, en soulever les blocs, jusqu'à la surface du sol,
tout en nous donnant un exemple frappant de la *condensation
des causes*, formant ainsi contraste avec la multiplicité des
effets, et nous faisant assister en même temps, à un
sublime exemple d'*unitéisme* que nous devons constamment
rechercher, dans le cours de nos investigations, comme
le dernier degré de l'accord, de l'harmonie, de la perfec-

tion qui doit exister dans les œuvres du Créateur, comme dans les nôtres.

Si nous examinons maintenant l'immense pratique que l'hygiène peut retirer du feu dans les habitations , nous reconnaîtrons encore ici le doigt de la Providence qui , en nous imposant certaines conditions rigoureuses compatibles avec notre existence, nous a donné les moyens de remplir ces mêmes conditions, par l'exercice de nos fonctions habituelles.

Tout le monde sait, en effet (et l'expérience l'avait démontré avant la chimie), que l'air atmosphérique devient impropre à la respiration et même délétère, lorsque certaines causes étrangères, telles que la combustion, l'expiration animale, etc., ont accumulé dans la masse, une certaine proportion d'acide carbonique. — Eh bien ! le feu, au moyen de la dilatation qu'il fait subir aux couches aériennes, avec lesquelles on le met en contact et qu'il raréfie, pour ainsi dire, déplace les gaz délétères qui plus légers s'élèvent avec la plus grande facilité, assainit les lieux confinés où il est si important d'établir la ventilation, et remplace par là, avec une incontestable économie, les agents mécaniques auxquels on serait obligé d'avoir recours, dans le but de favoriser l'introduction d'un air nouveau, extérieur, et de chasser l'acide carbonique contenu dans l'espace à assainir... Sous ce dernier rapport , une grande solidarité existe dans les phénomènes de la nature, entre tous les êtres qui se prêtent un mutuel concours, pour l'entretien relatif de leur existence; ainsi sous l'influence de la chaleur du soleil et d'un ciel d'azur, les plantes, toute la végétation, absorbent le jour, l'acide carbonique que nous rejetons et nous rendent en retour, l'oxigène dont nous avons besoin.... Ainsi, pas de fleurs et de prairies,... plus de vie et de bonheur pour nous ! Quel exemple plus poétique et plus simple cependant, de solidarité que celui-là ? Et l'homme vraiment, peut-il négliger son globe et ses parterres, ses forêts et ses climats... sans nuire à sa nature, à sa vie même et aux générations futures!!

Enfin, pour finir ces diverses considérations sur ce singulier *élément,* comme l'appelait l'ancienne chimie, et pour achever mon rôle bien incomplet de narrateur philosophe, permettez que je vous conduise, cher docteur, dans ce sentier triste et inculte, dont la couleur noirâtre indique assez la houille et le *machefer* qui en a consolidé la surface; que je vous ouvre la porte de ces immenses ateliers, où comme une lave mugissante, les métaux associés se tordent dans de vastes creusets, sous l'influence d'une chaleur artistement produite? Vous verrez avec quelle rapidité ces masses de combustibles amassées, dans les entrailles de la terre par la prévoyance suprême, sont englouties dans le *gueulard* des fours. Et en artiste intelligent, vous ne pourrez vous empêcher d'admirer..., car c'est ici que le génie de l'homme se révèle dans toute sa sublime grandeur. — Une idée a passé dans son esprit, et, sous l'influence de cette idée une terre brune et *inutile* s'est changée, avec le concours du feu, en un métal brillant et sonore.... Faites place, car le feu tombe et l'airain bouillonne dans sa prison d'argile!.... Rangez-vous et laissez passer le hautain qui mugit impétueux, et finit bientôt par se laisser enchaîner à mesure que sa chaleur l'abandonne!.... Mais, attendez, la barre informe qui se présente à nous, au sortir du fourneau, va pouvoir, sous l'influence d'une chaleur nouvelle et convenablement produite, s'approprier à tous nos besoins, se transformer en javelots, en boucliers, en instruments de toutes sortes.... Et Hahnemann, votre illustre maître, cher docteur, en parlant du fer dont il a reconnu le premier les merveilleuses propriétés curatives, n'a-t-il pas dit : « En donnant à l'homme » ce précieux métal, Dieu lui a laissé le choix d'en faire » le poignard du meurtrier ou le soc de la charrue! »

Quelle sagesse plus élevée, quelle philosophie plus sainte, quelle science plus utile que celle qui sait voir ainsi les choses et les envisager à ce point de vue de l'intérêt général? Et comme l'humanité aurait été plus heureuse, si elle avait été dirigée par des hommes aussi éclairés et aussi sages!!!

Enfin, cette plume qui vous trace ces lignes n'est-elle pas produite elle-même par le fer et le feu? il lui était donc bien permis de s'appesantir quelque peu, sur l'apologie de ses créateurs; ce motif lui servira d'excuse, pour tout ce qu'elle a essayé de vous écrire, votre indulgence, ami, m'en est le plus sûr garant.

A.-B....

DE L'EAU,

CONSIDÉRÉE DANS SON INFLUENCE SUR LA VIE, LES MALADIES
ET LA SANTÉ.

L'abondance des corps terrestres est toujours proportionnée à leur utilité. Cette remarque s'applique à tous les règnes. Parmi les plantes, la famille des graminées est la plus nombreuse et rend le plus de services à l'homme; parmi les animaux, ceux que nous pouvons dompter et asservir à nos besoins domestiques et agricoles se trouvent presque partout; parmi les corps inanimés, l'air se trouve en tous lieux, le calorique est virtuellement contenu dans tous les corps, sans parler des foyers inépuisables d'où il rayonne incessamment.

L'eau est moins abondante que l'air ou plutôt elle est répandue moins universellement. L'air, cet agent indispensable de la vie chez tous les êtres, est d'une nécessité impérieuse et continuelle, tout ce qui vit s'abreuve plus ou moins, d'une manière ou d'une autre, à cette source inépuisable de chaleur et de vie. L'eau est d'une utilité moins permanente et plus locale; l'homme peut presque s'en priver, l'histoire de nos guerres nous apprend jusqu'où cette privation peut aller. Les plantes restent longtemps inclinées sur leurs tiges en attendant l'eau du ciel: elle souffrent, s'étiolent mais ne périssent pas. Ainsi se justifie notre proposition.

L'eau couvre les trois quarts de la surface du globe. Si on mesure la puissance à l'étendue, c'est l'eau qui règne; chaque jour elle dispute à la terre un lambeau de terrain. L'hostilité entre ces deux puissants éléments de notre globe semble manifeste. Voyez plutôt la mer: ses conquêtes sont incessantes, ses vagues mugissantes envahissent toujours; ces empiétements heureusement n'ont pas lieu sur tous les points du littoral; l'empire de la mer se déplace, mais ne s'agrandit pas. Par suite de ces variations Aigues-Mortes, Fréjus, Damiette sont maintenant à une distance considérable de la mer; tandis que des rivages qu'elle couvre aujourd'hui, rivages où les galets roulent avec les débris des temples, étaient naguère bien loin de l'Océan.

La masse des eaux marines est immense. La profondeur moyenne de l'Océan est de 1000 mètres. Si les inégalités des continents venaient à s'effacer, la terre se trouverait enveloppée de toutes parts, d'une couche d'eau de plus de deux mille pieds d'épaisseur. Ainsi tombent les négations de Voltaire, sur le déluge universel, ainsi est corroborée l'autorité de la *Genèse*, livre prodigieux qui semble buriné sur le granit d'un autre monde; les traditions universellement répandues sur le déluge s'expliquent, et les appréhensions d'un autre grand cataclysme deviennent ainsi des probabilités. Le déluge est un fait, ce fait peut se reproduire. Notre globe a été bouleversé par d'effroyables orages, l'eau y a joué un très-grand rôle, rôle majestueux et terrible, dont les dernières inondations ne nous donnent qu'une bien faible idée.

La mer, de même que l'atmosphère, présente des phénomènes très-curieux. Nous voulons parler de la marée, du courant et de la phosphorescence. La marée est un mouvement périodique et journalier qui élève et abaisse alternativement l'eau de la mer par rapport à ses côtes; elle dure environ douze heures et demie, elle en emploie six à monter, c'est son flux, et autant à descendre, c'est son reflux. Le reste du temps elle demeure stationnaire. Ce phénomène dépend de l'attraction combinée que le soleil et la lune exercent sur les eaux marines, aussi n'est-il jamais plus marqué qu'à la pleine et nouvelle lune.

On désigne sous le nom de courant certains mouvements qui ont lieu régulièrement dans quelques parties de la mer. Le plus remarquable d'entr'eux traverse la mer d'Orient en Occident, avec une vitesse de quatre mille lieues à l'heure. S'il rencontre des obstacles, il donne naissance à des courants particuliers qui règnent périodiquement dans les mers voisines de celles qu'il parcourt. Il favorise régulièrement la navigation ; d'autant plus que les voiles de nos vaisseaux profitent des vents alizés qui suivent la même direction que lui.

La phosphorescence de la mer consiste dans des traînées de lumière que l'on aperçoit pendant la nuit à la surface des eaux, lorsque le temps est sec et chaud, elle est surtout visible dans le sillage des vaisseaux. Ce phénomène dépend du phosphore que les animaux marins et les substances animales en putréfaction dégagent continuellement.

Maintenant que nous connaissons la mer, jetons un coup-d'œil sur ses rivages ; ce qui nous y frappe le plus, c'est cette série d'enfoncements et de saillies qui forment sur les côtes ces accidents de terrasse que l'on désigne sous le nom de *cap* ou *promontoire*, de golfe, de baie, etc. Ces inégalités sont dues à de véritables montagnes séparées par des vallées, lesquelles, au lieu de s'arrêter brusquement sur le bord des eaux, s'enfoncent au-dessous d'elles, de sorte que le lit de la mer se trouve traversé, comme la surface de la terre ferme, par des chaînes de montagnes qui vont même quelquefois sortir sur les continents opposés qui en forment le bassin.

On peut désigner sous le nom de lacs toutes les eaux dormantes autres que l'Océan. On en trouve des amas immenses qui ont une profondeur assez considérable pour mériter le nom de *mer*, telles sont la mer Caspienne et la mer Morte. Mais le plus souvent ils sont moins étendus ; tels sont le lac de Genève, le lac de Constance, etc. Quand ces lacs ne donnent naissance à aucun courant, ils sont presque toujours salés ; tandis qu'ils ont les eaux douces quand il en sort quelque fleuve ou quelque rivière. Les *marais* ne diffèrent des lacs qu'en ce que leurs eaux sont moins profondes, mais ils sont quelquefois si étendus, qu'ils donnent naissance à de grands fleuves.

Lorsque les eaux sont sorties de la terre, elles forment les ruisseaux qui portent de toute part la fécondité et l'abondance, et, recevant dans leur trajet celles d'autres sources, se transforment en rivières et en fleuves. Leur cours présente certains phénomènes remarquables : d'abord leur rapidité, qui dépend toujours du plus ou moins d'inclinaison de leur lit; mais celle-ci n'a pas besoin d'être considérable, pour que le cours des eaux soit rapide. Le Rhin, qui n'a pas plus d'un mètre d'inclinaison par mille, est un fleuve assez rapide; l'Amazone n'a guère qu'une ligne de pente par lieue, et cependant il est loin d'être lent.

Quand l'inclinaison du terrain est uniforme, le mouvement des eaux l'est également; mais beaucoup de courants ont le lit inégal; alors ils présentent des accidents qu'on nomme cascades dans les ruiseaux, et cataractes dans les fleuves; ces dernières, lorsqu'elles sont petites nuisent plus ou moins à la navigation; surtout lorsque l'eau est basse; et, si elles sont considérables, elles l'empêchent totalement; telles sont celles du Rhin, près de Schaffouse, qui a quatre-vingt-quinze pieds d'élevation, et celle du fleuve Saint-Laurent, dite du Niagara, où l'eau tombe de cent cinquante pieds de haut.

Une seconde particularité, que nous devons signaler dans les courants, c'est leur disparition sous la terre. Elle a lieu toutes les fois qu'ils rencontrent sur leur passage quelque montagne caverneuse, ou un terrain meuble et spongieux. La plus remarquable de ces disparitions est celle du Rhône, qui, arrivé près du fort de l'écluse, s'enfonce dans une fente de cinq à six mètres de large, et disparaît dans une étendue d'environ cent mètres.

Nous ne continuerons pas plus loin l'exposition des phénomènes naturels, dans lesquels l'eau joue un si grand rôle, sous des formes si diverses.

L'industrie humaine emploie l'eau comme un de ses principaux agents. Liquide, elle sert à une foule d'usages, surtout dans les arts qui se rattachent à la chimie; son utilité dynamique n'est pas moins grande. C'est l'eau qui fait mouvoir les roues de nos moulins et d'un grand nombre d'usines; c'est aussi l'eau, qui, par sa combinaison avec le calorique, donne naissance à la vapeur, cet agent merveilleux qui est appelé à opérer des changements inattendus dans la constitution sociale et les relations politiques des peuples.

L'eau a joué dans la pratique agricole de l'antiquité un rôle que nous ne devons jamais oublier. Ouvrez la Cyropédie de Xénophon et vous serez surpris de l'état florissant des provinces asiatiques, que la plume élégante du général Athénien nous décrit. C'est qu'en effet, les Chaldéens, de même que les Égyptiens, avaient un système de culture, que le morcellement de la propriété foncière en France, nous empêchera d'ici longtemps de réaliser. Ils fertilisaient leurs terres par un large système d'irrigation. L'eau, qui cause aujourd'hui tant de misères et de désastres imprévus, circulait sous le soleil d'Asie, portant partout le bonheur et la richesse. A ce sujet, nous ne pouvons mieux faire que de citer quelques lignes d'un mémoire remarquable, que deux jeunes savants de notre ville, MM. Bobierre et Moride viennent de faire paraître.

« L'empirisme, a dit le savant professeur de Giessen, attribue tout succès de l'art aux opérations mécaniques de l'agriculture. Il les regarde comme ce qu'il y a de plus important, sans s'enquérir des causes sur lesquelles repose leur utilité; et cependant, c'est cette connaissance qui est réellement la plus importante; car c'est par elle que l'emploi des capitaux, que la dépense des forces, se règlent de la manière la plus avantageuse, en ce qu'elle prévient toute prodigalité. Est-il croyable que le passage du soc ou de la herse à travers la terre, que le simple contact du fer, suffisent pour communiquer la fertilité au sol comme par magie? Personne ne l'admettra assurément, et pourtant c'est là une question qui n'est point encore décidée aux yeux de beaucoup d'agriculteurs. Il est certain que ce qui exerce une influence favorable dans un labour fait avec soin, c'est la division mécanique extrême, c'est le changement, c'est l'ameublissement que ce labour produit à la surface du sol; mais l'opération mécanique n'est ici qu'un simple moyen pour atteindre le véritable but.

» Tout en conservant aux agents mécaniques, qui interviennent dans la pratique agricole, l'importance incontestable qui leur est due, nous ne saurions trop insister sur l'immensité du rôle des matières capables de modifier la nature du terrain à ensemencer. Ces matières, que l'on ne commence à étudier d'une manière approfondie que depuis quelques années, et au commerce desquelles préside le plus révoltant empirisme dans certaines localités, constituent les engrais; tantôt ils agissent comme aliment immédiat de la plante, tantôt comme correctifs de la composition du sol. Quoiqu'il en soit, la base de toute agriculture bien entendue, le levier le plus puissant de production territoriale, le rudiment de tout système général d'engraissement, nous croyons, pour notre part, que c'est cette substance répandue par la nature avec une si luxuriante prodigalité, l'eau en un mot, qui est l'engrais-type et sans lequel il n'y a pas d'agriculture possible.

» Si nos campagnes manquent d'un bon système d'irrigation, nos villes manquent d'un large système de distribution de l'eau pour les besoins hygiéniques et domestiques. Sous ce rapport, l'antiquité, quoique possédant des moyens mécaniques inférieurs aux nôtres, était encore au-dessus de nous. On sait quel emploi fréquent Rome et la Grèce faisaient des bains. En France, la provision d'eau de la plus riche famille est d'une mesquinerie qui nous amuserait fort, si elle n'était contraire aux règles de l'hygiène. Ce n'est que depuis l'invasion du choléra que les rues de Paris sont arrosées par l'eau. La plupart des villes de province, ne connaissent ni ce luxe, ni cette garantie de salubrité. »

Mais en attendant que les administrations s'occupent des hautes questions d'hygiène et de salubrité générales, achevons cet article par quelques mots sur l'emploi de l'eau, comme agent modificateur de la vie, dans les maladies ou même dans la santé.

L'eau a été conseillée et employée comme remède dans l'antiquité, comme de nos jours, avec beaucoup plus de succès qu'on ne le pense généralement; aussi ne craindrons-nous pas d'avouer que c'est à tort qu'on ne la conseille pas plus souvent en bains, en lotions et même en boissons, comme un des plus énergiques moyens de réveiller la fibre nerveuse et la vitalité.

En Allemagne, cette terre si féconde en idées nouvelles et utiles, *un simple paysan!* V. PRIESSNITZ, doué d'une espèce de seconde vue pour découvrir les maladies propres au traitement par l'eau, a entrepris et vulgarisé son emploi dans certaines affections et a créé à Graeffenberg, dans la Silésie autrichienne, un établissement spécialement destiné à cet usage. Les cures miraculeuses qu'il a opérées, ont éveillé l'attention des états voisins, et la simple chaumière du paysan, a été remplacée à l'aide de fonds votés par les souverains en une vaste et splendide villa.

Cette méthode l'*hydrosudopathie*, qui consiste à traiter, par des bains *d'eau glacée*, certains malades d'abord préparés par une calorification convenable, à en recevoir l'heureuse influence, a fait de nombreux partisans dans les différentes classes de médecins en Europe; nous ne nous prononcerons pas contre ce que peut avoir d'extraordinaire un pareil mode

thérapeutique, nous constaterons seulement son existence,
son utilité multiple et la nécessité pour les gens de l'art,
d'étudier cet agent d'une application si facile et si répandue.

B^{te} D***

DE L'HABITATION,

DES MŒURS ET COUTUMES SOCIALES DE L'HOMME.

De tous les biens matériels, le plus utile, peut-être, c'est une habitation construite et installée conformément aux saines notions de l'hygiène et du confortable. Remarquons, en effet, qu'aujourd'hui, dans nos sociétés, dites civilisées, l'homme dépense sa vie au foyer domestique bien plus que partout ailleurs. Dans l'origine, la demeure n'existait qu'à titre de refuge au moment d'une crise atmosphérique ou d'un danger. Le sauvage ne s'y blotissait que la nuit pour se garantir des animaux féroces, ou le jour, pour se soustraire aux accidents de température. Il l'abandonnait, d'ailleurs, sans regret, lorsque l'endroit où elle était située devenait peu favorable à son insdustrie naissante, autrement dit, à la pêche, à la chasse et à la cueillette.

De cet état primitif à ce que nous voyons aujourd'hui, la différence est grande. La demeure a pris un caractère autrement important. C'est toujours là que l'homme abrite sa tête dans les circonstances ou un péril quelconque peut la menacer; mais c'est là aussi, que la partie la plus suave de son existence se déroule au milieu de tous les sentiments d'affection qui naissent des rapports des membres d'une famille entre eux.

Au point de vue hygiénique, l'habitation n'offre pas moins d'intérêt. Nos sens sont devenus si délicats et nos constitutions si débiles que pour éviter de tomber dans les souffrances physiques, il nous faut des appartements qui, l'hiver, puissent, en même temps, laisser arriver partout les rayons d'un soleil vivifiant et interdire la plus petite issue à l'humidité et au froid. L'été, nous devons y trouver assez d'espace et assez d'air surtout pour faciliter le jeu incessant des organes de la respiration.

7—c

Pour quelques-uns qui réunissent de telles conditions de bien-être, combien d'autres traînent de misérables jours au fond des caves, des greniers, des frêles cabanes, où ils sont entassés comme si la terre refusait de les contenir! La cause de tous ces maux vient de ce que, loin de s'entendre pour se préparer une existence belle et heureuse, les hommes s'obstinent à s'isoler les uns des autres, à l'effet de poursuivre un bonheur solitaire et égoïste. Chimère fatale! lueur décevante! cette préoccupation les a détournés de la voie qui pouvait seule conduire à l'épanouissement complet de tout ce qui concourt à former la vie de l'humanité. Ceux qui souffrent, ceux qui sont incessamment torturés par des besoins matériels inassouvis, ne peuvent donner essor à la partie la plus noble de leur nature et l'homme, en eux, est dégradé, et ils quittent la terre sans avoir utilisé, au profit de leurs semblables, les facultés précieuses qui leur avaient été départies. Ce que le monde perd ainsi de force et de puissance, personne ne le peut apprécier; ce qu'il en advient de calamités est incommensurable.

Le globe, en ce qui concerne les habitations, offre encore de nos jours, un singulier spectacle. Presque partout, se dressent à sa surface, dans des proportions diverses, des cabanes, des maisons, des palais. Ici, c'est le *Kraal* d'une tribu noire d'Afrique, assis sur la rive d'un fleuve; là, les *Wigwams* des peaux rouges, apparaissent au milieu des clairières de leurs forêts vierges; ailleurs, les *Aoules* des fiers Circassiens sont cachées, comme l'aire des aigles, au sommet des montagnes. Chacune de ces habitations présente un caractère particulier qui reflète les mœurs et les ressources des hommes qui y prennent refuge. Les dispositions qu'elles présentent correspondraient mal aux besoins nouveaux que les peuples d'Europe se sont créés; mais ils suffisent aux populations attardées qui les ont construites. De ces demeures grossières à celles que nous possédons maintenant, il y a, pour ainsi dire, l'accumulation successive de tous les progrès obtenus dans l'ordre matériel depuis l'enfance de l'humanité.

Pourtant, nous sommes loin d'avoir réalisé, sous ce rapport, un état de choses satisfaisant. En Europe même, les hommes ne trouvent pas un abri suffisant pour sauvegarder leur santé. Ainsi, dans la campagne, on ne découvre, en général, que d'étroites et misérables habitations qui ne permettent pas à la famille de se maintenir dans de bonnes conditions de salubrité. La gêne y est si grande qu'une seule pièce souvent sert à la fois de cuisine, de salle à manger, de chambre à coucher et même de basse-cour. Il n'y a ni plancher ni plafond. Le vent et la pluie pénètrent par le faîte; l'humidité suinte aux parois. La lumière et l'air n'y peuvent arriver que par la porte; car les fenêtres avec des verres sont encore un luxe pour la population des champs. Si, malgré une pareille situation, les paysans parviennent à se conserver sains et valides, c'est que leurs occupations les appellent incessamment au dehors, et qu'un travail actif, en pleine nature, exerce une influence souveraine sur les constitutions. Dans les villes où de pareilles ressources manquent, l'insalubrité des habitations amène des conséquences désastreuses. A moins de faire partie du petit nombre de ceux qui possèdent beaucoup, comment conserver de l'air et de la lumière, en dose suffisante, au milieu de cet amas de maisons qui se dressent les unes devant les autres, et s'interceptent réciproquement les rayons du soleil? On dirait, en vérité, que l'espace manque sur notre globe, tant les citadins en paraissent avares. Ils font graviter leur population malheureuse jusques sous des combles cachés dans la nue, ou bien, ils la descendent jusques dans les caves où elle grelotte affreusement. Au milieu de la hauteur du logis, s'installe le bon bourgeois. Ses appartements sont plus ou moins aérés, selon le rang que lui assigne la fortune; mais il parvient rarement à échapper à l'influence délétère de ces cours sombres, profondes, étroites et visqueuses qui existent au centre de tout édifice civilisé. Combien de gens qui ont eu des rhumatismes, des douleurs vagues, internes, externes, des maladies de poitrine, la goutte, des fièvres intermittentes, pour avoir vécu, couché, travaillé dans des pièces froides et humides !

Une des causes encore de la dégénérescence des hommes, dans les villes, c'est leur entassement sur un point trop limité. On ne considère pas assez que la santé ne se peut maintenir que dans un milieu qui lui est favorable. L'homme n'est autre chose qu'une machine fonctionnant au moyen d'un combustible. Ce combustible, c'est l'air tel qu'il existe dans le grand réservoir de la nature. C'est lui qui nous aide à continuer la vie. On a calculé que l'homme en absorbe six à dix mètres cubes par heure. Une pièce où une seule personne doit séjourner neuf heures, devrait donc avoir quatre mètres de long, quatre mètres de large et quatre mètres de hauteur. Cette personne aurait ainsi soixante-trois mètres cubes d'air à dévorer; ce qui ferait sept mètres par heure.

Pour les maisons ou édifices destinés à recevoir un grand nombre de personnes, rien ne serait plus facile que d'en proportionner la capacité aux besoins des poumons; mais l'âpreté du gain ou la modicité des fortunes, ne permet pas toujours d'observer les lois importantes de l'hygiène. Nous sommes arrivés à une époque où la lutte des intérêts matériels étouffe dans le cœur tout sentiment d'humanité. Pour triompher de la concurrence, on suit partout les voies de l'économie, sans se soucier beaucoup des torts graves qu'elles portent à la santé. Nulle règle n'intervient de la part des gouvernants dans la disposition intérieure des habitations, des monuments ou des ateliers. Tout est laissé, sous ce rapport, à la maxime générale de nos sociétés modernes : au *laissez-faire* universel; à ce fléau destructeur de tout ordre et de toute harmonie.

Chez les anciens on prenait plus de souci de la santé des hommes. Pour épurer et rafraîchir l'air dans les salles de théâtre, et de tous autres lieux où se pressait la foule, ils avaient imaginé des jets d'eau de senteur, qui serpentaient à travers les statues et finissaient par s'épancher de toutes parts en forme de rosée. On sait aussi que, par mesure générale, les Romains établissaient sous les aires du rez-de-chaussée, des foyers de chaleur, qui se ramifiaient dans toutes les parties de leurs maisons. Les dépenses consacrées par eux pour l'entretien des égoûts et pour faire abonder l'eau dans la grande cité, déposent encore de leur utile sollicitude pour la conservation de la salubrité publique.

L'indifférence que témoignent les hommes d'aujourd'hui pour toute précaution semblable, vient de l'état précaire de leur situation. La lutte acharnée qui existe actuellement entre tous les éléments de la sociabilité ne permet à personne de se reconnaître. Dans cette bagarre générale, au milieu de ce tohu-bohu où tout le monde se coudoie, se pousse et se renverse, chacun songe à se garder la vie sauve, et on oublie ainsi de prendre de salutaires mesures, pour protéger dans leur existence les faibles et les malheureux, victimes de notre anarchie sociale.

Mais patience! l'ordre se rétablira, les hommes se décideront un jour à déposer les armes. Ils comprendront que c'est en réunissant leurs efforts et non en les neutralisant les uns par les autres, qu'on peut arriver à la félicité terrestre ; à cet âge d'or que la fable a mis dans le passé, et que la *science nouvelle* place devant nous.

Aussi bien, les tendances généreuses de l'époque nous autorisent à penser que cette ère de bonheur ne peut échapper longtemps encore à l'humanité. Un jour nouveau se lève sur le monde, et permet aux esprits avancés, de découvrir les plages heureuses où le souffle de Dieu pousse les hommes.

Devant cette douce lumière qui ne fait que surgir, les mystères s'évanouissent avec les ténèbres qui les protégeaient et les lieux où notre destinée doit s'accomplir, prennent une forme de plus en plus apparente. Encore quelque temps donc, et l'échafaudage bizarre de nos sociétés modernes, s'écroulera sans fracas, et sur ses ruines, s'élèveront spontanément les monuments grandioses de la jeune génération.

Ces monuments ne seront plus disséminés et accolés les uns aux autres d'une manière confuse. On ne verra plus comme aujourd'hui, la mâsure à côté du palais, la misère la plus horrible, à côté du luxe le plus insolent. Image du bon accord qui régnera entre tous les intérêts, et de l'ordre qui présidera à toutes les relations sociales, les habitations de l'avenir se dérouleront au regard, sous les formes les plus belles et les plus régulières.

On peut avancer que les dispositions *architectoniques* d'un peuple, donnent la mesure de ses progrès, en même temps qu'elles réfléchissent ses mœurs et sa constitution intime. L'homme, comme Dieu, se peint dans ses œuvres. Sa pensée moule et pétrit la matière pour exprimer ce qu'elle a conçue. Aussi, pour connaître l'état du sauvage, ses ressources morales et matérielles, suffit-il de voir sa hutte. Cette hutte, construit d'une manière hâtée, au moyen de terre, de branchages et de mousse, indique en effet, que l'homme qui l'habite, manque de connaissances. Elle dit aussi, que pour se procurer sa nourriture, il a besoin d'errer d'un lieu à l'autre. La hutte vient-elle à se transformer en cabane, non encore fixée au sol? On devine qu'il y a eu un pas de fait dans la voie du progrès; que l'individu s'est imaginé de conserver vivants les animaux pris à la chasse, et que, par ce moyen, il a mis en réserve des provisions qui dégagent sa pensée d'une partie des soucis de la vie matérielle. Là, ou l'habitation, quoique grossière, est fixée à demeure, c'est qu'il s'est introduit un nouvel élément de bien-être dans les ressources de l'homme; c'est qu'aux produits de la pêche, de la chasse et aux fruits offerts spontanément par la nature, il a ajouté les richesses de l'agriculture, et que ces richesses, en l'attachant au sol, l'ont obligé à une vie plus sédentaire.

Nous pourrions, ainsi, en faisant l'histoire des modifications successives qu'à subies l'habitation aux différents âges, suivre pas à pas, le développement du progrès social, qui nous a conduits à l'état actuel des choses ; mais, pour abréger la tâche, nous passerons par-dessus la demeure rustique, que Romulus édifia sur le mont sacré, et nous arriverons immédiatement à des époques plus rapprochées de nous.

A l'aspect du donjon féodal, du château fort posé sur la crête d'une montagne et ayant autour de lui, sur les versants, de frêles demeures, de pauvres maisons, ne songe-t-on pas à la constitution politique et sociale du moyen-âge? Cette constitution qui asservissait toute une contrée au profit de son haut et puissant seigneur, ne se réfléchit-elle pas d'une manière fidèle dans les dispositions diverses et la situation des bâtiments occupés par le maître et ses serfs?

La même analogie ne se retrouve-t-elle pas dans notre société actuelle? Sous l'empire du principe de la concurrence sans contrepoids et du laissez-faire absolu, il ne pourrait se produire, d'une part, que des fantaisies individuelles pour les hommes qui triomphent dans les luttes industrielles et commerciales, et d'autre part, un surcroît de privation pour ceux qui en sont les victimes. Aussi, voit-on partout le palais accouplé à la masure, et les maisons des riches construites sans conception d'ensemble. Le seul soin que prennent actuellement les autorités, c'est d'exiger, dans les villes, qu'au dehors, les habitations simulent la régularité et voilent ainsi le désordre de leur distribution intérieure.

Au sortir du principe de la concurrence et du laissez-faire, lorsque la société aura reconnu les effets désastreux qui naissent de ce système anarchique, on ne s'arrêtera plus à la surface des choses, à leur aspect extérieur. La sollicitude des gouvernants ira plus loin. Elle les déterminera à prendre des mesures propres à garantir la santé générale et à installer partout l'ordre et la confiance. Cette phase sociale elle-même en appellera une autre, et alors, nous serons sur le seuil d'un monde nouveau.

Isid. M***.

Nous n'avons pu aborder, comme on le voit, que quelques-unes des questions si intéressantes qu'embrasse l'HYGIÈNE GÉNÉRALE. Il nous resterait encore à parler de la salubrité dans les villes, des eaux, des bains ; de l'air à introduire dans les ateliers et de certains établissements qu'on ne devrait installer que bien loin des grands centres de population. Nous réservons cette tâche pour une autre année ; heureux, cette fois, d'avoir éveillé l'attention sur une étude aussi agréable qu'utile.

THÉRAPEUTIQUE,

ou

Etude des moyens, remèdes, instruments [qu'emploie l'art
de guérir.

Des Saignées, Sangsues et Évacuations sanguines.

DE LA VIE DU SANG

D'APRÈS LES CROYANCES POPULAIRES.

« Avant d'aborder ce sujet si grave et intéressant, nous
» avons cru devoir donner à nos lecteurs, connaissance du
» discours du professeur d'Amador de Montpellier, sur la vie
» du sang. »

« Les extraits que nous allons faire de cet éloquent plai-
» doyer, ne pourront donner sans doute qu'une faible idée de
» ce beau travail, mais ils serviront puissamment, du moins,
» à démontrer à tous quelle est la valeur de ce fluide précieux,
» qu'on répand encore aujourd'hui avec une profusion aussi
» impie que meurtrière. »

MESSIEURS,

Je me propose de parler du sang et de la vie qui l'anime.
J'omets, pour le moment, les faits organiques qui la démontrent, et ne vais m'occuper aujourd'hui que d'une preuve tou-

1—d

jours méconnue, quoique évidente, jamais étudiée, quoique péremptoire.

Cette preuve, je la déduis des *croyances populaires*.

On néglige trop en médecine ce genre de témoignages, quoique sur notre science, plus que sur tout autre, il puisse projeter de vives lumières.

Sur le sang en particulier on a écrit des volumes; on a disputé sur sa vie; des médecins ont osé la nier. Bordeu, le premier, a protesté contre cet abus du doute.

Seul, il a vu la question dans son vrai jour et sous toutes ses faces. Seul, je n'en excepte pas même Barthez et Hunter, il y a laissé cette empreinte inimitable, cet ongle de lion auquel on reconnaît les penseurs d'élite. Seul, on peut le dire, il a étudié le sang en grand médecin et non plus en naturaliste. Nul écrivain n'a traité du sang ni avec plus de génie, ni avec moins de prétention.

Mais, parmi les preuves que Bordeu fournit en faveur de la vie du sang, celle que nous voulons aujourd'hui mettre en lumière, Bordeu l'a laissée dans l'ombre.

Dans l'objet dont elle s'occupe, la médecine doit prendre ses preuves partout et en toute chose. N'est-elle pas l'histoire de la vie humaine? Elle doit donc s'agrandir de toute l'étendue de l'existence. La science médicale est, en vérité, la moins restreinte des sciences : elle embrasse tout l'homme; son organisation comme ses forces; ses développements comme ses besoins; ses facultés comme ses aptitudes; les merveilles de son esprit comme les altérations que lui impriment les agents de la nature; les travaux qu'il supporte comme les habitudes qu'il se fait; les passions qu'il se crée comme les mœurs, les institutions et les croyances qu'il se donne.

Or, les *croyances populaires* ont toujours témoigné que le sang était le réceptacle de la vie et son véhicule.

Il s'agit d'étudier *ces croyances*, de leur demander un compte exact de leur existence, car si elles sont, elles ont une raison d'être; et élever un fait instinctif à la hauteur d'un fait réfléchi, me paraît devoir être la suprême mission du médecin philosophe.

Et ne pensez pas qu'en empruntant mes preuves à la médecine et à l'histoire, je sois infidèle à la première. — Non; car si pour cultiver les sciences il faut les séparer, *pour les perfectionner il faut les unir. Elles ne s'accroissent et ne se complètent que par des échanges. Elles ne vivent que d'une vie sociale et politique; et l'on ne complète pas l'une d'entre elles, sans que toutes les autres ne soient solidaires.*

Les liens du sang ont apparu à toutes les époques, comme les liens les plus inviolables et les plus indissolubles de ce monde. La notion qu'ils expriment gouverne par le sentiment, et sans la réflexion, tous nos rapports dans la société et dans la famille. Je veux parler du lien de la parenté.

N'est-ce pas là, en effet, la secrète chaîne, la chaîne déliée et mystérieuse qui enlace le genre humain? chaîne d'autant plus puissante qu'elle est invisible, qu'elle attache sans forcer, lie sans astreindre, porte à l'union sans la commander; dont les préceptes sont des impulsions, les lois des instincts invincibles, et qui, étant en nous et agissant sur nous, nous dirige et nous guide à l'insu de notre participation volontaire.

A imiter ces liens du sang ou à les resserrer, les hommes ont mis toute sorte de soin dans leurs entreprises; et la consanguinité artificielle, à défaut de la consanguinité naturelle, leur a paru un lien indissoluble.

« Ici, le savant professeur s'attache à faire voir que si la
» parenté, héréditaire, consanguine lie étroitement les humains,
» en les confondant dans le même moule, dans la même
» chair,..... la parenté sympathique passionnelle,..... formée
» par les serments, les promesses, les vœux, etc., s'est encore

» établie par la voie du sang, ne pouvant le faire d'une ma-
» nière plus *vitale*, plus *sacrée*, plus *indissoluble*. »

Ainsi, continue le professeur, les conjurés, les amants,
les amis qui établissent entre eux une communion absolue,
une vie, une intention commune, soit de dessein, soit d'affection, l'ont toujours fait par le *sang*.... L'histoire en fourmille
de preuves.

Mais les peuples civilisés, plus soucieux de leur vie que
les barbares, ne jurent plus par lui, ne le répandent plus
pour apaiser la colère des Dieux, et ne le boivent même
plus pour se rajeunir ou se venger en prenant la vie de leur
ennemis morts ou mourants.

Et si les anciennes religions permettaient les combats à
mort, si le sang des hommes baigna les autels aussi bien que
celui des animaux,..... le Christianisme, dès son apparition,
arrêta cette monstrueuse profanation *de la vie*, et défendit
même aux prêtres jusqu'à l'innocent plaisir de la chasse,
et aux médecins, alors prêtres aussi, l'exercice de la chirurgie ;.... tout cela pour éviter la vue du sang, dont l'Église a
horreur, comme disent les Conciles.

Mais arrivons à un genre de preuves encore plus décisives.

Je les déduis de cette observation facile à faire, que, toutes
les fois que l'art scientifique ou le préjugé ignorant a tenté de
purifier la vie, de la prolonger, de la prendre en témoignage,
de l'enlever des corps qui en jouissent, ou d'en diminuer l'énergie, c'est au sang que l'on s'en est pris.

Dans la religion, la purification de l'âme a toujours accompagné la purification corporelle ; et, sous ce dernier point de
vue, le sang, comme réceptacle de vie, a attiré l'attention des
chefs de croyances.

Je n'insisterai pas beaucoup sur des preuves de cette nature,
généralement connues, et qui démontrent ce que j'avance. Je
me contenterai de vous dire qu'un sentiment vague, naturel et

instinctif semble avoir appris aux anciens peuples, que la vie est dans le sang.

Moïse dit, dans le chap. XVII, v. 11 du Lévitique *Anima omnis carnis in sanguine est ;* et si Dieu défend à son peuple le sang des animaux, de certains du moins c'est que, comme dit le texte sacré : *Eorum animæ in sanguine sunt*, leurs âmes sont dans le sang.

L'âme n'est pas ici confondue, par l'Ecriture, avec la vie; il est dit : *Anima omnis carnis,* l'âme de la chair, l'âme du corps, et non l'âme de l'esprit et de l'intelligence.

Quand l'esprit superstitieux a voulu faire témoigner quelque chose au cadavre, dans l'absence de la vie, il s'est adressé au sang : la *cruentation* en est la preuve.

On s'en est pris alors au sang, comme ailleurs on s'en prenait aux éléments, à l'eau, au vent, au feu, en l'absence d'autres témoignages; et c'est ainsi que la nature morte a été interrogée en l'absence de la nature qui vit. Equivalent donc des jugements de Dieu, la *cruentation* n'était autre chose que la sortie du sang du mort à la vue du meurtrier, auquel il demande justice et contre lequel il crie vengeance.

Son origine, comme celle des jugements de Dieu, se perd dans les ténèbres de l'histoire ; on ne sait ni à quelle époque elle remonte, ni quel peuple l'a instituée. Nous voyons seulement qu'au XIIe siècle, elle faisait déjà partie des croyances.

Enchaînés à la flamme vitale pendant notre courte existence, nos organes, messieurs, ne s'en séparent qu'avec effort et violence quand la mort arrive. Ils en retiennent toujours quelques étincelles de ce feu divin qui les a mûs, animés, gouvernés pendant le court chemin qu'à travers les misères de la vie ils viennent de faire ensemble. Cette divine propriété du sentiment diffuse dans toutes nos parties avec le sang son véhicule, qui les dilate, les épanouit, les ouvre à son influence et les imprègne de son énergie, ne s'éteint donc pas en entier et tout à la fois dans nous-mêmes. Ne voit-on pas le bois encore en ignition, même après que la flamme a cessé de briller? Ainsi de nos organes, ainsi du cœur, centre de la sanguification, le plus noble et le plus mystérieux, au physique comme au moral, des centres qui président à l'exercice de la vie. Or, de même que le sang est la première partie formée dans l'embryon, et que, dans le fait, le premier globule du sang est le rudiment primordial auquel le principe de vie s'attache; de même il est le dernier à mourir, et le plus tenace à conserver un souffle d'existence. Et cette considération constitue un des principaux arguments d'Harvey, qui l'appelle avec tant de raison, le premier à vivre et le dernier à mourir dans les animaux, le *primum vivens* et *ultimum moriens.*

Après un préjugé, un préjugé plus incroyable. Mais n'oublions pas, messieurs, que ces erreurs elles-mêmes témoignent de la vérité que j'avance, que la vie du sang était dans tous les instincts. Le vampirisme appartient plus qu'aucune autre superstition, au sujet que je traite, épidémie morale, et une des plus honteuses dont l'esprit humain ait à rougir, c'est au commencement de ce même XVIIIe siècle, qui s'était donné le beau titre de siècle philosophique, qu'elle a régné en Hongrie, en Moravie et même en France.

On ne sait trop d'où vint à l'esprit de certaines gens, qu'une fois mort, leur ennemi pouvait leur apparaître et reprendre vie en suçant leur sang. Le rêve avait lieu, et les spectres malfaisants ne manquaient pas de poursuivre, d'atteindre et de sucer ces malades d'esprit, bien plus à plaindre que les malades ordinaires; et c'est ainsi qu'une partie de l'Europe fut sucée et effrayée dix ans durant.

Si le sang fait revivre les morts; si dans le *onzième livre de l'Odyssée*, il redonne aux ombres la parole qu'ils ont perdue avec la vie; si celle de Tyrésias ne prononce ses oracles qu'après avoir bu celui qui, bouillonnant dans la fosse infernale, attire tout autour les ombres avides du sang des victimes ; si le *sang* qui coulait de la plaie faite à Saturne par Jupiter, en tombant sur la terre, engendra les géants; si du sang d'un père outragé par ses fils, de Cœlus mutilé par Saturne, naquirent les Furies; si le sang, enfin, donne la vie aux corps qui ne l'ont pas, et la redonne à ceux qui l'ont perdue, comment douter qu'il ait pu être pris à titre de remède ? Il l'a été...

Voyez les Romains accourant auprès d'un gladiateur expirant pour boire son sang tout fumant. C'est que le sang des gladiateur était censé le spécifique de l'épilepsie. Ainsi le dit Celse, ce Cicéron de la médecine (lib. III, cap. 11, sect. 10) : *Quidem jugulasti gladiatoris calido sanguine poto, tali morbo se liberarunt*. Et l'éléphantiasis, selon Pline (lib. XXVI., cap. 5) ne se guérissait, chez les Romains, que par des bains mélangés du sang des hommes.

La croyance à la vertu médicinale du sang reparaît au siècle de Louis XI. Les vieillards en buvaient pour se rajeunir ; et il paraîtrait que, pour corriger un sang vieux et infirme, le roi lui-même buvait celui d'un enfant, et réalisait ainsi la fable des vampires.

Que la profusion du sang a été irréfléchie, messieurs, toutes les fois qu'on a désiré diminuer l'énergie de la vie ! et que la réalité dépasse toutes les spirituelles invectives de Lésage et de Beaumarchais contre l'abus des émissions sanguines !

Il y a eu une époque, et cette époque a duré à peu près six cents ans, pendant laquelle le nom ridicule de *minution* a servi à désigner un usage plus ridicule encore.

Malade ou sain, aucun habitant des cloîtres n'était à l'abri du coup de lancette; et, la veine ouverte, le sang devait couler jusqu'à ce qu'il fût arrêté par le supérieur; lui seul ayant le droit de venir mettre la compresse. Cette pratique était devenue si abusive dans certains couvents, que saint Louis fut obligé d'imposer des lois aux religieuses de l'Hôtel-Dieu de Pontoise, par lesquelles il ne leur fut permis de se faire saigner dorénavant que cinq fois l'an : à Noël, au commencement du Carême, à Pâques, dans le mois d'août et à la Toussaint.

Singulier rapprochement ! Toutes les fois qu'on a voulu rajeunir la vie ou la prolonger, on s'est adressé au sang, comme si le sang était la vie elle-même.

Renouveler un sang vieux par un sang jeune, un sang infirme par un sang sain, voilà le but de cette trop fameuse méthode, dite de la *transfusion*, décrite par Libavius, médecin-chimiste de l'école de Paracelse, 150 ans avant les disputes sur la priorité du procédé entre la France et l'Angleterre.

L'idée du rajeunissement par le sang est-elle nouvelle ? Non, sans doute : elle date de la Fable, c'est-à-dire, de l'époque où datent toutes les idées instinctives de l'homme ; de l'époque où l'homme a vu ses infirmités et sa vieillesse, et a désiré en éloigner l'approche. Médée ne rajeunit-elle pas Éson, père de Jason ? et, pour se venger de Pélias, ne le fit-elle pas immoler par ses propres filles, en leur persuadant qu'elles pourraient remplacer son sang vieilli par un sang plus jeune (Ovid., *mét.* VII, vers 237 et *passim*) ?

L'idée de rajeunir le sang est donc ancienne, et le fait de son rajeunissement, positif ; mais les moyens de l'opérer à l'aide de la transfusion d'un sang étranger, sont au moins douteux.

Le rajeunissement du sang existe ; il s'opère à chaque moment de notre vie, puisque le sang produit des mutations sans cesse renaissantes. Mais, de même qu'il ne s'opère qu'en nous, il ne peut être opéré que par nous. Ce n'est pas un sang étranger qui donnera à mon corps languissant un pouvoir nouveau ; mais bien mon propre sang travaillant sur ses données, pour ainsi dire, personnelles. La vie est une action, et la vie ne peut être à nous qu'autant que l'action nous appartient ; autrement elle serait un emprunt. Et qu'y a-t-il de plus individuel, de plus personnel que notre vie ? Chose admirable ! Que l'homme puisse tout emprunter : travail, richesse, gloire, fortune, la pensée même ! La vie seule ne s'emprunte pas ! Seule, la vie se refuse à un prêt, qui répugne à son essence ! La vie seule est un bien inaliénable, et, à part la voie dont la nature s'est réservée le secret et le monopole intransmissible. On ne peut que vivre ou mourir soi, jamais un autre !

L'idée était donc naturelle de s'adresser au sang, quand on voulait s'adresser à la vie ; au sang, pour rajeunir la vie ; au sang, pour en diminuer l'énergie ; au sang, pour la soustraire aux corps qui la possèdent ; au sang, pour faire déposer un témoignage quelconque à la vie ; au sang, pour purifier la vie à l'égal de l'âme, son partner. L'idée était essentiellement naturelle ; car, dans les croyances des hommes, le sang était la vie !

Le sang !... n'est-il pas le véhicule de notre existence, le trésor inépuisable de notre force, le précieux germe de la vigueur et de l'accroissement, la liqueur organisatrice et régénératrice par essence ? Et comment ne le serait-il pas, puisqu'il est le véhicule de cette force qui pénètre, qui anime, qui meut nos parties, les crée, les façonne, les arrange, les développe, les répare même, quand, osant franchir les limites de la santé, nos organes pénètrent dans celles de la maladie ? Le sang semble donc tenir en réserve d'admirables ressources pour réparer ses pertes, comme s'il renfermait en lui-même d'inépuisables trésors d'organisation et de vie !

C'est une *espèce de chair coulante*, a dit Bordeu. L'expression, à bon droit, a fait fortune. Disons, pour la compléter, que cette liqueur divine façonne elle-même le moule dans lequel elle coule ; et que, Prométhée d'une nature supérieure au Prométhée de la Fable, elle fait sortir d'elle-même la flamme créatrice.

Et elle seule, et non un autre, possède ce divin privilége ! On ne crée donc point un homme par l'art, aussi avancé qu'il puisse être, et on ne le créera jamais, aussi avancé que l'art puisse le devenir. Mais, que dis-je? un homme; pas un atôme de gélatine, pas une goutte de lait, de sang ou de bile. Les médecins qui se laissent conduire aveuglément par la chimie, marchent donc au rebours de la voie qui conduit au but. Ils méconnaissent la partie la plus essentielle du phénomène du sang, et sans laquelle le sang n'est pas plus le sang que le cadavre l'homme en vie! Leurs analyses supposent la mort, ou l'amènent; et la mort ne pourra jamais rendre la vie.

Messieurs, la notion instinctive que je viens d'étudier devant vous, n'a pu rester sans passer dans le langage. Le langage est-il autre chose que le dépositaire de tous les instincts, de toutes les manières de sentir, penser et vouloir de l'âme humaine? N'est-il pas le reflet et comme le miroir où se produisent sous forme visible et tangible toutes ces choses? La notion instinctive de l'esprit s'est donc infusée dans les coutumes, les institutions civiles, politiques ou religieuses; elle en a imbibé les mœurs, et même coloré toute sorte de préjugés de ses vives teintes.

Nous trouvons, dans les langues, le mot *sang* à la place de celui de *vie*. La vie mue, troublée, irritée, diminuée, réveillée, transmise, trouve dans le mot *sang* une expression équivalente.

Toutes les modifications de la vie physique et morale se dépeignent par ce terme. — Dans la vie organique, il exprime le contenant pour le contenu, le véhicule pour la force qu'il recèle. Dans la vie morale, il indique le support de cette dernière, et devient le symbole vivant, visible et sensible de la vie spirituelle, invisible et insaisissable.

Or, quelle chose au monde ressemble plus à la vie que le sang, et quel objet peut mieux en être le symbole? Rien donc d'étonnant à ce que de bonne heure, dans le langage du peuple, *vie* et *sang* soient devenus synonymes.

Le peuple est donc en possession des vérités les plus importantes sur presque tous les objets, et très-spécialement sur la science de l'homme. On a fait des traités intéressants sur les erreurs populaires; on pourrait en faire de plus intéressants peut-être sur les vérités populaires. En effet, les opinions très-répandues sont toujours extrêmement respectables; elles cachent, presque toutes, des vérités précieuses altérées par le temps, et qu'il est question de rappeler à leur noble et primitive simplicité.

Ces sortes de vérités appartiennent à l'instinct moral des peuples, et présentent à la philosophie des sujets importants de méditation. Elle conduit donc la multitude par l'impression de l'instinct, par le sentiment vague et même irréfléchi de la vérité; mais elle laisse au philosophe à pénétrer ses vues. Le médecin philosophe cherche donc et aperçoit l'union intime des croyances avec les faits supérieurs ou inférieurs qui lui servent de support ou de règle : il la découvre à ces mêmes hommes qui ne faisaient que la sentir, et confirme ainsi, par la réflexion, le sentiment de l'instinct.

Messieurs, je viens d'étaler devant vous les croyances intimes de l'humanité sur un sujet important. Vous avez daigné écouter, non les opinions hasardées de mon esprit, mais la voix vibrante et sonore du genre humain sur ses propres croyances, croyances qu'il a consignées dans de poétiques formules.

Mais, n'y a-t-il que la vie du sang, que la vie physique dans l'homme? A Dieu ne plaise que, par une réponse irréfléchie, nous assimilions l'homme aux brutes, en élevant les animaux jusqu'à lui.

Vivre, pour l'homme, est, avant tout, vivre d'une vie morale, pure et impérissable. Mais cette vie morale, son tourment et sa gloire, a besoin de support; elle périrait sans base, comme l'arbre sans la terre qui le nourrit et le porte. La vie morale s'implante donc dans la vie organique; elle s'y implante, mais pour s'en distinguer ; elle s'y implante, mais pour s'élever comme une belle fleur sur sa tige. Or le sang est le centre de cette vie des organes, sur laquelle est greffée l'autre vie. Vivre, pour l'homme, encore une fois, n'est donc pas uniquement l'action de circuler, de respirer, de se nourrir et de métamorphoser mille substances dans la nôtre. Vivre, pour l'homme, c'est s'élancer par l'esprit, *parcourir d'un éclair de pensée l'universalité des mondes*, étudier les êtres qui les peuplent, admirer et aimer celui qui s'y réfléchit et qui les a créés, et *un pied sur la terre, s'élancer vers l'immensité à laquelle* il aspire sans pouvoir la comprendre. Voilà la vie de l'être moral et intelligent par excellence, etc.

« Vraiment, après ces preuves aussi éloquentes du savant
» professeur, quoique nous les ayons bien tronquées en les
» disséquant, est-il possible de nier la vérité de cette croyance
» populaire, que : *Le sang est le réceptacle de la vie.*

» La science ne se trouve-t-elle pas d'accord aussi avec cette
» opinion déjà généralisée ? et comment alors expliquer que la
» médecine, cette servante de la théologie (*ancilla theologiæ*),
» ait poussé l'aveuglement jusqu'à conseiller un sacrilège
» homicide, en *ordonnant* pour modérer ou équilibrer la vie,
» de la *répandre à profusion en saignant jusqu'à blanc !!...*

» Comment encore osons-nous parler de l'aménité de nos
» mœurs, quand nous voyons nos paysans, et même nos
» intelligences civilisées, se traiter comme des barbares, et
» trouver un chirugien toujours empressé à les saigner trois
» à quatre fois l'an, absolument comme font les vétérinaires
» pour *rafraîchir* leurs clients quand *ils sont échauffés !!*
» Avouez donc que vous devez être fiers des progrès de la
» vieille médecine, qui ressemblent à ceux de cette pauvre
» science au XIIIᵉ siècle ! Heureusement que la réforme appor-
» tée par l'homœopathie vient la sauver du reproche de
» conjecture et d'impuissance dont on l'accuse encore ! »

Le Dʳ F. P.

DU SANG

ET DES ÉMISSIONS SANGUINES.

Empruntant une partie des idées intéressantes contenues dans l'article du docteur d'Amador qui a traité du *sang* au point de vue philosophique, nous allons examiner le même sujet, très-sommairement cependant, au point de vue physiologique et médical.

D'abord : Qu'est-ce que c'est que le sang ?

Quelle est sa composition ?

Quel est son usage, son mode d'action ?

Quelles sont les lois qui président à son mouvement, à sa vie, ou bien à sa circulation ?

Puis, abordant la partie pathologique et thérapeutique, nous examinerons les divers états morbides dont le sang peut être atteint, ceux dont il peut être la cause ; enfin, nous passerons en revue les moyens proposés par la science jusque à ce jour, pour y remédier, traitant spécialement alors des émissions sanguines.

» Le sang est le liquide qui coule dans les veines et dans les artères. »

Cette définition, que nous trouvons dans le dictionnaire des sciences médicales, nous semble peu exacte, car la lymphe et le chyle, coulant dans les *veines sous clavières*, n'ayant point encore subi l'hématose, ne sauraient être appelés du sang.

Bordeu, dans un langage éminemment pittoresque et expressif, nous semble l'avoir bien mieux défini, quand il a nommé le sang *la chair coulante.*

Le sang est rouge chez l'homme et chez tous les animaux des classes supérieures. Il se divise en deux parties distinctes par leur couleur et leur composition, selon l'ordre de vaisseaux qui le contiennent : les veines et les artères.

4—d

On a nommé sang rouge, sang artériel, celui qui coule dans les artères, les veines pulmonaires, et le côté gauche du cœur. Celui au contraire qui coule dans les veines, l'artère pulmonaire, le côté droit du cœur, porte le nom de sang veineux, et sa couleur étant plus foncée, on a cru pouvoir le nommer *sang noir*.

Chez les animaux des classes inférieures, le sang au lieu d'être rouge, n'est plus qu'un liquide aqueux, sans consistance; tantôt complètement incolore, tantôt d'une légère teinte jaune, rose ou lilas. Par opposition aux classes supérieures, ces animaux ont été dits à *sang blanc;* nous n'avons pas à nous en occuper ici.

Dans le sang, on distingue le *serum*, fluide jaunâtre et transparent, et les *globules*, corpuscules solides, réguliers, d'une belle couleur rouge, qui nagent dans le serum et dont la découverte est due à *Malpighi*. La quantité de ces globules n'est point toujours la même: elle varie selon le sexe, l'âge, la force, la nourriture des individus; plus nombreux chez l'homme que chez la femme, ils le sont davantage chez les individus sanguins que chez les individus lymphatiques, chez les adultes, que chez les vieillards. Les maladies contribuent à changer ces proportions.

Le sang contient la plupart des substances qui entrent dans la composition des divers organes qu'il est destiné à nourrir et on peut dire à créer. On y trouve de l'eau, de l'oxigène, de l'azote, de l'acide carbonique, de la cholestérine, de la séroline, de l'acide oléique et margarique libres; des hydro-chlorates de potasse, de soude; de l'ammoniaque; des phosphates de soude, de chaux, de magnésie; du sulfate de potasse; de l'albumine; de la fibrine; de l'hématosine, etc...

Le sang artériel est d'un rouge plus vif, plus vermeil; son odeur est plus forte, sa consistance est visqueuse, sa tendance à se coaguler, à devenir chair, est plus grande. Sa pesanteur spécifique est de 1,049, et sa température de + 40 degrés centigrades; il fournit un caillot plus volumineux, et renferme par conséquent moins d'eau et plus de globuline.

Le sang veineux est d'un rouge brun : son odeur est faible; sa pesanteur spécifique est de 1,051, et sa température de + 38 degrés centigrades. Le sang extrait des veines et abandonné à lui-même se prend en une masse qui se divise peu à peu en deux parties : l'une, liquide, transparente, jaunâtre, appelée *serum;* l'autre, molle, opaque, d'un brun rougeâtre, nommée *cruor, caillot.*

Le *serum* est de l'eau tenant en dissolution beaucoup d'albumine, et presque tous les sels du sang. L'action de la pile voltaïque sur le *serum* est fort remarquable : elle le coagule et y développe des globules qui ont beaucoup d'*analogie* avec *ceux du sang proprement dit!!.....*

Le caillot renferme toute la fibrine, toute la matière colorante, un peu de serum et une petite quantité de sels. Mis en contact avec de l'oxygène ou de l'air atmosphérique, le caillot prend une teinte rouge vermeille; l'ammoniaque le rend rouge cerise, et l'azote rouge brun plus foncé.

Le sang artériel partant tout entier d'une seule source, le cœur (peut-être devrions nous dire le poumon), et circulant rapidement, doit être le même dans toute sa masse, ou du moins dans tout le cours de l'*arbre aortique.* Tandis que le sang veineux étant le résidu de la décomposition du sang artériel par les divers organes de l'économie, qui chacun y ont puisé les matériaux nécessaires à leurs fonctions, à leur nutrition, qui dès-lors lui ont fait éprouver chacun une action différente; le sang veineux, disons-nous, doit offrir une différence dans sa composition selon l'organe qu'il a traversé et duquel il provient : par fois même il peut être modifié en raison de diverses substances introduites par l'absorption; c'est ainsi que dans quelques circonstances particulières on y trouve de l'alcool, de l'éther, du camphre, des sels qu'il ne contient pas ordinairement.

Chaque veine doit donc rapporter une espèce de sang qui lui est particulière, et ce n'est qu'après avoir été mélangé intimement par l'action du cœur, que la masse en est poussée dans l'artère pulmonaire, qui a pour rôle spécial de le verser dans les poumons où il va subir, en contact avec l'air, sa réhabilitation en sang oxigène, vivace, artériel. (*Hématose*).

L'usage du sang est de pénétrer dans tous les organes à l'aide de la circulation, distribuant ainsi les principes nutritifs à tous les tissus organisés.

C'est le sang qui est le *conducteur* de la chaleur animale; c'est lui qui est la source des sécrétions et des exhalations.

Pendant bien longtemps, la circulation du sang fut niée, même par les plus grands esprits!... Cependant cette vérité, sortant du domaine de la science, est tellement palpable, les preuves en ont un tel caractère de vulgarité, que l'on ne conçoit point aujourd'hui, comment elle a pu jamais être méconnue. Malgré cela, et comme toutes les vérités, elle a eu bien des obstacles à vaincre avant d'être admise.

Toute découverte, dit M. d'Amador, *doit avoir l'air d'un paradoxe*, et l'est bien véritablement, puisqu'un paradoxe n'est à proprement parler qu'*une proposition contraire à l'opinion commune*.

Les anciens ne tenaient guère compte que d'une seule espèce de vaisseaux sanguins, les *veines*. De ce qu'après la mort on avait trouvé les artères vides, on en avait conclu qu'elles ne servaient qu'à contenir de l'air. Dès-lors en effet, il eût été difficile de s'expliquer la circulation du sang.

Lorsque Guillaume Harvey, en 1619, vint bouleverser les idées reçues, l'erreur des anciens au sujet des artères avait été reconnue et rectifiée déjà; cependant personne n'avait cherché à s'expliquer comment il se fait qu'après la mort naturelle par exemple, ces vaisseaux qui contiennent du sang pendant la vie, fussent trouvés vides, et comment avait eu lieu la disparution du liquide qu'ils contenaient.

Servet avait bien entrevu la solution de ce problème, mais il ne put ou n'osa la démontrer.

Plus la découverte d'Harvey était belle, plus elle était admirable, plus elle devait aussi rencontrer d'obstacles avant d'être admise.

Douleureuse histoire que celle de l'esprit humain ! l'erreur prend si profondément racine dans le cœur de l'homme, qu'il faut, à la vérité, des efforts inouïs pour se faire jour et n'être pas étouffée !

Il est d'ailleurs si commode de n'avoir besoin ni de réfléchir, ni de penser : les routes battues sont si faciles à suivre, que nous en voulons instinctivement à celui qui veut nous tirer de notre *far niente*, à celui qui veut nous crier : « La voie que vous suivez est large et facile, mais c'est celle de l'erreur ; quittez-la, prenez celle que je vous montre : elle est encore bien âpre et raboteuse, mais c'est celle de la vérité. »

Et puis la jalousie, aux yeux louches, qui s'indigne de toute nouvelle gloire, accepte plus facilement la supériorité de ceux qui sont déjà loin d'elle ; le mérite de ses contemporains lui fait peur : elle est surtout blessée à l'idée de leur reconnaître du génie.

« J'aime mieux me tromper avec Gallien, qu'être circula-
» tionniste avec Harvey. »

Triste folie ! comme s'il ne valait pas mieux jouir de la lumière du soleil avec le plus petit de tous, qu'être aveugle avec les plus grands !... Et qui donc peut rester petit avec la lumière !!

Mais la vérité est comme la pierre de l'Évangile, l'erreur ne saurait prévaloir contre elle : méconnue un moment, elle n'en apparaît bientôt que plus radieuse, prenant alors la place qu'elle *ne quittera plus.*   5—d

La circulation du sang admise..... On a cherché en vertu de quelle loi elle s'opère, et, devons-nous le dire, l'héritage d'Harvey nous semble ne pas avoir encore été recueilli.

L'appareil circulatoire se compose de quatre parties : le cœur, les artères, le système capillaire, les veines...

Le cœur, gros muscle creux à quatre cavités distinctes, reçoit le sang et le repousse tour à tour ;

Les artères le distribuent dans l'économie ;

Les vaisseaux capillaires le pompent et le versent dans les veines qui le rapportent au cœur.

Pour expliquer ce mouvement de rotation continuelle, on a parlé des contractions du cœur, de la contractibilité des artères, enfin d'une action spéciale *et inconnue* des vaisseaux capillaires ; puis pour les veines, de l'action de ces vaisseaux eux-mêmes, du battement des artères, du jeu des organes. On a oublié seulement de nous dire à quel principe il faudra rapporter les contractions du cœur, et le jeu de toutes les autres parties du système. C'est là où nous sentons avec notre honorable confrère le docteur Perrussel, la nécessité de supposer, comme il vient de le faire avec bonheur, dans son explication de la vie, l'existence d'un mouvement, d'une rotation, en dehors de nous et nous imprimant cette oscillation si bien continuée dans nos fibres, nos nerfs, notre sang.

Pour l'expliquer, en effet, on a très-bien senti que les contractions du cœur ne pouvaient suffire à démontrer la rapidité et la force de la circulation ; on a dû ajouter la contractibilité des artères, et de plus une action *spéciale et inconnue* des vaisseaux capillaires !

Tout ingénieuse que soit cette hypothèse qui prétend *éclairer* un fait *par une cause inconnue*, elle laisse en outre place à bien des objections. En effet, la circulation artérielle *expliquée* comme on a voulu le faire par là, où seront les moteurs de la circulation veineuse ? Ici nous n'avons ni l'action du cœur, ni celle des artères ; cependant la circulation dans les veines semble demander une bien autre puissance que la circulation dans les artères : on comprend très-bien que le sang partant du cœur, puisse être poussé, par les contractions de cet organe, jusque dans les ramifications des carotides ; mais quelle autre force ne faudra-t-il point pour faire remonter la colonne du sang dans les veines, depuis la plante des pieds jusqu'au cœur ?

La loi que nous cherchons doit être applicable au chyle et à la lymphe, comme au sang, car il serait presque absurde de supposer une loi différente pour chaque espèce de fluide : et d'autre part, le chyle et la lymphe destinés à former le sang, ne sauraient être régis par une loi dans leur premier état, par une *autre* dans le second.

C'est donc en vain que l'on voudrait admettre que l'impulsion donnée au sang artériel puisse être assez forte pour se faire sentir jusque dans les veines : les vaisseaux chylifères n'ont pas besoin de cette impulsion.

On ne saurait parler, non plus, de l'action *inconnue* des vaisseaux capillaires, cette action ne pourrait servir qu'au mouvement artériel pour pénétrer le tissu des organes. Elle ne saurait être d'aucun appui, dès que les vaisseaux en se réunissant ont augmenté de volume, les troncs veineux et le canal thorachique ne sont pas des vaisseaux capillaires.

L'action des poumons et celle du système nerveux ont servi tour à tour à expliquer la circulation du sang, et chaque fois des objections sans réplique sont venues renverser ces hypothèses... L'action pulmonaire et celle des nerfs sont nulles ou secondaires chez le fœtus, et la circulation a lieu en l'absence de ces moteurs prétendus : il en existe donc une autre. Si l'on nous parlait de l'action de ces organes chez la mère, nous répondrions par la vie du fœtus persistant encore après la mort de celle-là.

Toutes ces hypothèses erronnées qui ne peuvent soutenir d'examen, ne devraient elles pas nous montrer, que dans nos recherches *nous tournons le dos à la vérité*, en nous perdant dans un cercle vicieux?

Une seule et même loi régit l'univers, aussi bien dans son ensemble que dans chacune de ses parties, aussi bien dans le système sidéral que dans le système terrestre et organique.

Cette loi, unique pour tous, est *une, continue* et la même partout.

Découverte par l'immortel Newton, c'est la connaissance et l'application de cette loi qui a placé l'astronomie au premier rang des sciences exactes ; c'est l'application de cette loi qui peut seule conduire les autres sciences au même rang.

L'attraction est l'unique loi de l'univers, dans ses mouvements, dans sa vie ; comme le souffle de Dieu est l'unique principe de cette vie. Par cette loi tout s'explique, tout se comprend ; sans elle tout n'est que spéculation vaine et fausse.

L'attraction seule peut rendre compte des phénomènes de la circulation du sang, comme de tous les autres phénomènes.

Les bornes de cet article ne nous permettent pas de développer cette proposition, à l'appui de laquelle les preuves ne manqueraient pas. Nous la recommandons à tous ceux dont le cœur cherche la vérité.

APRÈS GALILÉE....., NEWTON.
HARVEY..... ATTEND ENCORE....

DU SANG

ET DES ÉMISSIONS SANGUINES.

Que l'héritage d'Harvey soit donc bien vite recueilli : il appartient de droit à l'un de ces génies que Dieu nous envoie par fois, comme avec mission de faire pénétrer un rayon de lumière, jusques au plus profond des mystères de son œuvre.

L'attraction ! Que de choses restées inexplicables nous seront révélées à l'aide de cette puissance. Nulle Arianne n'était encore venue au secours de nos savants, égarés dans le dédale des systèmes, et voici maintenant un guide bien plus sûr que le fil de cette princesse, avec l'un on pouvait retourner sur ses pas, avec l'autre on avancera toujours......

Ne serait-ce point une histoire curieuse à étudier, que celle de l'hématose du premier globule sanguin ? D'où est venu, comment est venu ce petit point rouge qui, dès les premiers jours désigne la place du cœur dans le germe fécondé.

Ainsi, la première chose qui nous apparaît de la vie matérielle, est un globule de sang : et cette observation suffirait seule pour démontrer le rôle important de ce fluide. C'est lui qui doit apporter tous les matériaux destinés à la construction de l'organisme : que le sang soit dans l'état normal et les organes le seront aussi; que le sang soit vicié, et les organes et leur jeu vont être perturbés.

Bien des systèmes se sont succédé en médecine, mais il n'en est aucun dans lequel l'influence du sang ait été niée : pas plus qu'il n'est une seule perturbation de l'économie dans laquelle il ne vienne forcément aider au diagnostic.

Près du lit d'un malade, le premier soin d'un médecin, qu'il soit solidiste, humoriste, rationaliste, à quelque système qu'il appartienne, sera toujours de s'assurer, par la pulsation des artères, de l'état du sang ou de la circulation. L'un pourra bien penser que la circulation est perturbée à cause de la maladie; l'autre qu'il y a maladie précisément à cause de cette perturbation, mais tous seront d'accord pour reconnaître son importance.

Le sang semble être le lien d'union entre tous les organes, le conducteur général de leur action spéciale et commune.

Suspendez la circulation, et l'action nerveuse se trouve suspendue : et, s'il est vrai que la soustraction d'une partie du sang semble rendre le système nerveux plus impressionnable, plus exalté ; il n'en est pas moins vrai qu'il est nécessaire qu'une partie de ce fluide soit restée dans les vaisseaux pour que l'action des nerfs puisse se faire sentir.

Ainsi donc, sans le sang point d'action nerveuse ; pourrait-on dire sans le système nerveux pas de circulation ? Peut-être, car tout se lie d'une manière tellement intime dans l'organisme, il y a une telle solidarité entre toutes ses parties, qu'elles sont toutes également nécessaires, chacune à chacune, aussi bien qu'à l'ensemble général.

D'accord sur l'importance du sang comme partie intégrante de la machine humaine, on l'a beaucoup moins été sur l'importance du sang, considéré au point de vue de son rôle actif dans l'économie.

On ne saurait prétendre, certes, que dans la maladie, *il ne puisse* se trouver un fluide ou un solide atteint d'abord, primitivement et essentiellement : Mais, d'un côté les organes ne sont pas dans l'économie, des êtres à part qui puissent être affectés en dehors de l'économie générale, et sans que celle-ci n'en soit immédiatement atteinte ; et de l'autre la maladie n'est point *un être matériel*, qui puisse en conquérant envahisseur, s'emparer de tel ou tel point, s'y établir, et qu'il soit possible dès-lors, de cerner, bloquer, isoler.

Sydenham voyait dans la maladie *un effort de la nature travaillant à l'expulsion de la matière morbifique.*

D'autres l'ont définie : *Une altération notable et permanente d'une ou de plusieurs fonctions.*

Selon M. Chomel, la maladie est *une altération notable survenue, soit dans la disposition matérielle des solides ou des liquides, soit dans l'exercice d'une ou de plusieurs fonctions.*

Or, toutes ces définitions peuvent bien être la définition *des effets* de la maladie, mais aucune n'est assurément la définition de la maladie elle-même. Au surplus, comment l'école eût-elle pu définir la maladie; elle qui dit de la santé : Que c'est l'*exercice libre et facile des fonctions vitales*, c'est-à-dire qui prend toujours l'effet pour la cause elle-même, comme si la chaleur et la lumière du soleil étaient par cela même le soleil.

Pour nous, la maladie ne saurait être que le désaccord des forces vitales; *la perturbation de cette force spirituelle, de cet être immatériel qui anime le corps dans l'état de santé et de maladie, auquel il doit le sentiment et l'accomplissement de ses fonctions vitales* (organon) en sorte qu'en disant qu'il faut bien admettre que dans tout état morbide, l'un des fluides ou des solides peut se trouver primitivement atteint, nous voulons dire, que ce fluide ou ce solide, que cet organe, a reçu le premier, la vibration du choc qui vient d'atteindre la force vitale. La priorité dans le trouble des fonctions, s'expliquant alors par le rapport du mode de vitalité de chaque organe, avec la cause qui vient de produire la perturbation.

Cela dit : le sang peut-il être vicié primitivement ?

Quelles peuvent être ces viciations ?

D'où proviennent-elles ?

Sommairement : Le sang peut être vicié, par le défaut d'action, ou l'action anormale des poumons. Si le sang ne peut être mis, ou n'est mis qu'en partie en contact avec l'air atmosphérique, il ne pourra acquérir les qualités essentiellement propres au sang artériel. Tout le monde sait que la maladie bleue des enfants provient de la non occlusion du trou de Botal, et par suite du mélange du sang artériel avec le sang veineux, sans que celui-ci ait eu à passer par les poumons, pour y subir l'hématose. La nécessité du contact de l'air, pour que le sang veineux puisse y déverser l'excès du gaz acide carbonique qu'il contient, et prendre en échange l'oxigène qui doit le transformer en sang artériel, ne permet pas de douter de l'influence directe de l'asmosphère sur ce liquide. Le scorbut la maladie de *Werlhof* ont été par quelques auteurs attribués au défaut d'oxigène dans le sang et regardés par eux comme le résultat fatal de cet état.

On comprend que notre cadre ne nous permet pas de reproduire en détail toutes les viciations du sang telles qu'on les trouve dans les auteurs, qu'il nous suffise de signaler un fait. Le sang artériel contient, non seulement les substances nécessaires à la composition et à la nutrition des organes, mais encore les matières premières de toutes les secrétions. Le sang veineux étant le résidu du sang artériel, après que chaque organe y a puisé les matériaux nécessaires à sa nutrition et à l'exercice de ces fonctions ; il en résulte, qu'il suffit *qu'un organe soit perturbé ou entravé dans son action, pour que le sang soit vicié.* Les matériaux de la bile resteront dans le sang et seront répandus dans toute l'économie, si le foie ne peut agir normalement, comme dans l'ictère : Il en sera de même pour les reins, etc., etc.

L'importance du sang, la grande et noble place qu'il occupe dans l'organisme, font très-bien concevoir pourquoi on s'est adressé si souvent à lui, dans le traitement des maladies. Cependant, si le sang n'est vicié que parce que tel ou tel organe est perturbé dans ses fonctions, cette perturbation venant d'une cause dont nous ne trouverons la source qu'en remontant au principe vital, il devrait en résulter que ce serait au *principe vital lui-même, qu'il faudrait s'adresser pour guérir le sang,* aussi bien que pour guérir l'organe atteint par la force morbifique.

Le sang étant le conducteur de la chaleur animale, le principe nutritif de tous les organes, on en est venu à lui demander compte de toutes les inflammations, de toutes les congestions! Dans l'impossibilité de calmer son action, supposée trop violente ou trop active, dans l'impossibilité de tempérer son énergique vitalité, on imagina de le soustraire!!! *Supprimer ce qu'on ne savait pas diriger:* Moyen barbare, et bien en rapport avec les mœurs de l'époque qui l'avait inventé; mais qu'on s'étonne de voir encore préconiser aujourd'hui.

Les émissions sanguines sont de deux sortes; *locales* : les sangsues, les ventouses scarifiées ; *générales*, la saignée, soit qu'elle ait lieu sur une artère (artériotomie), ou sur une veine (phlébotomie).

Les émissions sanguines locales ne peuvent avoir d'autre but que le dégorgement des vaisseaux capillaires, de la partie sur laquelle elles sont pratiquées; et de résultat, malheureusement parfois, que de déterminer l'inflammation des tissus dermoïdes et sous-cutanés.

La saignée générale, employée tantôt comme révulsive, lorsqu'elle à lieu loin de la partie malade; comme spoliative, lorsqu'on cherche à diminuer, soit la masse du sang, soit sa partie rouge (le serum se réparant, dit-on, plus vite que la partie colorée), a pour but, le dégorgement d'une partie quelconque de l'économie, de l'un ou de plusieurs de nos organes, dans lesquels le sang est supposé se porter avec trop de violence ou en trop grande quantité, déterminant ou entretenant alors dans ces organes un état morbide, nommé irritation, inflammation ou congestion.

Ubi dolor, ibi fluxus, disaient les anciens, car ils avaient bien reconnu qu'il n'y avait pas douleur, parce qu'il y avait engorgement, mais que l'engorgement était la suite de la douleur, ou pour mieux dire, de la maladie. Et cet axiôme dont on ne saurait contester la vérité, est à lui seul le procès complet des émissions sanguines.

Les partisans de la saignée, ceux surtout qui en ont porté le culte jusqu'au fanatisme, comme Hecquet, Chirac, Wasalva, etc., et de nos jours tant d'autres, parmi lesquels M. Bouillaud tient le premier rang, se sont évertués à trouver des théories pour appuyer leurs systèmes. L'une de celles qui leur ont semblé les plus ingénieuses, a été la théorie de l'*affaiblissement*. De ce qu'à la suite d'une inflammation guérie spontanément, le sujet est toujours affaibli, ils en ont conclu qu'il fallait affaiblir un malade pour aider à sa guérison. Sans remarquer que l'affaiblissement, dans le premier cas, est la suite des efforts faits par le principe vital, pour surmonter la cause morbifique par laquelle il s'est trouvé désaccordé. Et que lorsque par des émissions sanguines, on affaiblit artificiellement un malade, on enlève à l'économie, précisément les forces dont elle à besoin dans cette lutte, la laissant, selon l'expression de M. Andral, *sans défense*.

On a voulu voir dans les émissions sanguines et dans les émissions sanguines répétées, le moyen de guérir toutes les inflammations, toutes les congestions, principalement par le dégorgement de l'organe enflammé. Mais d'abord, encore une fois, l'inflammation n'est pas la suite de l'engorgement, c'est ce dernier qui est la conséquence de l'inflammation. C'est ce qui a fait dire à M. Dubois, d'Amiens, dans sa pathologie générale, *que les congestions sont dues à des phénomènes essentiellement vitaux, qu'elles sont indépendantes de la quantité plus ou moins considérable du sang, et que la preuve en est en ce qu'elles surviennent, le plus fréquemment, chez les sujets les plus débiles, chez ceux où, en même temps, la quantité du sang est moins considérable.*

En second lieu, un organe étant congestionné, comment la saignée pourra-t-elle agir sur cette congestion? Les par-

tisans des émissions sanguines répondent : « En diminuant la masse du sang, » d'après ce raisonnement bien simple : « En
» diminuant la masse d'un liquide circulant dans ses canaux,
» on doit en diminuer la quantité sur tous les points, et par
» conséquent sur le point enflammé. » C'est-à-dire, que, pour l'exercice normal de leurs fonctions, chacun des organes ayant besoin de tout le sang qui lui est apporté par la circulation, on va les perturber tous, les rendre malades dans l'espérance de soulager un peu leur confrère déjà malade et perturbé. Comme c'est rationnel !

Et, si maintenant cette espérance de soulagement n'était qu'une chimère ; si de ce mal général il n'en devait résulter aucun bien pour l'organe congestionné ; n'y aurait-il pas folie à le produire par la saignée ?

Or, écoutons VANHELMON dans sa clinique médicale, lorsque parlant d'un malade dans l'état d'anemie le plus caractérisé, chez lequel une congestion sanguine s'était établie sur un point, où quelques manchetures avaient été pratiquées, il écrit : « Nouvelle preuve entre mille autres
» exemples, que la production des inflammations ne dépend
» pas d'un état pléthorique, et que dans plus d'un cas, comme
» cela a été dit, *alors même qu'il ne restera qu'une seule*
» *goutte de sang dans l'économie elle se portera sur le point*
» *irrité.* » Et, un peu plus loin. « Que les émissions sanguines
» ne détruisent en aucune façon *la cause inconnue*, sous
» l'influence de laquelle le sang soustrait aux lois ordinaires
» de la circulation (et qui les connaît ces lois ?), tend à
» s'accumuler sans cesse sur le point où existe le travail
» inflammatoire. »

En présence de pareils aveux et de tant d'autres que l'on pourrait accumuler, il est inutile de signaler les contradictions incessantes de cette école, qui, sur de semblables prémices, conclut à la saignée, et partout et toujours.

M. le docteur Perry, secrétaire d'une des sociétés médi-cales homœopathiques de Paris, l'un de nos jeunes confrères qui pratique et propage, avec le plus de talent et de distinc-tion notre réforme, a réuni, dans un opuscule intitulé : *De la Logique des chefs de l'École de Paris,* au sujet de ces contra-dictions flagrantes, plus de preuves qu'il n'en faudrait pour ouvrir les yeux à tous. Pour nous, il nous suffit d'avoir signalé ces aberrations; nous ne parlerons donc ni des émissions san-guines pratiquées mal à propos; ni des accidents de la saignée, si habile que soit le praticien qui l'opère.

Nous ne dirons rien non plus des conséquences fâcheuses qui résultent *toujours* des pertes de sang abondantes ou faibles, que le malade soit guéri ou non, savoir: des *paralysies,* des *spasmes,* du *tétanos,* de l'*hydropisie,* de la *cécité,* etc. En un mot, de toutes ces déperditions de forces, de sensibilité qui amènent une *vieillesse* infirme, et si souvent une *mort* précoce!

Le temps nous manque pour faire le triste tableau de ces calamités produites par un semblable procédé; nous ne cher-cherons donc qu'à faire remarquer notre conclusion :

« Que la thérapeutique du sang, c'est-à-dire l'art de modi-
» fier et de rendre normale sa circulation et ses fonctions,
» a besoin d'être encore étudié :

» Que les moyens proposés jusqu'à ce jour, et principale-
» ment les émissions sanguines, ne peuvent produire les
» heureux effets qu'on leur demande :

» Que l'étude physiologique du sang, ne se compose pas
» seulement de son analyse chimique; que la base de cette étude
» doit-être la recherche de la loi qui préside à la circulation :

» Enfin, que cette loi, encore inconnue, peut seule nous
» fournir les moyens de résoudre un problème qui intéresse
» au plus haut point l'art de guérir, et bien plus encore,
» toute l'humanité.

        » B⁰⁰ D. DE MONESTROL, *m. h.* »

DE L'APPAREIL DIGESTIF ,

DE SES FONCTIONS

ET DES RAVAGES QUE L'ON PEUT Y DÉTERMINER

par l'action des purgatifs.

« *Iterum purgare et clysterium redonare.*

» MOLIÈRE. »

L'homme, pris à l'état de développement complet, offre deux centres de vie : l'un, représenté par l'appareil digestif, uniquement affecté aux actes de la vie nutritive; l'autre, représenté par le cerveau et ses dépendances, exclusivement destiné aux actes de la vie intellectuelle et morale. Dire le point où se séparent, où se confondent ces deux vies serait impossible, tant elles sont étroitement unies, tant elles se prêtent un mutuel secours et réagissent l'une sur l'autre.

Le premier de ces deux centres, le seul dont nous voulions nous occuper ici, se rencontre dans tous les animaux, quel que soit leur degré d'imperfection, et marque le premier pas de la nature vers l'*animalité*.

Chez le polype, on le trouve dans un état tellement rudimentaire, qu'il ressemble de tous points à un canal creusé dans l'épaisseur de son tissu, et que l'on peut, suivant les expériences de *Trembley*, lui faire jouer à volonté ou le rôle de la peau, ou le rôle de l'estomac ; mais cet état de simplicité s'efface à proportion que l'on s'élève davantage dans l'échelle zoologique, et cet appareil devient enfin tellement compliqué chez l'homme, que l'on a été forcé de lui faire subir des divisions multiples, autant pour faciliter son étude que pour rendre ses fonctions plus intelligibles.

Il se compose de la bouche, du pharynx, de l'œsophage, de l'estomac, du petit intestin divisé en duodenum, jejunum et

8—d

iléon, et du gros intestin divisé en cœcum, colon et rectum.

Sa structure est généralement assez semblable à celle de la peau, dont il paraît être une continuation, et présente successivement un épiderme, un tissu cellulaire sous-jacent, destiné à soutenir les vaisseaux et les nerfs qui le parcourent, une couche musculeuse et une demi-enveloppe séreuse dont le pédicule s'implante en arrière et forme, en se déployant, le paquet appelé *mésentère*.

A son origine, comme à sa terminaison, l'épiderme qui le tapisse et qui n'est autre chose que la membrane *muqueuse*, offre la plus grande analogie avec l'épiderme cutané ; mais à mesure que l'appareil devient plus interne, cette analogie, que M. de Blainville a le premier mise en lumière, cesse de se montrer aussi frappante, et cela, parce que les rapports et les fonctions du tissu changeant, sa contexture et ses apparences doivent changer également.

C'est ainsi que chez l'homme on le trouve résistant, insensible même, aux lèvres et au pourtour de l'anus ; pendant qu'il est dans l'estomac d'une sensibilité exquise et d'une ténuité à peu près imperceptible. C'est ainsi encore que, dans certains animaux, on le trouve avec les caractères déjà indiqués aux deux orifices que nous venons de signaler, pendant que dans l'estomac, l'organisation se mesurant toujours sur les relations, il offre une densité supérieure même à celle des parties externes.

Ce dernier état se rencontre dans les ruminants, les oiseaux, les gallinacés, et surtout dans les *décapodes* et certains mollusques, chez lesquels cet organe se prolonge en des espèces de dents ou d'écailles très-résistantes.

On voit, du reste, l'application de cette loi des rapports se reproduire aussi bien sur l'épiderme cutané que sur l'épiderme gastrique, et l'on trouve, avec de la réflexion, que c'est elle seule qui peut nous expliquer pourquoi la peau, dans chacun de ses tissus, est plus épaisse et dès-lors plus résistante à la partie externe des membres qu'à leurs parties internes; pourquoi, en appliquant la loi d'une manière plus générale, la cornée transparente est plus résistante que la choroïde, la choroïde que la hyaloïde; pourquoi la carotide perd sa densité en pénétrant dans son canal osseux; pourquoi la veine crurale (ce qui semble beaucoup étonner M. Magendie) devient au contraire plus serrée dans sa contexture, lorsqu'elle a franchi l'anneau inguinal; pourquoi, pourquoi... partout et toujours, la résistance organique dans un seul et même tissu, se modifie tellement d'un point à l'autre, qu'il n'est pas deux lambeaux de membrane muqueuse, par exemple, qui offrent entr'eux une ressemblance exacte.

Cette loi est absolue, et quoique des hommes de génie l'aient antérieurement méconnue ou négligée; quoique le grand *Bichat* ait omis d'en faire une application qui aurait singulièrement simplifié l'étude de l'anatomie générale, il n'en est pas moins vrai qu'elle seule rend un compte satisfaisant d'une foule de phénomènes organiques; qu'elle seule, appliquée au système cellulaire et musculaire gastrique, nous donnera la raison plausible du développement plus ou moins grand de ces tissus.

Il n'était pas possible, en effet, que la membrane celluleuse, improprement appelée par quelques-uns membrane nerveuse, fût autrement disposée que le derme dont elle est l'analogue, et qu'elle offrît dans toute son étendue ou la même densité ou la même laxité. A l'extrémité de la langue, par exemple, ne fallait-il pas qu'elle fût très-rare et qu'elle laissât ainsi le corps *papillaire* presqu'à nu, puisque c'est par ce point même que s'opère la dégustation? A l'œsophage, au contraire, ne fallait-il pas qu'elle fût lâche et gorgée presque de sucs graisseux, puisque cet organe n'a d'autre fonction que de livrer passage au bol alimentaire et de le conduire dans l'estomac? A l'intestin grêle, enfin, ne fallait-il pas qu'elle fût très-amincie pour permettre aux absorbants du *chime* toute la sensibilité dont ils doivent jouir; et, par opposition, au gros intestin, surtout au *rectum*, ne fallait-il pas qu'elle acquît assez de développement pour éteindre en quelque sorte toute sensibilité dans un tube qui est uniquement destiné à devenir réservoir des *fœcès*, en attendant leur expulsion.

La nature, comme on doit le reconnaître, ne procède que par calcul; et si elle se montre sublime dans l'ensemble de son œuvre, elle se montre peut-être plus sublime encore dans le détail des organisations. Qu'on l'étudie dans les minéraux, dans le règne végétal, dans les phénomènes même, en dehors de la vie, dans la gravitation, partout on sera forcé d'admettre, comme cherche à le montrer dans cet ouvrage, notre honorable confrère et ami, le docteur Perrussel, qu'il y a une seule et même loi qui commande à la nature : La loi des *fonctions*, des *facultés*, des *attractions proportionnelles*, au *but*, aux *destinées*; et que cette loi que toutes les sciences vont être obligées bientôt de reconnaître, se trouve dans chaque être, comme dans chaque système de créatures ! Oui, si on étudiait avec soin, ou plutôt si on savait même étudier, interroger la nature, ce livre des révélations divines ouvert à toutes les intelligences, on saurait depuis longtemps, que de même qu'il existe une loi suprême, directrice qui se retrouve partout, de même aussi une organisation spéciale, des mouvements particuliers ont été préétablis dans les êtres et dans les choses, pour l'accomplissement plus facile de cette loi.

Ainsi, voyez cet homme dont les lèvres sont grosses, épaisses et les dents carnassières fortes et pointues : Vous croyez peut-être, que tout cela est l'œuvre du hasard, ou tout au moins, un fait sans importance. Eh bien! détrompez-vous. Ces lèvres et ces dents, sont la mesure extérieure du développement du système musculaire gastrique. L'estomac commence aux lèvres et si elles sont épaisses, si le muscle qui les forme est volumineux, cela vous prouve que les muscles qui en sont la continuation, sont également volumineux et robustes.

Suivons, d'ailleurs, la nature dans sa marche et nous ne tarderons pas à reconnaître que les herbivores le cèdent aux carnivores pour le développement des lèvres, et même que, parmi ces derniers, ceux dont les instincts sont le plus sanguinaires, sont porteurs de lèvres, de muscles et de carnassières plus robustes.

Quelle bouche plus fortement constituée que celle du tigre, et parmi les hommes civilisés, quelle bouche plus richement musclée et dentée que celle des anglais!

L'instinct nutritif est tout entier dans les lèvres, dont les dents suivent forcément le degré de développement, et si nous étendons nos investigations sur le tube digestif, nous trouverons que la membrane musculeuse qui lui sert de troisième enveloppe, est avec elles, en harmonie constante d'organisation et de résistance.

A l'estomac, les fibres musculaires se montrent d'autant plus fortes, que les lèvres ont elles-mêmes plus de volume et dans toute la continuité de l'intestin, la même disposition se manifeste. C'est une conséquence de ce qui est à l'extérieur, conséquence qu'il faut toujours mettre en ligne de compte, lorsqu'il s'agit d'alimentation, de solidarité organique et d'une certaine justice distributive que réclame l'hygiène générale.

Il y a harmonie, en effet, entre les muscles de la vie animale et ceux de la vie organique, et cette harmonie, qui rend tous les points du système musculeux, solidaires les uns des autres, est tellement assise sur une seule et même loi, que l'affaiblissement des puissances externes doit entraîner d'obligation l'affaiblissement des puissances internes. C'est là ce qui nous explique, trop souvent, en l'absence de tout principe miasmatique, la perturbation survenue dans les facultés digestives de ces sybarites modernes, qui croient pouvoir transiger avec leurs occupations corporelles d'hier, sans que leur estomac suive le décroissement de force que l'inaction amène dans les muscles externes, et qui meurent bientôt, incapables de digérer l'aliment le plus léger.

J'ai vu plusieurs faits venant à l'appui de cette sorte de dégradation et parmi les médecins qui se livrent à l'étude des harmonies, je doute qu'il en soit un qui n'ait eu occasion de constater comme moi, par des exemples nombreux, la vérité de la solidarité dont je parle.

Aussi, de quelle importance n'est-il pas, au point de vue de l'hygiène individuelle, de méditer ce que je me contente d'effleurer ici! L'alimentation de chacun, doit être assise sur l'étude de sa puissance musculaire gastrique, et Dieu sait, s'il est dans le monde deux hommes qui se soient jamais préoccupés de pareille chose! On mange plutôt en consultant sa propre sensualité que ses besoins organiques, et l'on boit plutôt en raison du degré de soif que l'on éprouve, qu'en cherchant à harmoniser les boissons avec le degré même de force et de résistance des viscères *récepteurs*.

Cependant, à quelle décrépitude précoce ne s'expose-t-on pas, en suivant une marche aussi peu logique! L'estomac jouit d'une force égale à quatre, par exemple, et l'on veut qu'il se trouve bien d'un aliment dont l'excitation est égale à deux, comme si chaque organe, pour se maintenir dans son état normal, ne voulait pas être soumis, suivant ses besoins, ses fonctions, à une stimulation *proportionnelle* à son degré de résistance!

Oui, l'évidence de cette condition physiologique nous conduit à dire, que le genre d'alimentation pour chaque individu, devrait être relatif à sa constitution, à son travail, à ses besoins ?... Or, la physiologie ne touche-t-elle pas ici, à la législation, à la morale, à la justice? Ne semble-t-elle pas venir elle aussi, condamner une forme sociale, dans laquelle on ne tient nullement compte des premières règles de l'hygiène, et où les hommes abandonnés aux mille chances du hasard, sans présent et sans lendemain, vivent au jour le jour, des faibles ressources que leur procurent un salaire insuffisant, un travail au-dessus de leurs forces, et trop rarement encore assuré. Fort heureux toutefois, quand ils ne sont pas réduits à vivre de racines, à changer de nature, à devenir *herbivores, rongeurs*, et à mourir de faim comme l'Irlande, sous le regard impassible et stupéfait de toute l'Europe chrétienne !!!

C'est à faire mal et pourtant il faut le dire, la plus grande imprévoyance règne dans les États au sujet de l'alimentation à établir, à assurer à tous. Voyez ce qui se passe en Europe pour les grains, et réfléchissez, au milieu des rigueurs de l'hiver, à tout ce que réclament des familles réduites, par milliers, à la misère ! La charité aura beau faire, elle n'appaisera jamais toutes les douleurs, elle ne suffira jamais aux besoins, aussi, n'est-il pas permis, en face de tant de malheurs, de méconnaître la nécessité réelle où se trouvent les hommes de cœur, de songer aux moyens de réparer tant de désastres, de prévenir désormais une pareille détresse !.... N'est-ce pas là, en effet, une noble et sainte tâche, imposée à toute la chrétienté et à son chef éminent qui occupe la chaire de saint Pierre et dont le cœur magnanime et l'esprit élevé, promettent une régénération sociale.

Mais d'ici-là, que de victimes encore succomberont chaque jour sous les angoisses et les étreintes de la *famine !* Qui sait, en effet, combien de temps encore l'Irlande se traînera hâve et exténuée sur la pâture immonde qu'elle dispute aux pourceaux !..... Qui sait combien de temps aussi les prolétaires catholiques de France et de Pologne, de la Grèce et du Liban, seront sacrifiés à la politique du despotisme ou moissonnés par la misère!! Qui sait s'il paraîtra jamais un autre saint Bernard, pour prêcher de nouvelles croisades, et si le Dominicain qui fait vibrer à notre époque, les voûtes de Notre-Dame, de la verve puissante et magique qui animait Pierre l'Hermite, soulèvera jamais l'Europe chrétienne contre cette tyrannie du Nord, qui, comme une main de fer, étreint sous sa puissance tout ce qui est humble, faible et sacré !!!

Oh! d'ici là, sans doute, quels que soient l'activité intelligente, le zèle intrépide, la hardiesse éclairée des potentats qui mènent l'Europe, le remède ne sera de longtemps appliqué à tous ces maux.

Oui, bien des pauvres familles souffriront encore du froid, de la faim et des mille priva⬛s que traînent après elles, les calamités sociales ! Aussi, n'est-ce pas ici le cas de répéter avec un accent de profonde douleur, ces remarquables paroles, d'un publiciste moderne :

« Oh! tant que le peuple souffrira ainsi, le pain sera amer
» à ma bouche, le vin me paraîtra mêlé de sang, et dans
» l'eau dont je m'abreuve, il me semblera que je bois des
» larmes!!! »

Mais hâtons-nous de sortir de cette digression un peu longue, que nous venons de faire sur une question sociale, à propos de subsistance et d'alimentation, et revenons à notre premier sujet que nous ne pensons pas avoir cependant abandonné tout-à-fait, puisque nous en étions à dire avant, qu'il faut à chaque être, d'après ses forces digestives et surtout en rapport avec ses besoins, une quantité proportionnelle d'aliments convenables... C'est là, comme on peut le constater, une règle d'hygiène et de VIE indispensable ; c'est là une des premières conditions sociales à établir dans le code de chaque nation.... *A chacun suivant ses œuvres*, disait une secte moderne.... *A chaque organisme suivant ses besoins,* s'écrie avec non moins de vérité, la physiologie nouvelle !

Nous ajouterons même qu'en outre de la nécessité pour tous, de prendre la dose d'aliments nécessaires, il reste encore une autre condition à remplir, si l'on ne veut pas éteindre tout-à-fait le jeu harmonique des fonctions digestives et amener la paralysie et la mort.

Ainsi, il est positif, en effet, que si l'on laisse la moitié des forces digestives dans l'inaction, il en résultera bientôt un danger que fait très-bien prévoir et éviter la nature, lorsque, prescrivant à tous d'une manière impérieuse l'excitation gastrique en particulier, elle impose la loi aux animaux dormeurs, par exemple, de se gorger, pour le temps de leur sommeil, de substances qu'ils ne peuvent digérer, mais qui, durant leur état léthargique, tiennent ce viscère en éveil. Le loup de nos pays ne mange-t-il pas de la terre glaise pour calmer l'impatience de sa faim? Le crocodile n'avale-t-il pas des corps, dont il ne peut opérer la digestion? L'ours blanc, avant de s'ensevelir sous les glaces du nord, ne se sature-t-il pas de feuilles qui sollicitent sans cesse l'action de son estomac, et qu'il vomit intactes aussitôt qu'il a senti les frimats faire place à un rayon de soleil?

Cette leçon est aussi simple que sage, et ces faits eux-mêmes ne sont-ils pas à la connaissance du plus grand nombre? si donc nous en déduisons la conséquence rigoureuse, nous trouverons qu'ils impliquent pour chacun de nous, non seulement la nécessité de la stimulation de l'estomac, mais encore de la stimulation *proportionnelle* et *constante* de ce viscère.

Or, si nous rapprochons de ces exemples fournis par la nature, ce qui se passe habituellement dans le monde, que dire de cet usage que nous avons établi, contrairement aux coutumes de nos pères, de faire passer les affaires du dehors avant les affaires de l'*intérieur* et partant, de nous borner à deux repas dans les vingt-quatre heures? Que dire de ce singulier proverbe *qui dort dîne*, et surtout de ces aliments sans consistance, qui font la base de la nourriture de nos grandes dames qui finiront, si le *crescendo* continue, par ne se nourrir que de vapeurs et de pensées, pour se rendre plus légères et plus sylphides encore, ce qui sera très-joli sans doute, mais fort peu rassurant pour leurs admirateurs, un peu moins poètes et plus artistes.

En vérité, on ne peut que gémir sur les écarts auxquels nous a conduits une mode aussi ridicule. Nous mangeons pour nous *soutenir*, et certes, il vaudrait bien mieux manger pour vivre, dût le chiffre de nos intérêts, n'importe de quelle nature, subir une altération marquée.

On ne verrait plus alors de ces constitutions détériorées qui semblent continuer l'existence par habitude plutôt que par vigueur; de ces personnes alanguies dont l'estomac se révolte contre l'alimentation et refuse de lui livrer passage; de ces êtres, enfin, dont le tube intestinal est tellement dépourvu d'excitation, qu'ils ne peuvent *fonctionner* que par le secours de l'art.

Rappelez-vous, sur ce point, tout ce que la science a été obligée d'imaginer de moyens pour favoriser la *liberté* de certaine fonction et débarrasser les premières voies de la bile qui semble parfois les encombrer !

Sans parler de ces sortes de remèdes dont l'usage funeste amène à la longue la paralysie d'un organe dont ils rendent les fonctions inutiles; les anciens n'avaient-ils pas inventé, dans le sens de leur théorie humorale, une foule de purgatifs qu'ils avaient décorés de noms horriblement scientifiques, et qu'ils prodiguaient à leurs malades comme les médecins de nos jours prodiguent à leurs clients, les sangsues et les tisanes délayantes?

Ils comptaient les *hydragogues*, les *cholagogues*, les *phleg-*

magogues, les *panchimagogues*, les *mélénagogues*, etc. , etc. , et chacun de ces divers composés avait un rôle particulier à jouer dans l'organisation ! Les uns étaient appelés à expulser la bile verte, les autres la bile noire, ceux-ci à balayer l'estomac et les intestins ; ceux-là, enfin, à évacuer le ferment morbide, lorsque la coction du mal était opérée !!! *Risum teneatis amici !!!*

Il était des médecins, selon le rapport de *Guy-Patin*, qui purgeaient, dans la même maladie, jusqu'à trente et quarante fois, et qui, s'ils avaient le malheur de perdre leur malade, se consolaient de sa mort, en pensant qu'il restait encore dans le tube digestif, quelque chose de mauvais et dont l'expulsion leur avait échappé par défaut de temps : *Tamen aliquid superest !*

C'était du matin au soir et du soir au matin, *purgation* et *répurgation* toujours. On ne songeait qu'à vider les couloirs intestinaux, et l'on ne se préoccupait en rien des dangers que traînait à sa suite, une pareille médication ; dangers cependant qui ne pouvaient manquer de résulter d'une *stimulation* anormale et presque continue.

Le malade séchait comme la plante au soleil, et lorsque, par l'effet même de cette dessication artificielle, on avait allumé dans tout son être une inflammation intense ; lorsque son appauvrissement organique était tel que les *sécréteurs cutanés, muqueux* et *glandulaires*, suspendaient, dans l'intérêt de la conservation du patient, leur rôle d'élimination ; on le faisait passer au régime des *toniques* et surtout de la merveilleuse potion cordiale !

Exagération étrange que l'on aurait peine à croire, si elle n'était affirmée par les médecins de l'époque ; abus de système qui montre jusqu'à quel point l'homme, dont l'intelligence roule sur un pivot imaginaire, peut oublier la raison ; folie que les siècles ont condamnée et que Molière, avec sa verve naïve, a stigmatisée dans le personnage de *Purgon*, mais hélas, sans succès!

Si l'on voulait réfléchir un instant, on verrait cependant que les humeurs sont à l'animal, ce que la rosée du matin est aux plantes que la terre nourrit; qu'elles sont pour l'organisme d'une absolue nécessité; que chaque organe en particulier sait, dans un cas de surcharge, se débarrasser de l'excédant qui le fatigue; enfin, que dans son œuvre d'élimination, la nature se montre plus sage qu'un médecin quel qu'il soit; car, au lieu de rejeter *tout indistinctement*, elle procède par un choix confié à des vaissaux doués à cet effet, d'une *sensibilité* spéciale. Il y a, dit M. Adelon, dans chaque bouche exhalante, une sensibilité d'élection; et certes, si l'on n'avait jamais oublié que nous sommes faits pour subir, sous l'empire éternel de la vie, un mouvement continu de composition et de décomposition, on aurait infailliblement trouvé, alors comme aujourd'hui, que c'est une erreur impardonnable, que de faire abstraction de la puissance vitale et, l'œil toujours tendu vers les humeurs, de soutirer sans distinction tous les fluides; d'éliminer sans mesure et les bons et les mauvais.

Les modernes, du moins depuis la fameuse époque du fameux Leroy, se sont un peu gardés de ces écarts, j'en conviens; mais, sont-ils bien plus raisonnables lorsqu'ils versent le sang par torrents et dessèchent ainsi les sources de la vie? Si le sang est une chair coulante, comme le dit Bordeu, et s'il se compose également des humeurs qui doivent être assimilées et de celles qui doivent être rejetées comme ayant servi à la composition de l'être, il est évident que le système seul est changé, et que, dans leur mode de faire, les médecins de nos jours se montrent encore plus destructeurs que leurs devanciers.

Il y a excès d'humeurs, disaient les anciens; il y a excès de sang, disent les modernes, et les uns comme les autres, quoique par des procédés différents, atteignent le même but, c'est-à-dire l'épuisement du fluide réparateur.

Ces derniers, toutefois, ont le singulier avantage d'aller plus vîte en besogne, ce dont les malades les dispenseraient volontiers, et cela, parce qu'au lieu de se contenter de soutirer le fluide sanguin par la lancette et les sangsues, ils joignent à ce procédé celui des purgatifs. L'inflammation résiste, disent-ils, nous ne pouvons en triompher par les émissions sanguines : eh bien ! *dérivons, révulsons* sur le tube intestinal. Un *minoratif* déplacera le centre fluxionnaire ; un *minoratif* perturbera l'organisme et nous *verrons ensuite* quel moyen devra être mis en œuvre !

Nous aurons d'ailleurs l'avantage de *substituer* ainsi une inflammation *artificielle* à une inflammation morbide ; et, dans le cas où nous manquerions le but, il nous restera, comme dernière ressource , à tenter par les vésicatoires ou les pommades irritantes, la sublime méthode des *transpositions!!!*

C'est du rationalisme par excellence, du rationalisme pur sang.... et le praticien, rassuré par le mot, de se lancer à corps perdu dans la voie des dérivations et révulsions, et, en cas d'échec, dans le système des substitutions et transpositions, système récemment imaginé et proclamé par M. TROUSSEAU.

Cependant, si nous réfléchissons bien sur la question de principe et si nous tenons compte, en outre, de la théorie fondée sur ce même principe ; ce mode de pratiquer est-il bien logique et ne se trouve-t-il pas, au contraire, en contradiction flagrante avec la physiologie, avec la merveilleuse doctrine de l'*irritation?*

Selon moi, qui dit phlegmasie dit accroissement de vitalité sur un point, et, par suite, accumulation sur ce même point d'une certaine quantité anormale de fluide rouge. Or, si la vitalité et le sang se trouvent en excès dans un organe, ce qui implique forcément qu'ils sont en moins en d'autres lieux, et si l'on a d'abord cherché par les émissions sanguines, à opérer le dégagement du centre congestionné, est-il rationnel de croire, ces premiers moyens étant restés à peu près infructueux, que l'on parviendra, à l'aide d'une purgation, à parachever ce que les émissions sanguines ont commencé?

Je voudrais l'admettre avec tous les partisans des révulsions, car cette idée serait souvent consolante pour le médecin; mais à l'examen, je trouve que la question se complique, et qu'elle offre à mon esprit des difficultés par trop grandes.

Que faut-il, en effet, pour une révulsion? Il faut que le moyen employé tende à développer sur l'organe non malade, avec lequel il est mis en contact, une irritation plus *intense* que celle qui existe ailleurs, et que ce même moyen, quelle que soit d'ailleurs son énergie réelle, ne reste jamais inférieur en puissance, car alors, il arriverait infailliblement que la maladie primitive reparaîtrait soudain et s'accroîtrait de toute l'irritation médicamenteuse, et cela, en vertu de l'axiôme *duobus doloribus simul obortis, violentior obscurat alterum.*

Or, en supposant que le remède perturbateur, donné en vue de la révulsion sur un organe sain, produise l'effet désiré et déplace sur les intestins innocents, l'inflammation du cerveau, dans une fièvre cérébrale; en supposant la réalisation pure et simple de ce fait que nous nions; qu'on veuille bien nous dire et nous expliquer surtout, dans une organisation dont tous les tissus se lient, dont toutes les fonctions s'engrènent, dont tous les actes se commandent, dont tous les rouages, enfin, sont mus, dirigés, rendus sensibles par un seul moteur, comment il peut se faire qu'une irritation incendiaire puisse être provoquée sur un point quelconque, *sans que les conducteurs de la vie, de la sensibilité, viennent transmettre ce trouble dans la partie malade,* et par conséquent *ajouter au mal, au danger,* tout le mal, tout le danger d'une aussi imprudente tactique... Nous dira-t-on que les nerfs des intestins, de l'estomac, ne communiquent pas avec le cerveau!!! Qu'il y a là un cordon sanitaire, un mur d'enceinte qui interdit le passage des sensations!!!... Qu'on nous réponde, si l'on peut, sur une question aussi grave et aussi vitale... et qu'on nous démontre, par un raisonnement physiologique, la possibilité pratique d'une pareille méthode ?... Rien ne saurait la justifier, et cependant, si l'on voulait quand même en faire usage, contrairement à toutes les règles de la physiologie, il faudrait au moins posséder une base, un *criterium* définitif.

Or, si d'une part, l'instrument propre à mesurer l'inflammation existant déjà, manque, et si, d'autre part, l'instrument propre aussi à déterminer le degré d'irritation que doit produire le remède, manque également; sur quoi s'appuyer alors, pour diriger un pareil traitement? Sur l'expérience? Mais les différences de constitution sont là, pour nous arrêter. Sur le tact et le jugement particulier de chacun? Mais le tact et le jugement peuvent être abusés par le mode de sentir du malade. Sur l'autorité du maître? Mais, en pareil cas, il est temps aujourd'hui de dire au maître, avec Zimmerman : *tu te trompes.*

Sur quoi donc? sur rien... Et c'est sans avoir une raison plausible et suffisante d'agir, que l'on viendrait imprudemment jeter dans le corps d'un malade, une substance incendiaire, un remède qui est un véritable *quitte* ou *double!* C'est en abjurant les principes, en renversant la théorie même que l'on professe, que l'on essaierait par un mot de légitimer sa conduite et de donner à un traitement anti-rationnel, un vernis de physiologie!

La chose est par trop incroyable, et cependant, c'est là ce qui se passe tous les jours dans la pratique de nos savants! Ce que l'Académie sanctionne et couvre de sa haute protection!! Ce que l'école enseigne à cette nuée de jeunes docteurs qu'elle *marque,* tous les ans, selon la pensée de la *Gazette des Hôpitaux,* du cachet de l'artiste et non du cachet du philosophe!!!

Quand j'y pense sérieusement, je me prends à regretter que nous ne soyons pas à cette mémorable époque, où, suivant le dire de Montaigne, on traitait les malades avec des *crottins* de souris ou du *sang* tiré de dessous l'aile d'un pigeon blanc. Alors, au moins, on ne leur enlevait pas le fluide réparateur; alors, au moins, on ne désorganisait pas leurs organes par des drogues corrosives; alors, au moins, on ne les voyait pas dévalisés à la fois, et par le mal et par la médecine.

Que dis-je? sous l'empire de cette médication, la mortalité se montrait moins effrayante que de nos jours, et tous ceux qui revenaient à la santé, au lieu de languir durant des mois entiers, retrouvaient presque sans retard et leur force physique et leur force morale. La maladie avait été pour eux une sorte de sommeil dans lequel ils s'étaient retrempés, et leur puissance vitale, loin d'avoir perdu de son énergie dans la lutte, s'y était pour ainsi dire aiguisée, développée même.

Aussi, quel beau jour pour l'humanité que celui où l'on proscrira les sangsues et les saignées; que celui où l'on cessera de dévaster l'organisation par les purgatifs, les vésicatoires et les moxas, et où l'on substituera à tous ces moyens barbares, les procédés plus humains de la bienfaisante homœopathie! On ne verra plus alors autant d'enfants dévorés par les humeurs froides; autant de femmes décrépites avant l'âge; autant d'hommes usés dans leur système gastrique au point de ne pouvoir opérer la digestion de l'aliment que leur ventricule appelle et sollicite. Forts et robustes, nous marcherons tous ensemble, d'un pas assuré dans les voies de conservation que Dieu nous a tracées, et le terme moyen de l'existence sera d'autant plus reculé dans ses limites, que nous nous éloignerons davantage, et des systèmes et des hommes qui les pratiquent.

Dr Ginestet, de Niort.

DE LA MÉTHODE RÉVULSIVE.

Synapismes , Vésicatoires , Cautères , etc.

Sous l'empire de cette opinion , que la maladie est un *être*
à part, qui subrepticement est venu s'implanter dans l'organisme : l'école rationaliste dut arriver parfois, soit à ne pas
découvrir *le siége* de la maladie , soit à supposer que, trop
profondément situé, cet ennemi ne pourrait être attaqué dans
la position dont il s'était emparé.

De là, la nécessité de lui faire abandonner ses retranche-
ments pour le combattre avec avantage; de là, la méthode
révulsive ou dérivative.

Dans les affections cérébrales, dans les affections du poumon ou *dériva,* sur le tube intestinal plus accessible aux
moyens thérapeutiques, et dont le mode de vitalité semblait
mieux connu.

Et Dieu sait comme on opéra avec cette armée de *purgatifs,*
de *minoratifs ,* de *cathartiques* et *drastiques,* sous le nom
desquels vinrent se ranger toutes les substances plus ou moins
rares , plus ou moins corrosives, qui tombèrent sous la main
de nos savants.

Dieu sait aussi les beaux résultats de cette méthode incendiaire.

L'idée des dérivatifs une fois conçue , leur application à la
peau en était la conséquence naturelle. Ici la science devait
être à son aise; jusqu'à ce jour, la physiologie du tube intestinal n'en est guère que la pathologie ; tandis que la peau ,
cette enveloppe de l'animal , cette gaine dans laquelle sont
renfermés tous les organes accessibles à nos sens , pouvait
être étudiée dans l'état de vie, dans ses rapports comme dans
ses fonctions.

Les nombreux rameaux nerveux qui viennent s'épanouir à
sa surface ou dans son épaisseur , établissent une intime sym-

pathie d'action, entre la peau et les divers organes, les divers centres de la vie ; les *pneumonies*, les *dyssenteries* qui sont la suite d'une suppression de la transpiration cutanée , en sont des preuves irrécusables.... La peau devait être un d'autant meilleur champ de manœuvre pour les dérivateurs, que sa surface est plus grande et qu'on peut l'atteindre partout.

Pour agir sur la muqueuse intestinale, il n'est qu'un mode, ingérer dans l'estomac, ou porter dans l'intestin des substances corrosives ou laxatives.

Mais poussa-t-on l'estime des purgatifs jusqu'au fanatisme, il est des circonstances où l'on comprend qu'ils ne peuvent être employés; d'un autre côté, dans l'estomac, dans le tube intestinal, il est difficile de suivre, de circonscrire l'action d'un médicament; tandis qu'à la peau rien ne pouvait être plus aisé, à ce qu'on pensait du moins.

Pour bien apprécier tout le parti que l'on pouvait tirer de cette découverte, rappelons que la peau se compose de trois couches distinctes, superposés, et qui sont de dedans en dehors :

1° Le derme ou chorion qui forme la couche la plus profonde, la plus épaisse de la peau, dont la face interne est unie aux parties sousjacentes par du tissu cellulaire, et dont la surface externe est hérissée d'une grande quantité de petites saillies rougeâtres et *très-sensibles* (peut-être parce que ces *papilles* ne sont autres que des épanouissements nerveux.)

2° Le corps muqueux réticulaire, formé en partie par un lacis de vaisseaux qui entourent les aspérités du derme.

3° Enfin l'épiderme, qui n'est pas précisément un tissu particulier, mais une matière inerte, secrétée par les vaisseaux exhalants; une espèce de vernis, disposé sur la peau comme pour en diminuer la sensibilité.

La lice ouverte, l'imagination des révulseurs prit son élan.

Sous le nom de synapisme, on appliqua sur la peau, des

substances âcres, comme la *moutarde*, l'ortie; les laissant agir jusqu'à ce que la peau fut rouge, enflammée, et la douleur insupportable.

Avec le *garou*, la poudre de *cantharides*, on enleva l'épiderme, et mettant à nu les papilles nerveuses, on obtint une *douloureuse* sensibilité.

Avec la *potasse caustique*, l'azotate d'argent, si énergiquement nommé, *la pierre infernale*, avec le *beurre d'antimoine*, l'*oxide blanc d'arsenic*, le *vert-de-gris*, l'*oxide rouge*, le *deuto-chlorure de mercure* ou *sublimé corrosif*, et tant d'autres, on corroda la peau, on la fit tomber en *escharre*, on la détruisit dans toute sa profondeur.

L'eau bouillante, le marteau de fer chauffé de Mathias *Mayor*, le *fer rougi à blanc*, vinrent à leur tour.

Et les malades eurent beau se tordre, dans d'atroces douleurs, sur leur lit de Procuste, rien n'arrêta leur supplice !!!

Puis, comme pour raffiner ce procédé digne des temps barbares, on fit un cylindre avec une matière combustible, soit le coton, pouvant être maintenu pour brûler *lentement*,... On l'applique après avoir mis le feu à sa partie supérieure; à mesure que la combustion avance, la chaleur et la douleur augmentent, l'épiderme *craque*, la peau se *ride*, *jaunit*, *grille*... et finit par prendre une teinte *charbonnée*; peu à peu le *moxa* brûle jusqu'à sa base, et le malheureux patient fournit l'aliment nécessaire à cette lampe humaine, qui ne s'éteint que quand toute la chair qui se trouve dans la sphère de son action est désorganisée !!!...

Malgré soi, l'on se sent saisi d'horreur à la pensée de pareilles souffrances, et l'on se demande si ce n'est pas une énumération des tortures du moyen-âge, bien plutôt que l'un des procédés de l'art de guérir.

Oh! que nous sommes loin du précepte d'*Asclepiade*, quand il veut qu'on guérisse *tuto*, *cito* et *jucundè*, sûrement, vite et *agréablement!!!* Et quelle méthode peut être plus éloignée de ce précepte que celle dite *révulsive*... Révulser, dériver, porter ailleurs un autre mal, et ne faire taire le sentiment d'une souffrance qu'au prix d'une souffrance plus grande, est-ce donc guérir?... Appliquer sur les vaisseaux absorbants mis à nus, comme le fait aussi la méthode endermique, les substances les plus vénéneuses, celles dont l'action sur l'économie est la plus délétère, les *cantharides*, l'*azotate d'argent*, le *sublimé corrosif*, les préparations *arsenicales*, au risque *d'empoisonner, méthodiquement d'ailleurs, comme on l'a dit*, tout l'organisme, au risque d'amener une perturbation telle, dans les lois de la vie, que son principe en soit fatalement et irrémédiablement atteint, est-ce là guérir?... Etablir un dégoûtant *exutoire*, un *séton*, un *cautère*, cet ulcère artificiel auquel on condamne pour des années, pour la vie entière des enfants, de jeunes femmes qui eussent donné la moitié de leur existence pour se débarrasser de cette infirmité si elle eût été naturelle ; est-ce là guérir ?

Notre pauvre humanité est-elle si irrévocablement condamnée à la souffrance, qu'elle ne puisse éviter une douleur qu'au prix d'une douleur plus grande?... L'Esculape des anciens était un dieu, le nôtre est-il donc une furie?... Ou si le dieu n'a pas changé, ses ministres infidèles n'ont-ils pas oublié ses lois?... Et telle qu'elle est exercée de nos jours, pourrait-on dire de la médecine : « Qu'elle guérit quelquefois, soulage souvent, et console toujours »

Hélas, si toutes les voix des victimes s'élevaient en chœur, nous entendrions comme les bruits sourds et lugubres de nombreuses vociférations qui attesteraient trop hautement de l'impuissance et de la cruauté des moyens employés. Le règne impie et barbare de cette médecine matérialiste et stupide ne pouvait donc pas durer ;... Dieu ne le voulait pas.

Baron D. de M...

DES NARCOTIQUES,

DE LEUR ACTION PALLIATIVE, SOPORIFIQUE

SUR LE SYSTÈME NERVEUX,

et de leur influence désastreuse sur l'organisme.

Dans l'école allopathique, on appelle ainsi les médicaments qui, donnés à une faible dose, engourdissent la sensibilité, calment la douleur, provoquent le sommeil, tempèrent l'action locomotrice, et qui, à dose plus élevée, déterminent la *stupeur,* la *paralysie,* l'*apoplexie* ou des mouvements *convulsifs.* Si l'on s'en tenait à cette définition, presque tous les agents thérapeutiques pourraient, devraient même trouver place parmi les narcotiques. L'extraction des esquilles qui irritent un membre dont l'os est fracturé, diminue la douleur, et permet le sommeil, que celle-ci avait éloigné. Un repas copieux fait oublier le mal physique ou moral, jette dans l'assoupissement, souvent dans l'apoplexie, et détermine quelquefois des convulsions. Mais, on réserve le nom de narcotiques pour les substances médicamenteuses, auxquelles on attribue la propriété spéciale de diminuer l'activité du système nerveux, et de provoquer depuis un calme désirable, jusqu'à l'assoupissement le plus profond. Si l'on en croyait Barbier, d'Amiens, les capsules du pavot indigène, l'opium, ainsi que ses nombreuses préparations jouiraient seuls, à proprement parler, de cette propriété. Il l'accorde à peine à la jusquiame, à la belladonne, au stramonium, à la ciguë, et rejette ces végétaux dans la classe de ceux dont l'action n'est pas assez bien connue pour qu'on puisse la classer. Si, pour figurer dans celle des narcotiques, une substance médicamenteuse devait ne posséder d'autre vertu que celle de calmer la douleur et de faire dormir, sans jamais irriter, sans jamais causer d'agitation, de mouvements convulsifs, il n'y en aurait aucune qui méritât ce nom.

13—*d*

La même dose du même opium occasionne chez un sujet un surcroît d'énergie, d'activité, une vive exaltation de la pensée, et surtout de l'imagination, ainsi que des mouvements; chez un autre, l'assoupissement le plus profond, la stupeur la plus complète; chez un troisième, un délire furieux et convulsif. Ainsi donc l'opium, ce narcotique par excellence, est parfois *excitant, exaltant, hilarifiant, enivrant,* d'autres fois *déliri-fiant, spasmodique.* Ses effets sont donc analogues à ceux du vin, avec cette différence que le vin est plus souvent excitant, et qu'il en faut une plus grande dose pour exciter la stupeur. Les plantes que Barbier rejette de la classe des narcotiques provoquent peut-être plus souvent le délire convulsif que ne le fait l'opium; mais, comme lui, elles déterminent l'assoupis-sement, quand la dose est assez élevée. Un narcotique qui paraît être fort doux, et pourtant d'un effet assez constant, est le suc épaissi de la laitue non cultivée, qu'on emploie depuis quelque temps sous le nom de *lactucarium.*

Les substances appelées narcotiques, quand on les admi-nistre à hautes doses, constituent des poisons actifs, que les toxicologistes ont divisés en deux classes, sous le nom de nar-cotiques simples et de narcotico-âcres; les premiers com-prennent, selon Orfila, l'opium, la morphine, la jusquiame, l'acide hydrocyanique, l'eau distillée, l'huile et l'extrait de laurier-cerise, la laitue vireuse, la douce amère, la morelle, la mélongène, l'if, l'ers, le safran, le gaz azote, le protoxide d'azote; et les seconds, la belladone, le stramonium, le tabac, la digitale pourprée, le mouron des champs, la grande ciguë, la ciguë aquatique, la petite ciguë, la rhue, le laurier-rose, l'upas tieuté, la noix vomique, la fève de Saint-Ignace, la fausse angusture, l'upas antiar, le ticunas, le woorora, le curare, le camphre, la coque du levant, les champignons vénéneux, l'alcool, l'éther sulfurique, le gaz acide carbonique, l'oxide de carbone, le seigle ergoté, et les émanations des plantes odorantes.

Cette division des narcotiques en simples et âcres est purement artificielle et fort mal fondée : il n'y a pas de narcotique
qui ne soit âcre à un certain degré, à une certaine dose, chez
certains sujets, de même qu'il n'y a pas d'excitants qui ne
puissent devenir narcotiques. Les classifications que nous éta-
blissons parmi les corps de la nature, nous font supposer en
eux des qualités absolues qu'ils ne récèlent point, ou qui ne
sont point constantes ; et lorsque ensuite un sage scepticisme
vient les contester, on s'étonne, on se scandalise même, comme
si ce n'était pas rendre un service positif à la science que de
signaler les envahissements de la forme sur le fond.

L'empoisonnement par les narcotiques a reçu le nom de
narcotisme.

L'emploi des narcotiques en thérapeutique n'a pas encore
été méthodiquement étudié ; les effets sont encore mal connus.
Que sert-il de dire que ces substances engourdissent l'estomac,
dissipent la faim, suspendent la digestion, provoquent le vomissement, excitent la constipation, causent de la sécheresse
à la bouche, de la soif; rendent le pouls plein et large, ou
serré et petit, rare ou fréquent, lent ou vite, souvent irrégu-
lier, inégal, intermittent; rendent la dilatation de la poitrine
plus difficile, ralentissent les mouvements inspiratoires,
calment la toux, favorisent l'absorption, diminuent l'exhalation
et les sécrétions, et pourtant provoquent des démangeaisons
et de la sueur; quelquefois favorisent l'évacuation menstruelle,
font maigrir les sujets qui en usent trop souvent ou plutôt en
abusent, diminuent l'action cérébrale, l'action sensoriale; provoquent l'accablement, la pesanteur de tête, les vertiges, un
sommeil profond ou de l'agitation et une insomnie pénible, le
vomissement; le délire, des hallucinations; quelquefois la fixité
et l'hébétude du regard, des tremblements, des convulsions;
calment les douleurs, rendent les contractions musculaires
lentes, faibles et difficiles? Sans doute les narcotiques font tout

cela, quelquefois même tout cela en même temps; mais l'important serait de bien savoir dans quelles circonstances ils ne produisent que ceux de ces effets qu'on doit désirer, et par quels moyens on peut parvenir à éviter les inconvénients graves de leur administration intempestive ou mal dirigée. Or, on ne sait presque rien là-dessus. Une faible dose de narcotique trouble les fonctions digestives, ralentit le mouvement circulatoire, souvent sans calmer la douleur, ni provoquer le sommeil; une dose plus forte, quoique peu considérable, jette certains sujets dans une profonde stupeur ou dans les convulsions. Ce n'est donc qu'en tâtonnant qu'on peut faire usage des narcotiques.

Pour arriver à des résultats plus susceptibles d'être calculés avec avantage pour les malades, il faut que l'on s'étudie à isoler la partie stupéfiante de chaque végétal narcotique de toutes les autres parties qu'il contient; que l'on s'attache à rechercher si cette partie stupéfiante n'est pas elle-même irritante, et le moyen de la modifier de manière à ne lui laisser que la propriété qu'on désire lui voir mettre en action. Que de travaux à faire jusqu'à ce qu'on soit arrivé à ce but!

Une grande erreur, qu'on ne saurait trop combattre, c'est celle des médecins, qui, à l'exemple de Sydenham, ont cru que les narcotiques pouvaient être utiles et devaient être employés dans le traitement des inflammations; ce n'est là qu'une hypothèse. De ce que les narcotiques calment la douleur dans les cas où ils agissent le plus heureusement, on en a ridiculement conclu qu'ils pouvaient quelque chose sur le travail inflammatoire. Il n'en est rien; ils ne font que modifier l'action nerveuse, peut-être la déprimer, ou plutôt la distraire en quelque sorte, l'occuper ailleurs, sans l'accumuler dans l'encéphale.

Les narcotiques ne doivent donc jamais être employés que dans les névroses des organes des sens et du mouvement, quelquefois dans les maladies qu'on suppose être des névroses des organes de la vie de nutrition, toujours lorsqu'il s'agit uniquement de ralentir une action trop énergique. Si on y a recours quelquefois dans les inflammations, ce n'est qu'à titre de palliatif contre la violence de la douleur; mais il y a pour l'ordinaire plus de danger à faire courir au malade, que de soulagement à espérer pour lui. L'espoir que donne la théorie de la possibilité de calmer par les narcotiques l'irritation nerveuse que l'on suppose exister dans l'inflammation et en être le premier phénomène, est malheureusement trop souvent démenti par la pratique. Si cela provient de ce que les narcotiques recèlent tous des particules irritantes, il importe de chercher à y remédier, et ce n'est qu'alors qu'on pourra les recommander fréquemment dans les phlegmasies aiguës. Quant aux phlegmasies chroniques, l'usage des narcotiques est indiqué comme palliatif indispensable et trop souvent inefficace dans leur dernière période.

Tel est le langage de la vieille médecine... Tel est le pathos que trois mille ans de travaux lui ont permis de produire!!! Et comprend-on, en face de cette obscurité qui se retrouve aussi complète pour tous les autres remèdes, on puisse encore croire à la science, à l'efficacité d'une médecine basée sur de semblables conjectures!

Comprend-on enfin qu'on puisse faire un crime à des hommes d'étude et de conviction, de chercher mieux!

Une foule de chimistes, dit Hahnemann, se sont donné d'incroyables peines dans ces derniers temps, pour décomposer l'opium et en retirer plusieurs principes : la *morphine*, la *narcotine*, etc., etc. Mais la plupart d'entre eux sont en dissidence à l'égard, tant du mode d'analyse, par le moyen d'opérations nombreuses, que de l'énonciation des propriétés chimiques de ces divers matériaux. Les opinions ne s'accordent pas non plus relativement au mode d'action de chacune,

14—d

de sorte que tout bien pesé, il n'y a pas la moindre conclusion certaine ou profitable à retirer de ces travaux, pour ce
qui concerne la médecine en général, et le salut des malades
en particulier.

Telle est la marche suivie par les chimistes et les thérapeu-
tistes du passé et de ce jour, pour arriver à nous donner la
vertu réelle des médicaments.

Faut-il donc s'étonner du chaos qui règne depuis si longtemps dans une pareille école et de l'ignorance où elle est
des propriétés réelles de ses agents?... La chimie a-t-elle
jamais eu pouvoir de reconnaître la vertu des substances
médicales, à leur couleur, à leurs forme, densité, composition
intime, etc., etc. ; n'est-ce pas la physiologie seule qui peut
nous donner le tableau des effets d'un remède sur l'organisme,
et par conséquent, l'étendue de sa puissance?

Hahnemann a donc rendu à la science médicale, à l'humanité
surtout, en laissant de côté, tout en leur rendant justice, les
travaux minutieux et intéressants des chimistes, pour ne s'occuper qu'à expérimenter sur l'homme, les remèdes si mal
étudiés jusqu'à lui.

Or, pour tous les médicaments, Hahnemann a reconnu et
l'expérience démontre deux effets :

D'abord, un effet primitif, passager, qui appartient essentiellement à l'action perturbatrice de la substance ingérée ;

Ensuite, un effet secondaire, durable, qui tient à la réaction
de l'organisme.

Les doses faibles et modérées de l'opium, pendant lesquelles
le corps se laisse affecter d'une manière passive, exaltent
pour un court espace de temps, l'irritabilité et l'activité des
muscles soumis à la volonté. *Mais aussi elles diminuent,*
pour un temps plus long, *celles des muscles* qui n'obéissent
point à la volonté ; *elles exaltent l'imagination et le courage,*
témoins les Orientaux ; mais aussi *elles finissent bien vite* par

ÉMOUSSER et STUPÉFIER les *sens extérieurs*, le *sentiment général* et la *conscience* de soi-même!.... Ainsi, pendant l'effet consécutif de l'action de l'opium, l'organisme, par sa réaction active, produit UN ÉTAT ABSOLUMENT INVERSE *à celui qu'on voulait obtenir !*

C'est donc parce que le précieux calmant a prouvé la vertu admirable qu'il avait, dans *son effet primitif*, de calmer, engourdir, faire taire les douleurs, les crises, que les médecins, à toutes les époques, en ont fait un si grand abus, sans songer que l'effet secondaire, non-seulement, devait détruire le calme, mais plonger aussi les pauvres malades dans des crises plus fortes, dans des insomnies plus longues, en les réduisant ainsi à l'état de cadavre !

Ainsi, les potions prétendues calmantes, soit avec la morphine, le sirop de diacode, le laudanum, etc.,

Les pilules de cynoglosse, thébaïques, anodines, etc.,

Les sirops opiacés, les frictions avec des substances narcotiques, ne sont donc positivement, il faut le reconnaître aujourd'hui, que des *palliatifs* dont les médecins ont abusé, et à l'aide desquels ils ont, de tous temps, pacifié avec la maladie qu'il valait bien mieux chercher à guérir radicalement.

Mais les effets fâcheux qui résultent de l'emploi des opiacés, et qui consistent à calmer un moment le système nerveux, ne sont pas les seuls dangers que ces préparations apportent aux malades; ils ont encore le triste avantage, quand ils sont surtout longtemps continués d'arrêter la réaction de la vitalité, d'empêcher l'organisme d'établir son effet secondaire et ils paralysent alors les organes, suspendent la secrétion des fluides, amènent des obstructions, des paralysies et aliénent même les facultés mentales !! Témoins encore les Orientaux qui, par l'usage continue de ce nectar, s'étiolent et meurent de bonne heure. De sorte qu'on peut bien dire, en effet, que le malade ne souffre pas quand il a pris de l'opium....

Mais par une bonne raison, c'est qu'il ne *sent* plus.... La vie s'est engourdie, arrêtée par son effet primitif.... Mais le mal n'en continue pas moins ses ravages sourdement, pour les reproduire plus tard avec une tenacité que l'opium à fortes doses ne calmera plus!!

Comme on peut le reconnaître par là, les opiacés ou narcotiques sont des remèdes dangereux, et qui ne peuvent être maniés en allopathie, comme le dit Huffeland, que par une main habile, ce qui permet d'un autre côté, de rendre quelquefois des services si éminents que bien des médecins *sydenham* entre autres, auraient renoncé à la pratique de la médecine, s'ils avaient dû s'en passer! Il est si doux et si commode pour un praticien en renom, d'avoir sous la main, toujours presqu'à ses ordres, un pareil calmant à employer, quand il ne lui est pas possible de faire mieux!!

Et pourtant, avec les saignées et les purgatifs, les opiacés ont peut-être fait autant de mal à l'humanité que toutes les guerres désastreuses qui ont décimé les populations!!

Comme nous l'avons fait voir dans cet ouvrage, le système nerveux est le moteur intelligent de notre organisme; c'est à l'utiliser et non à l'engourdir, que le médecin doit faire consister toute sa science; il ne s'agit donc pas de couper le nœud gordien de la difficulté maladive, pour se donner l'air d'un Alexandre en l'art de guérir;

Il s'agit, au contraire, de dénouer la difficulté par une solution radicale et non *palliative*.

Or, pour arriver à ce résultat, il fallait approfondir le problème, étudier tous les côtés et surtout expérimenter en bonne forme, pour arriver à la notion exacte des propriétés réelles, positives des opiacés.... Et en suivant cette marche éclairée par une logique invincible, HAHNEMANN a reconnu que l'opium ne *faisait plus dormir*, ne *calmait* plus que pour un instant, en plongeant toute l'économie, dans une prostration voisine de l'atonie et de la mort! Ce génie pénétrant et infatigable, a consacré sa vie à recueillir dans sa nature médicale, les effets purs d'un grand nombre de remèdes précieux, et nous renvoyons à ce livre nos lecteurs pour des détails intéressants, il est vrai, mais que nous n'avons pas le temps d'énumérer ici.

Nous constaterons seulement qu'on ne doit plus donner de remèdes, d'après les indications que présentent leurs formes, couleurs, composition chimique, etc., pas plus que d'après leur usage dans les maladies ; mais bien au contraire, d'après les résultats obtenus dans les expériences sur l'homme sain.

Nous aurions pu fournir ici à l'appui des dangers que multiplie chaque jour dans la pratique, l'usage des narcotiques, une foule d'observations, de maladies, toutes très-intéressantes pour le philosophe et le physiologiste, mais bien tristes, hélas ! pour les pauvres malades !!! Nous nous sommes contenté seulement, d'appeler l'attention sur une question aussi grave, dans l'espoir que les malades, comme les médecins, réfléchiront sur les réformes qu'elles appellent.

Dr CHAIGNEAU,

de Fontenay (Vendée.)

On nous permettra de ne pas clore ce que nous avions à dire en thérapeutique, sans parler de cette espèce de panacée universelle, qu'un chimiste célèbre, homme de sens pourtant, mais égaré dans une mauvaise voie, a voulu vulgariser et a vulgarisé malheureusement trop, en attachant le poids de son nom à la préconisation du camphre !

On ne peut s'empêcher de gémir, quand on voit un homme du mérite de celui de M. Raspail, s'égarer au point de se laisser entraîner par une imagination en délire, qui pour être l'écho, nous le voulons bien croire, d'une âme généreuse, n'en est pas moins une folle du logis qui lui fait prendre pour des réalités, les nuageuses hallucinations dont elle le berce. Sans doute, il est beau de chercher à faire le bien, mais il faut savoir si ce bien est réalisable ; sans doute, il est encore plus beau, il est sublime, de trouver un remède *unique* à tous nos maux ;.... mais il faut savoir si ce remède est dans la nature, s'il est possible de le trouver !!!

Ensuite, avant de préconiser un remède comme le camphre et autres, il faut avant tout, l'expérimenter sur l'homme sain, pour avoir la notion de ses propriétés, afin de les conseiller dans tel ou tel cas.

Or, il est fâcheux de le dire, M. Raspail n'a pas fait ses expériences et ne connaît pas du tout les vertus réelles du camphre ;

Nous avancerons même, que s'il les connaissait telles qu'elles sont *réellement,* s'il savait surtout le mal que cette substance peut produire et *produit déjà,* il ne se *pardonnerait jamais la légèreté* avec laquelle il l'a fait connaître et propagé !

Il ne suffit donc plus d'être savant, de porter un grand nom pour être cru sur parole et pour avoir le droit d'enseigner les nations ; il faut être armé de la vérité, de la science intégrale, c'est-à-dire de celle qui embrasse les questions sous *toutes leurs faces*, et dont la loi, invariable comme la nature, s'appuie sur elle et comme elle, nous sert de guide et d'exemple.

Or, c'est là la méthode qu'à suivie Hahnemann, qui s'est abstenu de tout commentaire, de toute discussion pour laisser parler les faits dont l'éloquence supérieure à celle de la raison, bouleverse le monde et seule le régénère.

RÉSUMÉ.

1° Dans les premiers articles de thérapeutique, traités ici, nous avons voulu faire voir de quelle importance était le sang, ce précieux fluide, cette chair coulante ;

Nous pensons avoir réussi à démontrer, que les saignées, sangsues, etc., étaient funestes sinon homicides.... et nullement comparables aux remèdes efficaces, rapides que nous employons pour les remplacer, dans tous les cas, et avec un succès qui ne se dément jamais.

2° Dans la seconde partie, nous avons fait voir l'inutilité et le danger des purgatifs, que nous remplaçons par d'autres moyens plus rationnels cent fois et autrement agréables.

3° Dans la troisième partie, les vésicatoires, cautères, moxas, et autres supplices de ce genre, inventés à grands frais d'esprit et de travail pour torturer les malades, ont été frappés du même anathème.

4° Enfin, nous avons en quelques pages, exposé, trop rapidement peut-être, mais assez clairement cependant. le danger multiple des substances narcotiques.

Nous espérons donc qu'en face de pareilles considérations générales, bien faites pour éveiller la curiosité des esprits, on se mettra à l'œuvre pour étudier une réforme aussi importante pour l'avenir de l'humanité, que celle qu'a apportée au monde le génie de Hahnnemann.

Bien des médecins allopathes fascinés par la vogue dont ils jouissent, agréablement flattés de leur réputation se rejettent sur leurs succès, sur le temps qui leur manque, etc., pour faire excuser leur négligence au sujet de la médecine nouvelle ; nous ne pouvons accepter de semblables raisons, en face de cette noble pensée de notre illustre maître : « *Quant il s'agit* » *de guérir, négliger d'apprendre est un crime!* »

Un magistrat, homme de cœur et de science, nous disait dernièrement, qu'il craignait bien qu'il y eût au moins trois motifs puissants qui retiennent surtout les allopathes :

La paresse, l'amour-propre, l'amour du gain.

Nous n'oserions pas être de l'avis de cet homme intègre, malgré toutes les raisons qui nous y porteraient; nous aimons mieux penser, qu'ils ne sont encore arrêtés que par le *doute* qui, nous l'espérons, se dissipera chaque jour davantage, en face de la lumière des faits, à laquelle rien ne résiste.

Nous aurions peut-être encore quelque chose à dire au point de vue thérapeutique, du magnétisme employé comme agent modificateur de la vie et dont les effets incontestables commencent à faire sortir de leur état de dénégation continue et d'entêtement maladif, les académies et les célébrités scientifiques qui lui ont fait trop longtemps, pour leur dignité, une opposition systématique! Nous attendrons pourtant encore, pour traiter cette question pleine de vie et d'avenir, que le temps nous ait apporté plus de preuves à l'appui de cette ressource puissante que possède, pour l'aider à se guérir de ses douleurs, l'organisation admirable de la créature privilégiée du suprême ordonnateur. Mais, nous ne pourrons garder la même réserve au sujet d'un autre moyen qui, dans ce moment, fait presque autant de bruit en Europe que la découverte de la vaccine ou l'emploi de la vapeur.

Nous voulons parler de l'*inhalation* de l'éther, conseillée pour amortir, éteindre même la sensibilité du corps, dans le but de lui faire supporter sans douleur, et même avec une espèce de volupté, les opérations les plus graves.

Certes, ce n'est pas nous qui chercherons jamais à nous récrier contre les efforts de l'esprit, tendant à la recherche des moyens qui peuvent diminuer nos douleurs! Aussi, si nous nous permettons ici la moindre observation, c'est bien parce que nous cédons à un besoin tout aussi impérieux de dire notre pensée sur une découverte de cette importance, et dont les résultats, nous le craignons, ne nous semblent pas devoir être exempts de toute espèce de danger et remplir les conditions *unitéistes, complexes,* de toute science.

Et d'abord..., au lieu de se réjouir autant de la découverte d'un moyen de ce genre qui vient, il est vrai, nous rendre insensibles dans certaines occasions, et nous permettre par là de supporter ce que nous ne ferions peut-être pas de sang-froid, si nous restions doués de toute l'exquise dose de sensibilité dont la nature nous a doués, et pour cause.....; ne devrions-nous pas au contraire, regretter plus vivement, de ne pas trouver l'occasion plus désirée sans doute par tous, de décerner des éloges au génie qui viendrait plutôt *diminuer les cas* où ces opérations doivent être pratiquées? Nous le demandons ici à tous..... ; les progrès de la médecine qui permettraient de diminuer chaque jour davantage le nombre des opérations chirurgicales ne rendraient-ils pas un plus signalé service ?

Or, ces progrès existent, et c'est pour eux que nous réservons en ce moment toute notre admiration, en attendant le jour où la postérité, ensevelissant dans l'oubli les machines à torture de l'inquisition, de la chirurgie et de la médecine, élèvera jusqu'aux nues les noms de ses véritables bienfaiteurs!

Nous demanderons encore, si la grande facilité avec laquelle on pourra maintenant, à l'aide de ce moyen fascinateur, *tailler à vif* sur le corps vivant comme sur le cadavre, n'entraînera pas une foule de chirurgiens, éblouis déjà par le succès, à couper, trancher, tout ce qui leur offrira la moindre longueur ou difficulté de traitement médical! Le désir de se faire une réputation de grand chirurgien, vaut bien celui d'être grand médecin, surtout quand on saura que l'un rapporte à peu près quatre à cinq fois plus d'honoraires que l'autre!

Touchant ensuite à une question plus scientifique et toute

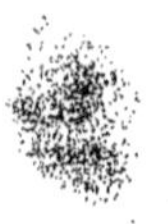

de physiologie, nous demanderons si l'*unité* de notre organisme, peut ainsi permettre qu'on la divise aussi vivement;
qu'on arrête sa vie, sa nervosité, sans courir les risques après,
de voir la nature reprendre ses droits avec plus de force, plus
de réaction, plus de désordre peut-être?

A-t-on réfléchi aux suites physiologiques d'un pareil acte?..
et enlever ainsi la douleur, n'est-ce bien réellement, qu'enlever un instant d'angoisse et de souffrance? N'est-ce pas aussi
suspendre la vie, maîtriser ses efforts, troubler son harmonie,
pénétrer ses secrets, et dépasser notre but de simple ordonnateur!

La douleur n'a-t-elle pas sa nécessité?? N'est elle pas établie
dans un but? L'organisme qui la subit n'y retrouve-t-il pas
une certaine réaction nécessaire au salut de son équilibre?
Ne resterions-nous pas toujours de grands enfants, si les dangers qui accompagnent presque tous nos instruments utiles,
le feu, la vapeur, les armes, etc., ne nous enseignaient pas
dans leur œuvre composée, à discerner par la douleur, leur
côté nuisible?... Et au point de vue moral, la douleur n'a-t-elle
pas aussi son enseignement, autrement fécond et utile!

N'est-elle pas le contre-poids du plaisir qu'elle nous fait
apprécier à sa juste valeur?... Que deviendrait le libre arbitre,
sans le remords, cette douleur morale qui nous avertit de
notre déviation? La douleur, n'est-ce pas le criterium le plus
éloquent, le plus sûr, le plus persuasif que Dieu nous ait
donné, pour nous apprendre à discerner le bien du mal, le
faux du juste? que deviendrions-nous, si rien au monde, au
physique comme au moral, ne nous avertissait quand nous
sommes en mode vrai, en mode faux?... à l'un le plaisir... à
l'autre la souffrance. Telle est la loi de Dieu pour la direction
de notre destinée.

Qu'on ne croie pas cependant que nous sommes venu glorifier la douleur! Ah! loin de nous ce sacrilège! Nous disons seulement, que la douleur ne peut exister que comme épouvantail ou simple avertissement, semblable à ces gardes-fou, qu'on place sur les chemins inconnus pour nous préserver des abîmes.

Nous ne participons donc pas comme tous aujourd'hui, à l'engouement général de l'Europe, au sujet de ce philtre précieux qui nous semble être plutôt un tentateur impie et profane, qui nous donne une preuve bien grande de l'esprit du mal, de division et de *simplisme*, qui fascine encore les cerveaux malades de notre époque!

Non, ce n'est pas dans des découvertes de ce genre, que vous trouverez jamais le bonheur de l'humanité.... Ce n'est pas, physiologistes à courte vue, philosophes à cœur froid, en macérant la nature, en sapant ses fondements, en tranchant dans ses fibres, en élaguant les branches les plus vivaces de son tronc plein de sève et de vie, que vous réussirez à réaliser ici-bas l'harmonie *universelle!!* Ah! vous ne ferez jamais par là, qu'un hideux assemblage de parties sans accord, sans attrait, sans fusion intime; qu'un affreux chaos comme celui où nous vivons!...

Reconnaissons-le donc, la véritable **SCIENCE** ne divise pas, elle réunit; pour elle, il n'y a rien de trop dans les lois de la nature; au lieu de détruire elle procrée; au lieu de refroidir elle enflamme; à elle seule, la vie, l'amour et la foi; à elle seule, le pouvoir magique de faire entreprendre de sublimes et grandes œuvres!... Mais, à l'erreur, à la fausse science, le froid qui mortifie, le mal qui divise!... A elle, enfin, l'égoïsme qui fait haïr, et la DOULEUR qui punit!!

Dr F. P.

seulement, que la douleur ne peut exister que comme épouvantail ou simple avertissement, semblable à ces garde-fous
qu'on place sur les chemins inconnus pour nous préserver des
abîmes.

Nous ne participons donc pas, comme tous aujourd'hui,
à l'engouement général de l'Europe, au sujet de ce philtre
précieux, qui nous semble être plutôt un tentateur impie et
profane, qui nous donne une preuve bien grande de l'esprit
du mal, de division et de simplisme, qui fascine encore les
cerveaux malades de notre époque.

Non, ce n'est pas dans des découvertes de ce genre, que
vous trouverez jamais le bonheur de l'humanité... Ce n'est
pas, physiologistes à courte vue, philosophes à cœur froid,
en meurtrissant la nature, en sapant ses fondements, en tranchant
dans ses fibres, en élaguant les branches les plus vivaces de
son tronc plein de sève et de vie, que vous réussirez à rétablir, ici-bas, l'harmonie universelle(?). Ah! vous ne ferez
jamais, par là, qu'un hideux assemblage de parties sans accord,
sans attrait, sans fusion intime; qu'un affreux chaos, comme
celui où nous vivons...

Reconnaissons-le donc, la véritable SCIENCE ne divise
pas, elle réunit; pour elle, il n'y a rien de trop dans les lois
de la nature; au lieu de détruire, elle protège, au lieu de
refroidir, elle enflamme; à elle seule, la vie, l'amour, et la
foi; à elle seule, le pouvoir magique de faire entreprendre
de sublimes et grandes œuvres... Mais, à l'erreur, à la fausse
science, le froid qui mortifie, le mal qui divise!... A elle,
enfin, l'égoïsme qui fait haïr, et la douleur qui punit!!»

À...!!etc....!!etc...» Voilà ce que Dieu pour la direction
de notre destinée.

D. P. B.

Que l'on ne croie pas cependant que nous sommes venu glorifier la douleur. Ah! loin de nous ce sacrilège! Nous

CLINIQUE INTERNE ET EXTERNE,

ou

OBSERVATIONS

DE GUÉRISONS OBTENUES PAR L'HOMOEOPATHIE.

« Quand il s'agit de guérir,
» Négliger d'apprendre est un crime !
HAHNEMANN. »

Dans cette partie, la plus concluante sans doute de notre publication, nous rendrons compte des cas intéressants que la pratique homœopathique nous fournit chaque jour, tout en conservant pour nos malades la discrétion inséparable de notre sacerdoce et ne nous permettant de nommer que les personnes qui nous *autoriseront* à le faire.

Nous commencerons donc cette Clinique mensuelle par quelques détails sur une maladie affreuse qui a régné cet été d'une manière épidémique et qui a exercé, dans une commune voisine de Nantes, des ravages auxquels l'ancienne médecine n'a rien pu opposer, et qu'a su maîtriser, dans bien des cas, la nouvelle méthode de guérir.

La maladie débutait souvent d'une manière assez brusque et semblait avoir envahi tout l'organisme, quoique le siége du mal paraissait être d'abord dans le tube intestinal.

Les symptômes recueillis sur le plus grand nombre, ont été ceux-ci, que nous livrons à la méditation de nos confrères ; dès le premier jour : fièvre, soif, coliques à la région ombilicale, selles jaunâtres, verdâtres ; bientôt selles brouillées, mélangées de mucosités glaireuses, puis sanguinolentes, avec coliques *crampoïdes ;* selles excessivement fréquentes, quinze à vingt par heure, avec *ténesme* insupportable et *brûlement ;..* urines rares avec *étreintes ;*... nausées , vomissements de matières bilieuses ou aqueuses. *Crampes dans les extrémités* chez quelques uns ;.... chez d'autres, la susceptibilité de l'estomac était telle que le moindre liquide ne pouvait être supporté; puis au bout de trois à quatre jours de cet état d'angoisses et de souffrances affreuses, il survenait des sueurs avec un *refroidissement général ;* le pouls, d'abord fort, fréquent, tendu, s'affaiblissait rapidement, devenait filiforme; le hoquet arrivait et la mort ne tardait pas à délivrer le patient tombé dans une espèce de détente, de prostration qui faisait croire à un mieux prochain.

Quelques malades ont éprouvé des crampes abdominales telles, qu'ils *sortaient de leur lit* en poussant les hauts cris, *en se roulant à terre* et en se tordant dans *d'indicibles douleurs ;* chez plusieurs, la cyanose se joignait à cet affreux cortège de symptômes et de désordres graves; la face devenait rapidement hippocratique, la maigreur extrême ; la langue, d'abord rouge, effilée, devenait froide et tremblante, et la mort arrivait quelquefois le même jour du début de la maladie !

En face de cette violente perturbation des fonctions générales, le cerveau restait intact jusqu'à la fin : le malade s'éteignait au milieu de toute sa connaissance.

Une maladie aussi promptement grave, mortelle, ne pouvait être que le résultat d'une action délétère, miasmatique, exercée sur toute l'économie et principalement sur le tube digestif, ce centre où se triturent, se décomposent les substances nécessaires encore à la vie et à l'élimination.

La médecine ordinaire a vu échouer tout l'appareil varié de ses *antiphlogistiques ;* les saignées, sangsues, ventouses amenaient trop rapidement la chute des forces et tuaient bientôt le malade.

Les *opiacés* et *narcotiques* de toute espèce, en paralysant l'action générale du système nerveux, suspendaient les lois vitales d'une autre manière et amenaient également une fin inévitable.

La consternation était générale, et l'esprit des paysans si facile à s'exagérer le mal, et à l'attribuer à mille causes plus extraordinaires, était partout frappé d'une stupeur qui ne faisait encore qu'aggraver le danger ; au milieu de circonstances aussi sinistres, un médecin de la localité, homme de cœur et d'études, ayant reconnu l'impuissance des moyens ordinaires, résolut d'employer les remèdes conseillés dans ce cas, par l'Homœopathie ; ses premières tentatives furent si heureuses, que le bruit de ses succès se répandit bientôt, et lui amena dès-lors, tous les malades.

Malheureusement la maladie, sous l'influence d'excessives chaleurs, et de conditions de température nuisibles, prit une intensité plus grave, et résista à ses nouvelles tentatives que ne pouvait du reste pas encore éclairer et diriger l'expérience de l'emploi difficile de ces moyens nouveaux pour lui.

Cependant, malgré ses revers, ce médecin a obtenu sur tous ses confrères un succès qu'il convient de signaler, pour démontrer combien sont inconsidérées les menées qu'ont dirigées contre sa pratique, ceux *qu'exaspérait sans doute la peur de le voir réussir.*

Sur vingt-quatre malades traités par l'Homœopathie seulement, ce médecin n'en a perdu que QUATRE!!! Tandis que ses adversaires avec leurs moyens, en ont perdu dans la proportion de QUATRE sur CINQ! Les faits sont aujourd'hui connus et peuvent être relevés et démontrés avec une rigoureuse exactitude, toute en faveur de notre cause.

Comprend-on qu'au milieu d'un fléau, qui, comme le choléra, exerce des ravages auxquels tout résiste, des hommes qui devraient être graves, prudents et humains, se permettent d'aller chez les malades, ou de leur envoyer dire la nuit, à eux mourants, qu'ils sont *empoisonnés!!!...*

On accuse des médecins d'avoir oublié leur dignité jusqu'à tenir une semblable conduite; nous ne pouvons croire des hommes de science et dévoués à l'humanité, coupables d'un pareil crime! Et pourtant, ce qu'il y a de sûr, c'est qu'on a tellement exaspéré contre notre confrère les mauvaises passions des malades, que force lui a été, sous peine *d'être victime peut-être* de sa généreuse initiative, d'abandonner, *pour le moment*, la seule méthode qui lui avait réussi. Certes, ce n'est pas nous qui accuserons ce médecin consciencieux, d'avoir pris un pareil parti; nous ne pouvons que le remercier d'une conduite aussi sage.

Oh! pourquoi pareille infamie ne s'exerce-t-elle pas contre nous qui sommes faits à la lutte, et qui ne demandons que de semblables combats! Avec quel bonheur nous courrions au danger sans crainte d'être écrasés par la foule; que nous nous chargerions bien vite d'éclairer sur les erreurs où on l'entraîne,.... nous promettant ensuite de demander aux tribunaux: quelle différence il y a entre le malheureux qui assassine à coups de poignards, et celui qui, avec préméditation, va jeter l'épouvante dans l'esprit d'un malade, et le *tuer peut-être en criant au poison?* Ce crime, quoique moral, n'est-il pas encore plus grand, quand le coupable est médecin ou prêtre?

Le clergé, au lieu de rester neutre au milieu de semblables catastrophes, ne doit-il pas plutôt relever les courages abattus; donner à tous des paroles de paix et de conciliation, et repousser de toutes parts la haine et l'envie? L'esprit de charité et de fraternité chrétienne ne défend-il pas de jeter la calomnie et l'insulte sur des doctrines qu'on ne *connaît pas?*

Nous venons de remplir une tâche pénible, en dévoilant à un public éclairé et bon juge la conduite tenue contre un médecin honorable, et nous espérons bien qu'un pareil scandale ne se renouvellera plus.   Dr F. P.

CLINIQUE INTERNE.

MALADIES DES FEMMES.

On donne le nom de *clinique* à l'étude, au traitement d'une maladie au lit du malade; celui de *clinique interne* s'adresse spécialement aux maladies non *chirurgicales* qui sont désignées, elles, par celui de *clinique externe.*

Nous allons dans ce chapitre donner quelques considérations théoriques et pratiques sur certaines maladies qui affectent spécialement la femme à ses divers âges.

C'est sans doute une étude très-intéressante que celle de de l'organisation de l'homme, de son état de santé et de maladie aux diverses époques de sa vie; mais il ne faut pas se le dissimuler, l'étude médicale qui s'occupe surtout de la santé, de l'hygiène et des maladies de la femme, mérite peut-être encore à plus de titre l'attention des savants.

L'enfance, la femme et la vieillesse constituent ce que nous appellons le *sexe faible.* Plus que tout autre il est digne de notre sympathie et de notre assistance; malheureusement le médecin n'est jamais appelé à donner ses soins que dans le cas de maladie, et rarement il est consulté sur les moyens à employer dans l'état de santé pour la conserver et prévenir les causes qui peuvent la déranger.

Espérons qu'un jour viendra où la science de l'hygiène, associée par une haute intelligence aux avantages de la gymnastique, de l'éducation, etc., permettra ainsi aux médecins, aux familles de veiller plutôt à l'entretien de la santé, que de songer à remédier à ses désordres.

Parmi les maladies qui affectent surtout la femme, nous nous arrêterons à celles qui touchent au rôle de mère, que la Providence leur a réservé comme une haute et intéressante mission.

La jeune fille arrivée à l'âge de puberté, subit dans son organisation et à son insu, en vertu d'une loi inhérente à sa nature, un travail qui doit bientôt changer, avec les habitudes de sa vie, les sensations, les émotions diverses dont elle va se trouver désormais l'objet. Si cette fonction, qui est chez elle essentielle, et constitue sa vie de femme, qui ne commence qu'alors; si cette fonction s'établit d'unemanière normale, elle portera dans tout le cours de son existence, cette prospérité d'esprit et de santé que nous observons encore trop rarement. Mais si des causes morales ou physiques viennent troubler l'ordre que la nature seule établit ; si le cours des choses est suspendu, dès-lors la scène change, et la maladie arrive avec le cortège désespérant de ses douleurs, empoisonne une car-rière qui aurait pu être si heureuse et si utile, chez un être dont tout le bonheur ne consiste que dans le bien qu'il peut faire, dans l'amour qu'il peut donner, et dont la sym-pathie exerce sur notre nature, une influence qui se réduit encore pour de simples cœurs, à de l'égoïsme à deux peut-être; mais qui pour certaines intelligences les éclaire, les grandit, et les conduit à faire le bien de l'humanité !

Soulager de pareilles natures, leur rendre avec la santé la jouissance de leurs droits, la puissance de leurs moyens, c'est donc accomplir une noble tâche et servir notre propre cause qui est si intimement liée à la leur.

Beaucoup de médecins en tout temps, se sont spécialement adonnés à l'étude et au traitement des maladies des femmes, et nous voudrions que dans la nouvelle école, quelques-uns de nos confrères suivissent cette voie où les attendent de saintes joies et une pieuse reconnaissance ; déjà un de nos amis, et jeunes confrères, médecin habile et observateur éclairé, le doc-teur DULAC, a consacré à cette étude les premières années de sa pratique, et continue à Paris cette carrière qu'il remplira dignement et avec tout le succès que font espérer le zèle et le talent qu'il y apporte déjà.

Ne pouvant, comme on le comprendra, parler nous-même de nos propres succès, nous allons puiser dans nos journaux les guérisons suivantes :

PREMIÈRE OBSERVATION.

Une jeune fille de dix-huit ans, d'une belle santé jusque là, fut prise, à la suite d'un bal, d'un coup de froid dont elle se plaignit à peine et qui amena bientôt les symptômes suivants : fièvre, maux de tête, oppression, battements de cœur, suppression des mois, etc., etc.

Des médecins appelés employèrent les saignées, sangsues, tisanes, sans aucun succès.

Le douzième jour, les symptômes s'étant compliqués, et l'état étant devenu désespéré, la famille appela un médecin homœopathe qui, après s'être éclairé sur la nature, la marche, les symptômes *primitifs* de la maladie, appliqua *pulsatilla* 3/30, dont l'effet ne se fit pas attendre et amena, avec la disparition des symptômes alarmants, une amélioration telle que toutes les inquiétudes se dispersèrent, et que la malade, entrée en convalescence le sixième jour du nouveau traitement, prononçait elle-même que désormais elle ne se laisserait plus jamais martyriser par la médecine des sangsues et des saignées.

Nota. Cette guérison est si commune en homœopathie, que nous ne l'avons citée que pour donner aux gens du monde, une idée de notre médecine.

2e OBSERVATION.

Mme de B****, des environs de Lyon, âgée de vingt-cinq à vingt-six ans, d'une belle constitution, mais extrêmement impressionnable, dont la vie avait été traversée par de cruelles épreuves, fut prise, après de nouveaux chagrins, causés par la mort d'une amie, d'un dérangement de santé qui amena la suppression de ses mois, et la plongea dans une série de crises, de douleurs, de spasmes, de névralgies, auxquelles la médecine ordinaire était restée impuissante *pendant six mois!!*

Un médecin homœopathe fut appelé et prié de donner ses soins.

Trois semaines suffirent à peine pour rendre à cette intéressante malade la santé qu'elle avait si promptement perdue.

Nota. Nous ferons remarquer que les remèdes qui ont contribué à cette belle cure, étaient du nombre de ceux dont l'action sur le moral, correspondait le plus avec l'état où se trouvait celui de la malade; savoir : *aconit, ignatia, pulsatilla*... remèdes précieux, inconnus tout-à-fait à la vieille médecine.

3e OBSERVATION.

En 1834, nous accompagnâmes nous-mêmes, feu l'honorable docteur DESSAIX, de Lyon, auprès d'une de ses malades, logée hôtel du Nord.

C'était une dame, âgée de 28 ans, qui avait été arrêtée dans ses voyages, par un accident de voiture, et qui, après des événements trop longs à raconter, s'était blessée à six mois de grossesse, et avait donné le jour, au milieu d'atroces douleurs causées par un accouchement contre nature et terminé avec les fers, à un enfant mort déjà depuis cinq jours !

Les suites de la délivrance avaient été compliquées de fièvre, délire, et surtout d'une hémorrhagie qu'on était parvenu à arrêter, à l'aide de *la glace et autres moyens d'usage.*

Le sixième jour, les accidents au lieu de s'améliorer s'aggravèrent; tous les symptômes d'une prostration, d'une espèce de décomposition générale se dessinèrent, et en face du danger imminent que courait la malade, le mari avait appelé le docteur Dessaix, un des nobles et dignes représentants alors, de l'homœopathie à Lyon.

Nous trouvâmes la malade dans l'état suivant :

Pâleur livide générale, chairs affaissées et pouls éteint, filiforme, avec soubresauts des tendons; impressionnabilité extrême au moindre bruit, espèce d'engourdissement et de subdélire, etc.

Ventre ballonné, très-sensible, odeur de gangrène en soulevant les couvertures, et sortie à l'aide de la main, de caillots noirs et infects etc., etc. En présence d'une mort aussi prochaine et pour notre dignité et l'honneur de notre cause, le docteur Dessaix crut devoir décliner toute responsabilité et gémir avec le mari, d'être appelé dans un moment aussi critique.

Inutile de donner ici le détail du traitement, mais croirait-on que vingt-quatre heures à peine, après l'emploi de nos globules, de notre *eau mystérieuse*, ou de l'influence de notre présence sur l'*imagination* de cette malade à l'agonie, tout danger avait disparu, l'écoulement sanguin si imprudemment arrêté, avait repris son cours, et la malade, entrée dans une nouvelle vie, remerciait avec toute l'effusion d'une pieuse reconnaissance le bon et savant docteur qui venait de la rendre à ses enfants et à sa famille, *pulsatilla* 3/12 donnée d'abord amena les lochies et l'écoulement sanguin que *Sabina* 3/24, régularisa et réduisit à l'état normal.

4e OBSERVATION.

Françoise R., âgée de 45 ans, habitant la commune d'Écuilly (Rhône), se présente au dispensaire homœopathique de Lyon,

en janvier 1836, et se plaint d'une grosseur au sein gauche,
provenant d'un coup qu'elle dit avoir reçu. La santé paraît
belle, les mois vont encore, mais s'éloignent chaque fois en
diminuant de plus en plus.

Le sein est volumineux, des veines apparaissent et font
saillie ; la peau a conservé sa même couleur ; la tumeur est
profonde, mobile et se continue avec des ganglions qui vont
jusqu'à l'aisselle ; les douleurs sont lancinantes ; la malade n'a
pas nourri son dernier-né ; il y a cinq ans, ce même sein s'était
tuméfié et avait abcédé.... il y a quatre mois que la tumeur a
commencé à s'annoncer par de vives douleurs.

Il n'y a pas eu dans sa famille de mal de ce genre, ni d'autre
qui puisse faire croire à un principe héréditaire ou acquis.

Les sangsues, les frictions, et tout l'arsenal de l'allopathie
avait été employé en vain, l'opération était la seule ressource
qui restât à cette pauvre malade.

Trois mois suffirent à la guérison de ce mal incurable, même
par le fer ; et les remèdes employés avec le plus de succès
furent *Belladonna*, *Carbo animalis*, *Sulfur* et *Calcarea*.

5ᵉ OBSERVATION.

Marie Benoit, ouvrière passementière, rue Longue, à Lyon,
était sortie de l'hôpital après un traitement très-long et douloureux, pour un commencement de paralysie des membres
inférieurs et de la vessie... Tous les jours on était obligé de la
sonder, opération qui, outre ce qu'elle a de pénible pour le
médecin comme pour une malade, était toujours excessivement douloureuse, en raison de l'irritabilité exceptionelle
dans laquelle se trouvait l'organe.

Après un séjour de dix-huit mois qui fut sans succès, cette
malade, âgée à peine de vingt-quatre ans, était rentrée chez

ses parents absolument dans le même état, c'est-à-dire avec l'impossibilité de marcher, de se tenir debout et de rendre seule ses urines, etc.

Entraînée par une malade de ses amies, guérie par l'homœpathie pour une autre maladie, elle était sortie pour se livrer aux chances que lui offrait la nouvelle médecine, alors dans ses débuts à Lyon.

Le traitement fut commencé en mars 1834, et déjà en juin de la même année, l'amélioration était telle que la malade pouvait promener sans appui et se passer de l'usage, de la sonde; enfin, en avril 1835, la guérison était complète, *nux, puls, arnica, sulfur, calcarea* avaient été souvent répétés.

Nota. Une remarque importante à faire ici, qui servira à donner une preuve de l'intérêt que nous attachons aux causes, à la nature, comme aux affections morales, dans les maladies; et qui donnera la mesure des avantages immenses qu'offre une médecine qui possède des remèdes pour chacune de ces conditions: c'est qu'il fut déclaré dans l'historique de cette maladie, qu'elle provenait d'une chute sur le dos, six mois avant.

L'*arnica*, dont l'action est toujours si merveilleuse en pareil cas, fut employé tout d'abord en lotions et à l'intérieur, et amena chaque fois qu'il fut administré une amélioration remarquable; *sulfur* et *calcarea*, donnés à la fin du traitement contre le principe *psorique* dont la malade conservait encore quelques traces, vinrent changer la vitalité de tout l'organisme et terminer la cure, en donnant à notre jeune malade une fraîcheur de teint qu'elle n'avait jamais eue.

Deux ans ensuite, cette malade, après en avoir consulté son médecin, se maria et donna le jour à un enfant bien portant, sans qu'aucun symptôme de paralysie ait été réveillé par le travail de l'accouchement.

6ᵉ OBSERVATION.

Pendant notre séjour à Paris, en 1837, auprès de notre illustre maître Hahnemann, nous suivîmes le traitement qu'il dirigeait lui-même, d'une jeune dame de trente à trente-deux ans, d'une belle constitution, brune ; vive, et affectée d'une de *ces maladies* pour lesquelles, la vieille médecine emploie avec trop peu de réflexion et de prudence la *cautérisation* avec certaines substances corrosives et mercurielles, dont les suites sont toujours si funestes!!

Cette malade, déjà traitée par plusieurs médecins de la capitale, et deux fois opérée par le docteur Lisfranc, était dans ce moment affectée d'une ulcération assez large au col de l'utérus, de couleur d'un jaune grisâtre ; et se plaignait surtout de violentes douleurs aux lombes, de pesanteur dans les reins, dans le bas-ventre comme si quelque chose eût voulu sortir ; au moindre faux pas, une secousse vive correspondait dans cette région, qui était aussi le siége d'une chaleur anormale, insupportable, etc.

Une perte abondante d'une matière laiteuse, jaunâtre, quelquefois mêlée de sang, et d'une odeur *sui generis*, épuisait considérablement la malade, dont la peau était devenue jaune paille, et dont l'appétit et le sommeil avait complètement disparu.

Ce qui dominait surtout chez cette malade, au milieu de ce cortége de symptômes que nous abrégeons, c'était une espèce de tristesse, de mélancolie, de dégoût pour tout ce qui l'entourait, et qui semblait lui faire croire qu'elle n'était plus de ce monde!

Le traitement fut si habilement dirigé, comme on le pense bien, par le fondateur de notre chère médecine, que trois remèdes, *puls, sepia, silicea,* en quatre mois! firent à eux seuls la guérison, qui a rendu à cette femme remarquable sous plus d'un rapport, toute la disposition heureuse d'esprit et de cœur dont elle était richement douée, et toute la riante et belle santé qu'elle aurait infailliblement perdue.

Nota. Au sujet de cette dernière guérison, dont nous avons dû abréger les détails, nous dirons que tous les jours encore, des milliers de jeunes femmes sont immolées à la routine de la vieille médecine, qui ne connaît rien des lois de la vie, et oubliant, à ce qu'il paraît, les règles les plus simples de la physiologie, s'entête à ne voir dans *cette maladie* qu'une affection *locale,* qu'elle persiste à brûler, à dénaturer avec ses poisons, jusqu'à ce qu'après quelques alternatives de mal et de bien, les pauvres victimes tombent tout-à-fait pour ne plus se relever.

Nous avons déjà donné nos soins à un bon nombre de ces intéressantes malades, auxquelles nos remèdes étaient administrés trop tard, et ne pouvaient leur apporter les chances heureuses qu'ils *leur donnent toujours au début.* Dans ce moment-ci, nous en soignons plusieurs qui, quoique arrivées à un dernier degré, semblent nous faire naître quelques illusions sur leur guérison prochaine!

7e OBSERVATION.

Lors de notre séjour à Marseille, en juillet 1835, à l'époque du choléra, qui y fit tant de victimes, malgré les mille moyens tentés par la vieille médecine, et qui vint donner à tous une preuve si éclatante de la vérité homœopathique, nous fûmes témoins des deux guérisons suivantes, faites par notre honorable confrère, le docteur DUPLAT, qui a eu le mérite d'implanter, à Marseille, le drapeau de la nouvelle médecine, qu'y défendent et font briller depuis lors plusieurs praticiens habiles, à la tête desquels se distingue surtout le docteur CHARGÉ, médecin de l'Hôtel-Dieu, et *président* de la société médicale académique de la même ville.

Ce docteur fut appelé dans la nuit auprès d'une dame affectée des symptômes suivants : coliques violentes, tranchées dans le côté gauche, allant des flancs au bas-ventre, à la vessie, douleurs si vives, si aiguës, que la malade poussait les hauts cris, était inondée de sueurs, et se repliait sur elle-même, etc., etc. Des vomissements semblaient terminer chaque crise, qui se répétait bien vîte, etc... Les urines étaient rares, brûlantes, et les envies se faisaient sentir souvent.

La malade était depuis deux ans sujette à ces douleurs, qu'on traitait par les *sangsues*, l'*opium*, les bains et qui, chaque fois, se prolongeaient plusieurs jours et laissaient la malade dans une prostration extrême que le traitement augmentait encore.

Nux 6/30 dans un demi-verre d'eau, une cuillerée à café toutes les demi-heures jusqu'à mieux.

Après la deuxième cuillerée qu'administra le docteur, la malade annonça un changement extraordinaire qu'elle disait éprouver dans tout son corps, comme une chaleur, un fourmillement et un sentiment de bien-être qui circulait partout.

Le jour même, tous les symptômes avaient disparu, et après quelques jours d'un bon régime, *lycop, sassap, calcarea sulfur*, furent administrés, en plusieurs mois, pour guérir le principe de cette maladie, qui n'a pas reparu, comme nous l'écrivait un an après le docteur.

8° OBSERVATION

Une jeune fille de *neuf* ans ,..... fut conduite au docteur par sa mère qui annonça que cette enfant depuis *trois mois était réglée* et perdait beaucoup chaque fois.

Cette anomalie inexplicable dans nos contrées, était due à la suppression brusque d'une éruption à la tête.

Un traitement rationnel, composé de *sulfur* d'abord, de *rhus* ensuite, pour combattre le principe répercuté et de *sepia*, *graphite* et *belladonna* contre le flux menstruel, rétablit cette petite malade, dont cette fonction trop précoce aurait pu altérer tout à fait la santé.

Nota. Nous permettra-t-on maintenant, en face des observations que l'on vient de lire et qui pourraient être multipliées à l'infini, de nous écrier avec un sentiment de profonde douleur :

Hommes consciencieux de toutes les doctrines, Médecins de toutes les Ecoles, pourquoi repoussez-vous des novateurs qui vous apportent des ressources aussi puissantes pour guérir les malades que vous condamnez vous-mêmes ?

Aurez-vous toujours le courage, en face de nos succès, de persévérer dans votre voie injuste de dénégation et d'indigne calomnie, et assez peu le sentiment des convenances, pour répandre partout, avec une certaine hypocrisie : que nous ne donnons que de violents poisons, quand vous devriez savoir le contraire, comme vous le prouverait notre science, si vous vous donniez la peine de l'étudier ? tâche honorable que la conscience et l'humanité vous font pourtant un devoir d'accomplir, ne fut-ce que pour nous combattre avec plus de dignité et moins d'ignorance !

Vous ferez-vous donc toujours l'écho des lazzis que répètent en bas lieux la sottise et la méchanceté ?

Compromettrez-vous encore votre dignité en vous inscrivant en faux à l'exemple des adversaires *de la circulation, de la vaccine, de la quinine, des remèdes chimiques*, etc., etc., contre les probabilités d'une médecine nouvelle ; vous qui

n'avez pas de médecine, qui n'avez pas de doctrine, qui
n'avez plus de chef d'école et qui avez mis au Panthéon
Bichat, de glorieuse mémoire, quoiqu'il ait dit et peut-être
parce qu'il a dit, que *la médecine pratiquée telle qu'elle est
enseignée dans vos écoles, était une profession indigne d'un
homme raisonnable!...*

Si la médecine homœpathique ne donne que de l'eau claire
ou des boulettes de mie de pain; si ses partisans n'ont d'autre
talisman que celui de savoir fasciner leurs malades avec de
l'esprit et de frapper leur imagination,.... avouez donc, si
vous osez soutenir de pareilles inepties : que c'est dejà un
grand mérite que de posséder de pareilles armes et de savoir
aussi bien s'en servir.

Et pourquoi, puisque l'on peut guérir seulement avec de
l'esprit, n'en faites-vous pas une provision qui vous permette
d'en donner d'abord à vos malades, assez pour les guérir et
pour qu'il vous en reste encore!....

Aimez-vous donc mieux, comme le dieu Terme, rester
inébranlables dans les langes qui vous ont vu naître, et
mourir sans avoir manqué à votre serment d'immobilisme,
en criant arrière aux progrès ; comme a fait cet honorable
vieillard, médecin, dit-on, qui, dans un discours prononcé à
une réunion académique à Nantes, a dernièrement blâmé les
tendances progressives de notre époque!!!

Oh! si vous êtes arrivés à cet état d'ossification du cerveau
qui rend toute guérison impossible, permettez-nous de vous
regarder alors comme incurables, et de faire des vœux pour
que le royaume des cieux vous soit bientôt ouvert, car Jésus-
Christ a dit :

Beati pauperes spiritu, quia habitabunt cœlum!

Dr F. P.

MALADIES DES ENFANTS.

Dans une société organisée comme la nôtre, tout à rebours des règles premières de l'hygiène, de l'éducation attrayante et d'une bonne gymnastique, il n'y a rien d'étonnant que la maladie sévisse aussi souvent sur les enfants.

Depuis les guerres de l'empire, et surtout depuis la grande confusion qui régna entre les nations mélangées alors avec leurs mœurs différentes, leurs maladies diverses ; depuis cette époque, où toutes les règles de la salubrité furent un instant sacrifiées aux exigences du moment, on ne saurait calculer tous les résultats funestes qui furent la conséquence fatale de ces luttes impies de peuple à peuple !

D'abord, le principe morbifique et si destructeur de la *psore* (gale, ancienne lèpre des Hébreux), s'infiltra dans les veines de bien des mères, qui le donnèrent à sucer à leurs enfants avec le lait de leurs mamelles ! On ne se doute pas aujourd'hui d'une réalité, bien démontrée cependant pour tout médecin occupé, c'est que de tous les germes morbides, celui-ci est sans contredit le plus répandu et dont les ravages sont les plus meurtriers encore, quoiqu'en dise la vieille médecine !

Plusieurs causes principales contribuent à perpétuer la contagion infecte de ce germe désastreux :

La première de toutes, c'est l'ignorance presque complète de l'école, au sujet d'un traitement spécifique et radical à lui opposer.

Généralement mal comprise et mal étudiée, cette maladie est par suite mal traitée par une médecine, qui ne voyant presque toujours le mal que dans son symptôme *local*, ne conseille le plus souvent que l'emploi des remèdes *locaux*, en ne donnant à l'intérieur, que des tisanes nauséabondes qui ne servent qu'à altérer les fonctions digestives ; bienheureux encore le pauvre patient, quand il n'est pas saturé comme dans une autre maladie aussi répandue et aussi meurtrière, de ces doses exagérées de *mercure* et d'*iodure* de *potassium* qui finissent par en faire un vieillard aux *os criblés*, à l'*haleine infecte*, et aux *nuits sans sommeil.*

Les traitements de toute espèce qu'on étale sans pudeur, sur cette maladie, véritable lèpre de notre époque, ne servent, il faut le reconnaître, qu'à masquer la plupart des symptômes, sous une santé qui ne trompe que ceux qui ignorent tout-à-fait son cachet véritable. Cette absence complète d'un traitement radical et efficace, est pour nous la plus grande cause de la perpétuelle contagion de cette affreuse maladie, qui en engendre par là, une foule d'autres.

Du jour où le traitement homœopathique aura été reconnu, comme il le mérite, pour sa supériorité sur tous ceux encore employés, un service immense aura été rendu à l'humanité qui pourra alors, en multipliant les soins hygiéniques et préservatifs convenables, espérer la destruction radicale d'une des maladies qui fait le plus de victimes, et qui introduit, dans la constitution de l'enfant par le sang et le lait de sa mère, des principes divers de maladies incurables souvent, savoir : les scrofules, la phtysie, le carreau, l'idiotisme, l'épilepsie, etc., etc., toutes formes différentes du même vice, dont nous avons hérité en naissant, ou que nous avons acquis durant notre vie par le contact avec des natures infectées.

Toutes ces maladies ont singulièrement multiplié depuis quelques années ; aussi les victimes qu'elles moissonnent se trouvent-elles à présent, dans toutes les classes de la société, et pour elles on peut dire avec trop de vérité :

« Et la garde qui veille à la porte du Louvre,
» N'en défend pas les rois ! »

Oui, c'est douloureux à dire, mais la mortalité n'est si effrayante chez les enfants, qu'à cause du peu de succès de la médecine des écoles, qui ne possède aucune espèce de médication convenable à opposer aux affections morbides, de toutes formes qui atteignent l'enfance.

Et pourtant, rien n'est plus simple, plus facile à guérir que la plupart de leurs maladies; aucune ne présente avec nos moyens, de gravité ou même d'inquiétude réelle; car la rougeole, la scarlatine cet épouvantail des familles, les fièvres graves dites cérébrales, les dyssenteries et autres affections digestives, sont toujours guéries avec sûreté et sans aucune espèce de désagrément pour le petit malade.

Quant aux maladies contagieuses et à virus dont nous ne pouvons parler ici, l'homœopathie apporte sous ce rapport, un bienfait immense aux générations à venir, car elle possède *seule*, les véritables spécifiques qui peuvent *détruire* radicalement et prévenir leurs principes!

Il faut donc espérer que l'on verra un jour diminuer la liste des innombrables maladies qui déciment les enfants ou les rendent rachitiques et infirmes, quand ils résistent.

Nous aurions un bon nombre de belles guérisons à donner ici, si le temps nous le permettait; nous ne ferons donc que rapporter textuellement quelques-unes de celles d'un honorable confrère dont nous conservons le style, d'une franchise et d'une naïveté qui témoignent vraiment de sa bonne foi.

PREMIÈRE OBSERVATION.

Rencontre d'un Allopathe avec un Homœopathe.

Un enfant, âgé de sept ans et demi, était atteint, depuis la veille : de fièvre, accompagnée de céphalalgie, d'assoupissement, d'envies de vomir, de soif et de douleurs dans le bas-ventre, etc.

Le père de l'enfant fut chercher son médecin, mais la mère, qui n'avait point de confiance en lui, me fit appeler.

J'étais déjà rendu auprès du malade, lorsque le docteur arriva; La mère s'excusa auprès de lui, en lui disant que, ne le voyant pas venir, elle m'avait envoyé chercher.

Le médecin entra sans saluer, tâta le pouls du malade, l'interrogea; mais l'enfant ne répondit pas.

Eh bien! dit la mère au docteur, que pensez-vous de son état ?

« C'est une fièvre pernicieuse qui peut l'enlever au deuxième
» accès : il faut l'arrêter et la couper avec la quinine. Je pense,
» que Monsieur sera de mon avis, dit le médecin en se tour-
» nant vers moi. »

Je suis bien fâché, monsieur, d'avoir une opinion contraire à la vôtre : 1° D'abord, je ne vois point que cette fièvre ait les symptômes dont vous la qualifiez ; 2° On ne coupe pas la fièvre comme la tête d'une asperge ; 3° Qu'est-ce que la fièvre, si ce n'est un symptôme de l'effort que fait l'organisme pour se débarrasser de la cause invisible qui trouble ses fonctions; si vous contrariez la nature au lieu de l'aider, vous courez le risque de rendre pernicieuse cette fièvre de simple qu'elle est.

Du moment que vous n'êtes pas de mon avis, me dit-il alors, je me retire ;

Vous êtes parfaitement libre ;

Et il s'en fut sans mot dire.

Quelques globules de *camomilla*, de la douzième dilution, dans quelques cuillerées d'eau, suffirent à la guérison au bout de quarante-huit heures.

DEUXIÈME OBSERVATION.

Un enfant (que nous ne pouvons pas plus nommer que plusieurs autres, mais qu'il nous sera facile de faire connaître si on l'exige), âgé de onze ans, atteint depuis trois ans de convulsions épileptifomes, à la suite de l'onanisme, était affecté d'une ophthalmie avec photophobie, de dartres aux oreilles, d'incontinence d'urine la nuit, et présentait des symptômes vermineux.

Il fut guéri après sept mois et demi de traitement, pendant lesquels il a pris :

Deux doses *belladonna*, deux doses *spigelia*, quatre doses *sulfur*, et quatre doses d'*opium*. Les convulsions le prenant particulièrement la nuit, n'ont plus reparu, et sa santé s'est constamment améliorée.

TROISIÈME OBSERVATION.

L'enfant du nommé Joseph Dufour, maître tonnelier, rue Saint-Clément, fut pris d'une forte fièvre, accompagnée de céphalalgie insupportable, avec rêves effrayants, réveil en sursauts, cris, peur, etc. Appelé près de lui, je lui donne *aconit*, douzième dilution, dans un verre d'eau, à prendre par cuillerées de deux en deux heures. Le deuxième jour, l'enfant se plaint de mal à la gorge ; Je donne quelques globules *belladonna*, douzième dilution, dans deux cuillerées d'eau, à prendre le soir. Le troisième jour, l'enfant fut guéri.

QUATRIÈME OBSERVATION.

Son frère, âgé de trois ans, avait la fièvre, avec assoupissement, somnolence ; sa mère me dit que tous ses enfants avaient été affecté de vers.

Je donnai *camomilla*, dix-huitième, dans quatre cuillerées d'eau, à prendre par demi-cuillerées, trois fois le jour. Le lendemain je le trouvai dans le même état. Je donnai *aconit*, dans quatre cuillerées d'eau. Un allopathe l'ayant vu, lui donna un vomitif, la fièvre devint continuelle.

Je donnai *cina*, neuvième dilution, dans trois cuillerées d'eau, à prendre demi-cuillerée matin et soir. Le surlendemain, il y eut amélioration. Le cinquième jour, *sulfur*, douzième, et l'enfant jouit depuis lors d'une bonne santé.

CINQUIÈME OBSERVATION.

Un enfant de six ans, atteint de fluxion de poitrine, était traité par un allopathe, qui avait débuté par la saignée et une diète sévère; au bout de huit jours, la fièvre et la douleur n'ayant pas cédé à ces moyens, il ordonne une application de sangsues. La personne qui en prenait soin m'écrivit, et me pria de venir le voir. Je m'empressai de me rendre chez elle, et de visiter le malade. La personne me fit part de la prescription du docteur : Faut-il, me dit-elle, appliquer les sangsues ? Non lui répondis-je.

Je préparai quelques globules d'*aconit* et de *bryone* dans deux verres, avec la prescription d'alterner toutes les heures. Dès le soir même l'enfant n'eut plus de fièvre. Le médecin étant venu le voir et l'ayant trouvé bien, demanda si on lui avait appliqué les sangsues; sur la réponse négative qui lui fut faite, il conseille de ne pas les appliquer.

On lui laissa ignorer l'emploi qu'on avait fait des remèdes homœopathiques, le cinquième jour l'enfant fut guéri.

J'ai guéri plusieurs enfants atteints de la coqueluche dans l'espace de neuf jours, chez la plupart avec quelques globules de *drosera*, vingt-quatrième dilution; et chez d'autres, j'ai été obligé d'avoir recours à *ipeca*, douzième dilution, et jamais la maladie ne s'est prolongée au-delà du quinzième jour.

La scarlatine qui fait tant de victimes parmi les enfants, n'est pour notre médecine qu'un sujet de triomphe continuel. En effet, quelques globules d'*aconit* et de *belladonne* suffisent toujours pour la guérison en huit à quinze jours.

Sans doute, ces observations n'offrent rien de bien extraordinaire, comme guérisons, à l'esprit de nos lecteurs, et cependant dans leur simplicité, elles sont une preuve bien remarquable de ce que peut réaliser notre médecine, en arrêtant toujours, à leur début, les maladies qui sévissent sur les enfants et qui deviennent si souvent funestes.

Nous pouvons le dire hautement et sans crainte d'être accusés d'une vaniteuse présomption, la mortalité des enfants traités par l'homœopathie est de 1 à 5 sur 100; tandis que par l'autre médecine elle est de plus de moitié!!!

Il est bien facile de comprendre cette différence: en effet, les maladies souvent les plus simples, qui dans notre médecine sont abordées par des remèdes qui n'ont pour but que d'entretenir les fonctions de l'organisme, étant attaqués par la médecine ordinaire, par des médicaments d'une action violente, vénéneuse et perturbatrice, il doit en résulter des différences incalculables, et dont les conséquences doivent nécessairement devenir fatales!

Ainsi, pour en donner un exemple entre mille, la première observation citée plus haut, avait présenté à un médecin allopathe, les symptômes d'une fièvre grave, dite *pernicieuse*, qu'il fallait de suite attaquer par des doses variées de *sulfate de quinine*.

Eh bien! si la famille, incapable de décider dans une pareille question, se fut laissée entraîner par l'autorité de ce médecin; que serait-il arrivé? Cette maladie, qui a été si facilement guérie, aurait été aggravée; le remède eût produit dans le tube intestinal une irritation *incendiaire*. La fièvre primitive *eût changé de caractère*, fût devenue *continue, compliquée*, etc., etc.; et l'enfant eût *succombé* au bout d'un mois, à une *prétendue* fièvre pernicieuse. Ces exemples là se répétent malheureusement tous les jours dans les hôpitaux, comme dans les familles !! Qu'on ne s'étonne donc plus si toutes les statistiques affirment que la mortalité des enfants est presque de moitié.

Un des avantages immenses de l'homœopathie est le traitement préservatif qu'elle conseille pour les enfants en bas âge, afin de les délivrer des différents germes ou principes morbifiques qu'ils apportent en naissant.

Ce traitement administré avec sagacité à des distances convenables, n'empêche pas l'enfant de suivre ses petites habitudes, son école, sa gymnastique, etc., et lui rend un des plus grands services, en épurant sa constitution et en lui préparant pour la vie, une santé qui résistera à bien de causes délétères qui moissonneront ceux qui n'auront pas joui de cet immense bienfait.

Quand la médecine homœopathique sera reconnue en France par l'Université, professée dans les écoles et pratiquée dans les hôpitaux, comme cela à lieu à Madrid, à Londres à Berlin, à Vienne, etc., etc. Ce traitement préservatif bien autrement supérieur à la vaccine qu'il peut remplacer se généralisera dans les familles, et les affreuses maladies qui déciment les générations, savoir : la phtysie, les cancers, etc., etc., coupées dans leurs racines, disparaîtront en rendant à l'homme la constitution des temps primitifs.

GARDEY,

Ancien Chirurgien-Major de la Marine.

MALADIES DES VIEILLARDS.

Ce que nous avons dit pour les enfants et les femmes, au sujet de l'imprévoyance de la société à leur égard, s'adresse également à ce qui se passe pour les vieillards; en effet:

De même que pour les premiers, il n'y a pas pour eux de sécurité dans l'ordre social; leur existence est abandonnée à la merci de la fortune, de la famille souvent ingrate ou impuissante; et perdu ainsi au milieu de chances aussi peu rassurantes, le vieillard arrive à la fin de sa carrière sans ressources, souvent sans appui, et très-peu assuré d'une place à l'hospice ou dans un dépôt de mendicité!!!

Que de réflexions nous provoquerait à établir ici, cette pénurie de notre ordre civilisé!!! Quelle critique sévère et trop méritée, ne nous sentirions-nous pas entraîné à faire de notre société tant admirée, si nous n'étions convaincu que partout, on est pénétré des vices coupables de notre organisation sociale, du besoin impérieux d'y remédier, et du zèle intelligent qu'y apportent des économistes modernes.

Espérons donc dans l'avenir et apportons tous notre pierre au nouvel édifice qui doit abriter tous les enfants de la grande famille, et leur offrir surtout cette sécurité dans les besoins de la vie, que nous commandent, depuis dix-huit cents ans, ces paroles du Christ : « *Aimez-vous les uns les autres.* »

Songeons avec plus de piété et de reconnaissance à ce que nous nous devons réciproquement; mettons en vigueur entre nous, cette solidarité chrétienne qui faisait des premiers apôtres de la fraternité, une sainte famille, et rappelons-nous surtout, que chez les Grecs, les vieillards étaient des SAGES,... chez les Juifs, des PATRIARCHES,... chez les Romains, des SÉNATEURS.....

N'oublions pas, que si un historien moderne, justement célèbre, a dit, en faisant l'histoire de la civilisation, que : *L'on pouvait juger des progrès d'un pays, par la place qu'y tenait la femme dans la société.* Demandons-nous à notre tour avec autant de raison : ... *Ce qu'il faut penser d'une société ou d'une nation qui n'a plus de respect pour ses pères, et qui se rit des mots de vertu et d'honneur !!*

Oh! pour nous qui avons foi dans un ordre social meilleur et prochain, nous souffrons, il est vrai, mais sans désespoir, de cette impiété de notre époque. Nous tournons avec bonheur nos regards vers l'avenir dont l'horizon nous apparaît déjà de toute part, coloré des saines maximes de la science sociale. Mais comme l'heure de la régénération est encore loin de nous, hâtons-nous pour ranimer les courages abattus, de montrer tout le bien que peut faire aux vieux pélerins atardés par les fatigues du voyage, la médecine nouvelle qui sera aussi celle de l'avenir. Faisons voir comme cette immortelle découverte que la Providence a permise au génie de Hahnemann, peut faire disparaître les infirmités du vieillard, relever ses forces, conserver son intelligence, et surtout prolonger sa vie qui peut encore être parsemée des mille joies et douces émotions que procurent les facultés du cœur et de l'âme.

Ouï, c'est pour nous un besoin de le dire, mais l'homœopathie est la seule méthode de guérir qui nous ait permis, depuis quinze années bientôt, de conserver dans notre famille, et celle de nombreux amis, des existences bien chères, jusqu'à un âge très avancé.... C'est la seule médecine qui nous ait fait croire à la possibilité d'arriver à CENT ans, sans infirmité aucune et avec toute la lucidité d'esprit qu'on puisse désirer!! Nous aurions, certes, des exemples à citer à ce sujet, et nous regrettons même qu'un sentiment bien naturel, nous prive de parler d'une lettre qui nous a été écrite sur notre ouvrage, par le doyen des lieutenants-généraux de France, âgé de 94 ans, et conservé, grâce à l'homœopathie, avec cette lucidité de l'esprit et cette vigueur du corps qui permettent d'espérer de longues années encore.

Les observations cliniques qu'on va lire, ont été obtenues et recueillies par un vieil ami ; que l'homœopathie avait sauvé il y a trois ans, et qu'elle vient encore de guérir, cet hiver, d'une nouvelle maladie plus grave encore, comme on pourra en juger par l'observation qui en est fournie plus loin.

Il y aurait ici bien des choses à dire, au sujet du traitement homœopathique à appliquer dans les maladies des vieillards, mais le temps nous manque, pour donner un libre cours à notre esprit d'observation, à cet égard; nous remplirons cette tâche un jour, qu'il nous suffise de mentionner seulement, à un moment ou la question des doses, divise encore les homœo-pathes d'Europe : que dans les maladies aiguës, chez les per-sonnes âgées, nous croyons qu'il serait extrêmement imprudent d'adopter la méthode suivie chez les adultes, d'employer les fortes doses ; on aurait tort par exemple, de s'appuyer sur ce que la sensibilité chez eux, est bien moindre, ainsi que la force de réaction, pour employer les gouttes et teintures, etc.

On s'exposerait aux plus grands revers, comme nous l'avons pu observer deux fois, dans le cours de notre pratique.

Chez les vieillards, les doses doivent être proportionnelles au degré de vitalité, de réaction, et on ne doit pas chercher à provoquer des crises, des secousses, des orages que leurs forces, leur dynamisme vital ne pourraient plus utiliser à leur profit... C'est surtout dans ce cas, qu'il est important d'avoir l'instinct physiologique, le tact médical, d'être bien pénétré de la puissance et de l'équilibre des lois de la vie, pour ne pas demander plus qu'on ne peut obtenir.

Chez un adulte, une crise peut presque être provoquée sans crainte, la nature est là, puissante et active, qui résistera et amènera après la secousse, un calme heureux ; mais chez le vieillard, la nature est épuisée, la sensibilité obtuse, et si à force de doses on provoquait une crise, la constitution ébranlée ne trouverait plus assez de force pour y résister, et s'étein-

drait dans un défaut de réaction assez puissante pour reprendre
l'équilibre; nous livrons, ici, le résultat de notre faible expérience, comme une étude que nous soumettons à nos confrères,
plutôt que comme une sentence que nous prononçons.

Cas de Guérisons obtenues par M. le docteur Gardey :

PREMIÈRE OBSERVATION.

M. Corré, à Nantes, âgé de 73 ans, ancien capitaine au
long-cours, atteint d'arthitis chronique (goutte), compliquée
de nodosités aux articulations des doigts des deux mains, me
demande un jour, si dans l'homœopathie il y avait des remèdes
pour guérir la goutte. Je lui répondis affirmativement.

Peu de jours après, il ressentit ce qui lui arrivait souvent,
des douleurs lancinantes dans les doigts, et m'en avertit. Je
donnai *Sabina* 30e, à prendre une cuillerée matin et soir,
pendant deux jours; le troisième jour, il se sentait bien, mais
il m'avoua que ce n'était sans doute pas la goutte, car ce que
je lui avais donné, n'aurait pas été capable de l'empêcher
d'avoir son accès.

C'est possible, lui dis-je, mais lorsque vous serez bien certain
que ce sera la goutte, vous m'avertirez. — Huit à dix jours
après il en ressentit de nouvelles atteintes, et me dit : docteur,
cette fois c'est bien elle que je commence à ressentir assez
vivement. — Je répétai *Sabina* de la même manière, trois
jours après je fus le voir, et le trouvai très-bien, et surtout
convaincu de l'action puissante de nos atômes.

Mais dans l'intérêt de sa santé à venir, je lui continuai
alternativement tous les mois, *sulf*, *calca*, etc., avec le plus
grand succès! Car voici douze à quatorze mois, qu'il n'a plus eu
d'atteintes de ses cruelles douleurs goutteuses qui le faisaient
souffrir depuis longues années.

Que de réflexions pourrait nous suggérer cette observation intéressante.... Que de vieillards nous pourrions sauver de ces interminables douleurs, qui minent leur constitution et empoisonnent leur existence !

DEUXIÈME OBSERVATION.

Ce même malade est sujet tous les ans, vers le mois de mars, à une fluxion de poitrine. Appelé près de lui, le 3 mars 1846, je le trouvai couché; le visage rouge, forte fièvre, douleur au côté droit de la poitrine; qui le faisait beaucoup souffrir, surtout avec la toux.

Docteur, me dit-il, j'ai ma rente de tous les ans.

Que vous ferait-on dans ce cas-là?

Quand j'étais à Boulogne-sur-Mer, un de mes parents, médecin à l'hôpital., me saigna, me donna des lochs, des tisanes, etc., etc.

Combien de temps restiez-vous malade ou convalescent?

De quinze à vingt jours au moins.

Eh bien ! vous n'avez besoin d'aucune de ces drogues et vous serez guéri sous peu de jours.

Je préparai dans deux verres d'eau, *Aconit* et *Bryone* 30e, à alterner toutes les heures. Il y eut un peu d'aggravation la nuit, on suspendit alors le remède d'après mon ordre, et le lendemain au matin, à ma visite, le malade dormait ayant une légère moiteur et la fièvre était beaucoup diminuée. Je fis continuer le remède et éloigner les doses de deux en deux heures, ensuite de trois en trois, de quatre en quatre, jusqu'au lendemain, où je fis supprimer l'*aconit*, le malade n'ayant plus de fièvre. Comme il restait encore de la douleur, je fis continuer bryone matin et soir, et le cinquième jour de la maladie, le malade fut guéri et put sortir; depuis cette époque, il n'a cessé de se bien porter, quoique âgé de soixante-quatorze ans!!

Qu'on veuille bien comparer ces deux cas d'observations, avec ceux des malades de cet âge, traités pour les mêmes maladies, par la vieille médecine... Et qu'on choisisse à qui donner la préférence.

TROISIÈME OBSERVATION.

Mme veuve Souvresi, âgée de soixante ans, fut prise (à la suite d'un coup de froid) d'une esquinancie membraneuse, avec une forte fièvre, dans la nuit du dimanche au lundi. Je fus appelé le mardi matin; je la trouvai dans son lit avec les symptômes suivants : Fièvre très-forte, difficulté dans la déglutition, figure rouge, peau sèche. Je donnai *Belladonna* 30e, à trop forte dose, dont elle éprouva des effets pathogenetiques, quoiqu'elle lui fut très-salutaire. Le lendemain, le mieux fut sensible et la malade put expectorer la membrane détachée par les efforts de la toux. Tous les symptômes avaient disparu au quatrième jour, et la guérison fut complète le sixième, sans saignée ni sangsues, sans vomitifs ni autres remèdes.

QUATRIÈME OBSERVATION.

Je fus appelé auprès de la veuve Blanchet, âgée de soixante-huit ans, affectée d'une toux catarrhale chronique avec fièvre de consomption, expectoration verdâtre, très-abondante, surtout le matin, et une oppression considérable. La maigreur était extrême, et la malade se disait poitrinaire; je la tranquillisai du mieux possible, mais elle était dans un état d'épuisement qui me fit craindre pour ses jours. A peine pouvait-elle répondre aux questions que je lui adressais, tant elle était faible.

J'appris, enfin, qu'elle avait eu la gale à l'âge de 28 ans, et

qu'on l'avait fait disparaître au moyen d'une pommade sou-
frée. Je pensais alors que son état pouvait bien être le résultat
d'un traitement empirique et de la répercussion à l'intérieur
d'une humeur, d'un miasme que la nature cherche toujours à
repousser au-dehors; je me décidai à lui donner *Sulfur* 30,
dans six cuillerées d'eau, à prendre une tous les soirs et
dans le but de rappeler l'organisme dans la voie d'expulsion
dont on l'avait imprudemment détourné

Le lendemain, déja, elle n'éprouvait plus guère d'oppression, elle toussait moins, et l'expectoration avait diminué.

Quinze jours plus tard, je répétai *Sulfur* à une dilution
inférieure, et depuis, la toux cessa avec les autres symptômes
et la santé se rétablit complètement.

Un mois plus tard, elle fut prise, dans la nuit, de vomissements, de selles copieuses et de crampes dans les extrémités.
Veratrum 24°, dans huit cuillerées, à prendre de deux en deux
heures, a suffi pour la guérir en 24 heures, d'une maladie qui
est si rapidement mortelle.

Aux observations que l'on vient de lire et que notre honorable confrère a recueillies avec toute la bonne foi qui le
caractérise, nous nous permettrons d'ajouter les suivantes
dont la dernière est l'histoire de la maladie que cet ami vient
de subir.

CINQUIÈME OBSERVATION.

M. le colonel des P...., âgé de quatre-vingt-deux ans, com-
mandant du Louvre en 1830, dont j'ai l'honneur d'être le
médecin et l'ami depuis sept ans,.... était affecté depuis longues
années de vertiges, de maux de tête, d'attaques, etc., pour
lesquels on le saignait souvent.

Aconit., *nux.*, *bellad.*, à des intervalles variés, ont fait disparaître ces fâcheux symptômes et amélioré étonnamment sa belle santé.

Ayant été toute sa vie d'une grande activité, et ayant surtout traversé bien des époques pénibles, ce noble et digne chevalier, aux mœurs sévères, aux formes polies et honorables qu'on ne retrouve aussi pures, que dans le sein de certaines familles qui ont conservé les coutumes des temps primitifs.... Ce fidèle et généreux serviteur d'une dynastie déchue, à laquelle il a consacré toute la religion de ses croyances, désolé souvent, en face des déceptions et des malheurs de cette belle France qu'il aime tant, et qu'il aurait voulu, avant de mourir, voir si grande et si heureuse.... Ce vieux soldat, enfin, brisé par tant de combats et de revers, me disait à chaque fois que j'étais appelé près de lui, de le laisser mourir.

En 1846, des blessures anciennes se rouvrirent à l'une de ses jambes, et la gangrène vint bien vite compliquer son état et mettre enfin ses jours en danger; grâce à notre précieuse médecine, la guérison put se réaliser quoiqu'à quatre-vingt-un ans! et rendre à la santé ce vénérable patriarche que nous aimons comme notre père, parce qu'il nous en rappelle le noble caractère, la vie malheureuse et l'âme pleine de dévouement et de générosité.

SIXIÈME OBSERVATION.

Mme la comtesse de S., sœur de ce dernier, très-estimable dame agée de 76 ans aujourd'hui;

Était depuis longues années, affectée de nombreuses infir-mités et surtout de douleurs goutteuses qui la rendaient impotente et ne lui permettaient quelques mouvements qu'à l'aide de béquilles.

Elle était aussi, depuis 12 à 15 ans au moins, sujette à des érésypèles phlegmoneux, avec vésicules, qui lui couvraient les yeux, lui rendaient la figure monstrueuse et surtout menaçaient chaque fois de la rendre aveugle.

En 1842, à l'âge de 72 ans, à la suite d'un érésypèle des plus intenses qui menaçaient d'altérer les fonctions cérébrales et de mettre sa vie en danger;

Sa famille inquiète sur le traitement que je lui faisais suivre alors, eut recours en dehors de ma présence, aux lumières des deux premiers médecins de Nantes, pour connaître leur avis. Tous deux ayant déclaré le danger extrême et n'ayant pas voulu courir la chance de leur traitement, se retirèrent en conseillant de suivre exactement mes avis.

La guérison fut complète le quinzième jour; les érésypèles s'éloignèrent ensuite et n'existent plus aujourd'hui.

De plus, les divers traitements suivis pour la goutte ont permis à cette très-respectable dame de *quitter ses béquilles*; à 76 ans aujourd'hui, sa santé aussi belle que possible, lui permet de promener, de sortir et de jouir encore de l'espoir d'une vie plus heureuse!

Nous avons donc bien raison quand nous exhortons les vieux malades à la patience et quand nous leur disons qu'avec l'usage suivi et bien dirigé de nos remèdes, leurs infirmités peuvent s'adoucir, souvent disparaître et leur vie se prolonger.

SEPTIÈME OBSERVATION.

M. GARDEY, ancien chirurgien-major, auteur des observations que nous venons de citer au commencement de ce chapitre, âgé de soixante-quatorze ans, me fit appeler le 25 février dernier, au matin, et me présenta les symptômes suivants :

Oppression, point de côté, au-dessous du sein droit, avec douleur pongitive, continue, aggravée par la toux; expectoration difficile, jaunâtre; peau sèche et brûlante; pouls de soixante-quinze à quatre-vingts pulsations, dur et rebondissant.

Prescription : *Aco.* et *bryo.* à la 100° dilution, dans un demi-verre d'eau, trois globules, une cuillerée à café toutes les deux heures en alternant les doses; eau sucrée froide pour boisson ; diète absolue.

Soir, même état, redoublement de fièvre; cent pulsations. Continuation des remèdes, une dose de chaque seulement pour la nuit.

26 *février*. Amélioration de tous les symptômes, pas de sueurs cependant, urines abondantes et troubles, point de côté insensible, pouls souple et moins fréquent, avec un peu d'intermittence naturelle à cet âge, éloigner les mêmes doses de remèdes, bouillons légers.

27 *février*. Le malade bien mieux, resta levé trois heures dans une chambre sans feu, par un froid très-vif.

28 *février, matin*. Redoublement et retour de tous les symptômes, fièvre intense, point de côté, toux sèche, etc.

Donné, *aco.* et *bryo.* 100°, comme au premier jour.

Le soir. Aggravation générale, subdélire, rêvasseries, pouls à 105, pas de selles depuis 4 jours.

Pour la nuit, une dose de chaque remède.

1er *mars*. Amélioration, moiteur légère, urines abondantes et nuageuses, avec sédiment briqueté, le point de côté a de nouveau cédé.

Le malade se trouvant mieux, s'administre, dans le jour, du vin vieux avec de l'eau sucrée.

Le soir. Retour de la fièvre, pouls à 100 pulsations, chaleur excessive de la peau, rougeur de la face, yeux brillants, langue sèche et racornie, urines rares, constipation toujours, délire, etc.

Donné, *nux. vomi.* 200, comme antidote des effets du vin, trois globules dans un demi-verre d'eau, deux cuillerées la nuit.

2 *mars.* Etat aggravé, pouls à 110 pulsations, délire, oppression, expectoration nulle, lèvres et dents fuligineuses, sèches, langue recouverte à la base d'un enduit brunâtre, sèche et rouge à la pointe, pouls *lent, tremblant et intermittent, carpologie, somnolence,* etc.

Donné surtout à cause de l'état du pouls et de l'ensemble des symptômes, *merc., sol.* 200°, trois globules dans un demi verre d'eau, une cuillerée trois fois le jour.

A midi. Calme ; *Le soir.* Mieux sensible.

3 *mars.* Diminution des symptômes putrides, peau toujours sèche, mais urines abondantes, mieux réel, lucidité, etc.; continuation des remèdes.

4 *mars.* Selle abondante, après une nuit meilleure ; moiteur, peu de fièvre, pouls tendant à se régulariser, langue large et humide se dépouillant,..., bouillon, eau sucrée.

Le soir. Un peu d'exacerbation, *aco.* 100°, une seule cuillerée.

5 *mars.* Continuation du mieux...., bouillon...., le malade se fait raser, une bonne selle dans la matinée.

Soir. Un peu d'exacerbation, mais lucidité complète.

6 *mars.* Bien, convalescence franche, potages, rôtis, etc.

7 *mars.* Bien...., et sortie le dix-septième jour...

Nous ne voulons pas même nous permettre la moindre réflexion sur ces observations, en parallèle avec celles de l'autre médecine, nous laissons cette tâche aux hommes de cœur et d'études qui recherchent comme nous la vérité.

Nous ajouterons seulement, que nous avons guéri cette grave maladie, avec des doses plus qu'atomistiques et qui ne sont pas encore acceptées par tous nos confrères, doses dont l'action cependant nous a paru très-convenable, suffisamment énergique et sans secousse, pour les personnes âgées. Nous dirons encore, que ce n'est que sur de pareils faits que nous voulons appeler l'attention de nos adversaires, pendant qu'il est temps encore pour eux, de se convertir à la découverte de Hahnemann, sans qu'ils aient à subir les reproches amers qu'on leur adressera bientôt, quand l'opinion générale se prononcera pour nous; ce qui ne peut tarder, d'après les nouvelles récentes que nous recevons, et d'après l'élan que nous remarquons, même chez MM. les allopathes, dont plusieurs, en ce moment, étudient auprès de nous, et dont un grand nombre, à Paris, se préparent dans l'*ombre*, à la pratique de ces ridicules atômes qui font leur désespoir par les succès qu'ils obtiennent.

Dieu veuille que là aussi, la révolution désirée, soit toute pacifique, et que l'esprit d'étroite jalousie qui divise les médecins se fonde dans une prochaine et réelle fraternité!

CLINIQUE EXTERNE.

DES AVANTAGES DE L'HOMŒOPATHIE

APPLIQUÉE A LA CHIRURGIE.

Si la médecine ancienne n'a fait aucun progrès depuis Hippocrate, on ne peut faire ce reproche à la chirurgie qui a été illustrée par des hommes du plus grand mérite. Cette branche de l'art de guérir était placée anciennement au second rang, et l'homme qui se vouait à l'exercice de cette profession, ne jouissait pas de la même considération que le médecin, aux ordres duquel il se trouvait placé; il n'était appelé que lorsqu'il fallait réduire une fracture, une luxation, ou employer sa main armée d'un instrument tranchant, ou du feu, comme l'exécuteur des hautes-œuvres.

Aujourd'hui, la chirurgie marche au même rang, car le chirurgien est médecin en même temps; il exerce l'une et l'autre partie de l'art de guérir, il ne peut être l'un sans l'autre.

Par les ressources de l'homœopathie, les opérations chirurgicales seront désormais moins fréquentes, surtout la saignée; la médecine homœopathique sera d'un grand secours à la chirurgie militaire dans bien des circonstances; dans les cas de plaies contuses, déchirées, dans celles faites par des instruments tranchants, dans les pansements à la suite des amputations et d'autres opérations, et surtout pour éteindre la fièvre et prévenir la suppuration; dans les maladies chroniques externes, pour lesquelles on a souvent recours à l'application du feu, ou à l'amputation, à l'ouverture d'un abcès, opérations toujours douloureuses, souvent nuisibles, quelquefois inutiles.

Le chirurgien homœopathe a très-rarement besoin de lancette pour pratiquer la saignée : dans le cas où elle paraît

indiquée, il la remplace par une ou plusieurs doses d'*aconit
napel* ou autre remède, sans avoir besoin de répandre une seule
goutte de cette liqueur précieuse, de cette *chair coulante*, si
nécessaire à la vie et à la santé. Nos veines ne contiennent
jamais plus de sang qu'elles ne peuvent et ne doivent en contenir : si parfois ce fluide paraît se porter avec plus d'abondance sur un organe qu'il congestionne, c'est qu'il est troublé
dans son mouvement circulatoire, par une cause quelconque;
*ce n'est jamais en diminuant le volume du sang qu'on parvient
à guérir le malade;* il éprouve quelquefois un soulagement
momentané, mais arrive bientôt la réaction de l'organisme
qui cherche à chasser au dehors et à triompher de la cause
invisible qui a troublé ses fonctions, et la congestion reparaît
avec plus de force, comme cela n'arrive que trop souvent.
Ainsi dans le *croup*, le sang se porte rapidement au larynx,
et y organise une fausse membrane, qui fait obstacle à l'entrée
de l'air et asphyxie le malade. Contre cette terrible maladie,
l'impuissance de la médecine des écoles n'est que trop reconnue, tandis que l'*aconit*, donné dès le début, suffit à lui seul
pour rétablir le sang dans son équilibre, et par conséquent
guérir, en empêchant la formation de la membrane.

Le chirurgien trouvera dans la teinture d'*arnica-montana*,
dans celles de *staphysaigre*, de *ruta*, etc., des remèdes souverains, surtout pour les plaies contuses et déchirées, pour
celles faites par des instruments piquants, tranchants et con-
tondants, et celles d'armes à feu.

PRÉPARATION. — On prépare cette teinture, au moyen d'une
once de racines d'*arnica-montana* réduites en poudre, qu'on
met à digérer dans vingt onces d'alcool rectifié. Si l'on peut
se procurer le plante fraîche, on la pile pour extraire le suc;
on le mêle avec parties égales d'alcool, qu'on conserve bien
bouché pour l'usage.

EMPLOI. — Aussitôt que le cas le requiert, on met huit à

dix gouttes de cette téinture dans un verre d'eau, et après les avoir bien mêlées, on en fait prendre une cuillerée à café au blessé, en bannissant absolument tout autre médicament. L'on imbibe ensuite de cette eau *arniquée* des compresses dont on couvre les parties blessées , et qu'on renouvelle ou qu'on humecte plusieurs fois dans les vingt-quatre heures , après toutefois avoir réduit les fractures , réuni les lèvres d'une plaie par les moyens d'usage, lié les vaisseaux divisés, etc.

L'arnica, en gargarisme après l'extraction d'une dent, dans les fluxions avec enflure de la joue, en lotions, après toute opération chirurgicale , s'emploiera avec avantage. Cette teinture ne doit jamais être employée pure, elle doit être étendue dans beaucoup d'eau.

Dans les cas de chutes, fatigues ou efforts, si l'on n'a pas besoin de compresses, on se bornera à mettre une ou deux gouttes de teinture dans un verre d'eau, et l'on fera prendre une cuillerée à café de cette eau, jusqu'à trois dans les vingt-quatre heures. Une seule cuillerée à café, souvent sera suffisante les premiers jours.

L'arnica s'emploie également sur les animaux domestiques, lorsqu'il leur arrive des accidents pareils. La dose indiquée pour l'homme suffit pour les plus grands animaux; on l'affaiblit pour les plus petits.

Depuis quinze ans que l'homœopathie a été apportée en France, l'arnica est d'un usage tous les jours plus étendu, chez les conducteurs de voitures, dans les usines, fabriques, ateliers, carrières , grandes exploitations rurales, dans les pensionnats, etc., etc., et enfin, ne peut tarder à être largement employé dans nos armées, et sur le champ de bataille. Nous avons fait parvenir, en 1846, à M. le maréchal Bugeaud , à l'aide de nos relations avec M. le vicomte Dubouchage, pair de France, un article détaillé sur l'arnica , en conseillant au gouverneur de l'Algérie de le faire employer dans l'armée sur nos pauvres blessés que la fièvre et la suppuration déciment rapidement, à cause des grandes chaleurs du pays. Nous avons la réponse du Maréchal qui nous adressait ses remerciements pour notre initiative et ajoutait qu'il s'en souviendrait en bonne occasion.

Un avantage immense que la chirurgie militaire retirera de ce précieux vulnéraire homœopathique, c'est de voir, d'abord, la fièvre des blessés diminuer sensiblement, exister sans danger, et la suppuration s'établir, fournir un pus de bonne nature et de peu d'abondance, puis enfin, la cicatrisation arriver rapidement, en enlevant ainsi aux malades les chances de gravité qui accompagnent toujours la durée d'une plaie dans un hôpital et surtout dans les pays chauds.

Nous croyons que l'usage de cette plante est destiné à produire une révolution des plus heureuses dans la pratique de la chirurgie.

Les faits obtenus par l'homœopathie sont concluants à cet égard, comme on va en juger par les observations suivantes :

GUÉRISONS CHIRURGICALES

Obtenues sans opérations, par l'homœopathie.

PREMIÈRE OBSERVATION.

Le nommé P. C. de Nantes, ouvrier menuisier, père de famille, âgé de quarante ans, nous arrive à notre dispensaire, en septembre 1844, présentant l'affection suivante :

Sa main droite, par suite d'une blessure avec un instrument tranchant, à la région palmaire du pouce, fut prise d'un état d'inflammation extrême de toutes les parties charnues et tendineuses de la main et du poignet; cet accident nécessita son entrée à l'hospice où il séjourna trois mois sans succès, et dont il sortit, effrayé de l'amputation de l'avant-bras, qu'on avait jugée nécessaire.

Le membre malade était atrophié dans son étendue, et le poignet ainsi que la totalité de la main avait au contraire acquis un gonflement extrême, les doigts étaient paralysés, aucune espèce de mouvement ne pouvait être exécuté, et la main trop lourde pour être supportée, avait été depuis long-temps assujettie sur une planchette; un point de suppuration s'était ouvert au-dessous du poignet, et tout annonçait enfin une maladie incurable qui semblait devoir faire admettre, comme inévitable, l'amputation déjà conseillée.

Le traitement fut commencé sans aucun espoir de réussite et à titre d'essai; inscrit sur les registres du dispensaire, le malade reçut une carte de visite qui lui donnait le droit de suivre nos consultations jusqu'à la guérison, sans aucune espèce de dépenses... Les remèdes étant fournis gratuitement à tous ces malades.

Les remèdes principaux furent, *Silicea* 30, *bellad.* 30, *hepar sulf* 12, *assafœtida* 24e,... etc., etc... Un régime nourrissant, une hygiène convenable. Au bout de six mois la guérison étant complète, le malade a repris ses travaux qu'il n'a pas quittés depuis.

Si des personnes de Nantes, et des médecins surtout, pouvaient douter de ce succès, elles sont priées de recueillir les renseignements nécessaires, chez M. Lebreton, charcutier, rue Suffren, proche parent du malade.

DEUXIÈME OBSERVATION.

Mᵐᵉ Louise Farion, son mari, serrurier, rue Saint-Léonard, n° 20, âgée de vingt-un ans, était depuis deux mois retenue au lit, par une fièvre continue et des douleurs vives, lancinantes qui se faisaient sentir au-dessous de la hanche droite, sur la région de la fesse et de la cuisse... un gonflement avec rougeur à la peau, et grande sensibilité au moindre toucher, annonçait un abcès très-profond, dont l'ouverture devait être pratiquée par un chirurgien de la ville, assisté d'un confrère.

Le mari effrayé comme la malade, d'une pareille opération, et redoutant les suites d'un pansement sans doute prolongé, et qui pouvait, en été surtout, être suivi de complications fâcheuses, se laissa entraîner par un ami, et nous vint prier de visiter sa femme.

La malade couchée sur le côté sain, souffrait horriblement, passait des nuits sans dormir et demandait qu'on la soulageât.

Nous rejetâmes l'opération, comme on le pense bien, et tranquillisâmes la malade, en lui assurant une guérison prochaine. *Ce que nous ne nous permettons de faire que pour des cas dont nous sommes aussi sûrs.*

Hepar sulf 12, trois globules dans un demi-verre d'eau, une cuillerée à café trois fois par jour.

L'effet du remède eut lieu très-promptement, un malaise général se fit sentir et annonça le travail qui s'opérait dans l'organisme ; les sueurs arrivèrent, les urines furent épaisses, l'appetit se perdit... puis tous les symptômes disparurent, et après une seconde dose du remède et une troisième de *Belladonna* 30, la tumeur avait disparu le seizième jour, et la malade put venir nous remercier elle-même, la troisième semaine !

TROISIÈME OBSERVATION.

M. M***, âgé de trente-huit ans, teneur de livres et caissier dans une des premières maisons de commerce de notre ville, était porteur, depuis 4 à 5 ans, d'ulcérations ichoreuses aux jambes, et dont l'avait gratifié un traitement *allopathique*, pour le guérir d'une fluxion de poitrine ! ! Il avait eu recours pour se guérir, à tous les moyens réputés infaillibles par la médecine, mais sans obtenir aucun soulagement.

Les souffrances étant devenues intolérables, surtout la nuit, finissaient par le priver tout-à-fait de sommeil, et sa santé s'altérait de jour en jour.

Père de famille et obligé de travailler pour vivre, il se désolait de son état, et commençait à en redouter les suites, quand sur la proposition qu'on lui fit de l'emploi de moyens chirurgicaux, il se décida alors, à renoncer enfin, aux procédés de la vieille médecine et à s'adresser à nous.

La première et unique chose que ce malade nous demanda, au cabinet, ne fut pas de le guérir, ce qu'il croyait impossible ou imprudent, au dire de certains médecins, mais c'était tout simplement de le soulager de ses affreuses douleurs *nocturnes*, et de lui faire retrouver un peu de sommeil, nous assurant qu'il n'avait plus la force et le courage de supporter plus longtemps une pareille existence.

Après un examen minutieux de son état, et après surtout nous être assuré de l'origine de la maladie, de ses causes, etc., etc., nous crûmes reconnaître et attribuer à l'usage de pommades au mercure, employées dans le but de cicatriser ces plaies, les affreuses douleurs qu'il éprouvait la nuit... *caractère en effet spécial à ce médicament.*

Aussi, en raison de cette circonstance majeure et pour obéir au précepte médical, *sublatâ causâ, sollitur effectus*, la cause enlevée, l'effet cesse... nous donnâmes un antidote de ce médicament, cependant si utile quand il est bien administré et à doses convenables, mais si dangereux et meurtrier, quand il est administré de cette manière.

Le choix était embarrassant à faire entre les quelques antidotes de ce remède, et nous tenions surtout, à remplir un double effet, c'est-à-dire à agir contre le mercure, et en même temps, contre le principe de la maladie.

La dose nous occupait encore, et comme à cette époque, septembre 1846, nous expérimentions les doses élevées du docteur **Gross** de *Leipsig*, en qui nous avons pleine confiance, nous nous décidâmes, après mûres réflexions, pour *sulfur* à la 300ᵉ puissance!!!

Les effets obtenus furent merveilleux, et déjà la troisième nuit, les douleurs qui dataient de plusieurs mois, *avaient disparu pour ne plus revenir*!!!

La plaie changea d'aspect, s'embellit, devint vivante, et fit des progrès inouïs vers la cicatrisation qui était complète pour les deux jambes, vers le mois de décembre!!

Trois mois avaient donc suffi, pour guérir, avec des atômes, une affreuse maladie que 5 ans de traitement dans l'autre médecine, n'avaient fait qu'aggraver!

Nota. — Nous pourrions citer une foule de guérisons de ce genre, qu'en bonne conscience, nous nous reprocherons un jour, comme apôtre d'une vérité persécutée indignement, de n'avoir pas publiées dans les journaux, afin de répondre aux dénégations dont on nous accable et pour annoncer aux patients la découverte des précieux remèdes qui guérissent.

Il faut espérer que ces faits répandus dans la société, aujourd'hui en plus grand nombre, finiront bientôt par dissiper tous les doutes, et par faire ouvrir les yeux aux administrateurs des cités et des hospices, qui savent très-bien combien laissent à désirer, malgré tout le zèle et le talent des médecins qui en sont chargés, les traitements appliqués aux malheureux dont regorgent nos hôpitaux.

Nous ne pouvons donc tarder à voir s'ouvrir pour nous, les portes de ces séjours de la douleur, où notre art nouveau est appelé à répandre tant de bienfaits.

DE LA NÉCESSITÉ

POUR LE MÉDECIN HOMŒOPATHE

De préparer et administrer lui-même les remèdes à ses malades.

Le médecin consciencieux et désintéressé, qui tient à guérir ses malades, ne doit employer que des remèdes dont il est sûr que la préparation a été faite d'après les procédés prescrits par la science, et avec les précautions minutieuses qu'elle recommande : il faut donc qu'il les ait préparés lui-même d'avance, ou que le pharmacien à qui il pourrait s'adresser, soit convaincu de la nécessité de ces précautions, et qu'il soit homœopathe, qualité indispensable pour lui accorder la confiance dont il veut se rendre digne.

Les erreurs qui se renouvellent très-souvent dans l'administration des remèdes de la *médecine ordinaire*, donnés à des doses exagérées, compromettent souvent la vie des malades.

En homœopathie, ces dangers n'existent point ; les doses des médicaments sont trop minimes pour nuire à la santé des malades, et n'agissent point s'ils ne correspondent pas directement à la maladie ; c'est-à-dire, que dans la *vieille médecine*, *l'allopathie*, celle qui s'exerce encore malheureusement, à notre avis, si le médecin ou le pharmacien se trompe, le malade paye souvent de sa vie cette fatale erreur, tant les doses sont fortes et les substances vénéneuses.....

Tandis qu'en homœopathie, s'il y a erreur, ce qui peut arriver à tout le monde, la dose est si faible, qu'elle ne peut avoir aucune action sur l'organe, qu'elle ne peut atteindre, ne convenant pas, puisqu'il y a erreur, et ne produisant absolument rien sur l'organe sain, auquel elle se trouve correspondre.

12 — e

Pour mieux faire comprendre notre pensée, nous ferons la comparaison suivante :

Une personne s'est brûlé la main droite, la partie est douloureuse, la sensibilité y est exaspérée, et la plus petite dose de calorique à distance, sera sentie assez vivement pour entretenir la vitalité et amener la guérison... Tandis que cette même dose de chaleur, si utile, si favorable dans l'exiguité de sa dose, ne sera pas perçue par la main gauche, dont l'épiderme est inctact... C'est-à-dire que si avec nos petites doses, le médecin se trompe, et au lieu de donner un remède pour l'organe malade, il en donne un qui ne lui convienne pas du tout, comme on le voit, ce dernier n'aura aucune action... Certes, c'est donc bien le cas de dire de l'homœopathie ce que disent quelques allopathes les moins disposés pour nous : *si elle ne fait pas de bien, elle ne peut pas faire de mal...* Opinion qui ne ressemble guère à celle de certains adversaires moins doucereux, qui poussent la mauvaise foi jusqu'à dire que nous ne donnons que des poisons.

De quel nom appèlleront-ils donc l'*opium*, la *belladonne*, *jusquiame*, l'*aconit napel.*, la *strychnine*, la *noix vomique*, l'*acide-hydrocianique*, la *morphine*, le *tartre émétique*, etc., etc.; et tous les autres médicaments qu'ils donnent chaque jour, non pas à un millionnième de grain, comme nous, mais bien à des doses souvent exagérées... Or, si ces messieurs n'empoisonnent pas toujours, avec de pareils moyens, ils sont certes bien mal reçus de venir nous adresser une accusation que nous méritons encore bien moins qu'eux.

Le médecin homœopathe ne demande qu'à guérir ses malades d'une manière *sûre*, *prompte* et *agréable*, et pour cela, il faut qu'il soit bien convaincu de l'exacte préparation de ses remèdes que l'analyse chimique n'a pu encore lui faire reconnaître. Une loi, une pratique, ne peut s'exercer sans contrôle.

Une loi ne peut être mise en vigueur si elle n'a pas de contrôle pour la valider.

Or, dans la pharmacie ordinaire, quand un médecin fait une ordonnance, la chimie lui donne les moyens de reconnaître si on a bien observé ses prescriptions, dans les doses et conditions convenables; et, d'après les résultats que fournit l'analyse, le pharmacien est loué ou blâmé.

Mais, en homœopathie, les dynamisations, atténuations, dilutions, qu'on fait subir aux remèdes, en diminuent tellement la matière, les molécules, que la chimie, pas plus que M. Orfila, ne peuvent la retrouver, et qu'il n'est plus possible, dans la potion préparée, de reconnaître si elle renferme réellement l'opium, la belladonne, ou tout autre remède demandé.

Or, pour que le médecin homœopathe soit bien sur que le remède dont il a besoin se trouve dans sa potion, il faut, ou qu'il le mette lui-même, ou qu'il ait confiance dans le pharmacien.

Les médecins et pharmaciens de l'ancienne école sont les plus grands antagonistes de la nouvelle doctrine qu'ils ne veulent pas même chercher à connaître, se permettant de la dénigrer, les uns par esprit de corps, les autres, parce qu'ils se trouvent lésés dans leurs intérêts.

Il est pourtant des médecins allopathes très-savants qui ont adopté l'homœopathie, qui ensuite ont préparé eux-mêmes leurs remèdes qu'ils ont administrés, et le succès a couronné leur zèle; alors, convaincus par l'expérience, ils ont reconnu et admis la supériorité de la nouvelle doctrine sur l'ancienne.

M. le docteur Laville de la Plaigne était allé se fixer à Dijon pour y exercer l'homœopathie; MM. les pharmaciens de la ville lui intentèrent un procès, et le firent comparaître devant les tribunaux, mais les juges, intègres dans leurs fonctions, rendirent la justice à qui de droit : l'arrêt prononcé acquitta le docteur Laville de la Plaigne, et les pharmaciens furent condamnés aux frais et dépens. La cour royale confirma le jugement.

Nota. — Ces observations et ces notes ont été recueillies avec soin de nos registres, par M. le docteur CHAIGNEAU de Fontenay (Vendée), qui, après une pratique de 16 ans déjà de l'allopathie, s'est décidé à l'abandonner pour venir près de nous étudier l'homœopathie.

M. le docteur Libaudière, de Nantes, pratiquant aussi depuis plusieurs années l'autre médecine, vient de se rendre à l'évidence et d'adopter la réforme médicale.

———

Ce que nous avons exposé dans ces quelques pages de CLINIQUE, pourra suffire nous l'espérons, pour donner à toutes les intelligences qui nous liront, une assez haute idée des services immenses que rendra la nouvelle médecine, sitôt qu'une administration supérieure l'aura introduite dans les écoles et dans les hôpitaux. Triomphe qui sera tout en faveur de l'humanité et pour lequel nous supporterons encore sans nous plaindre, toutes les persécutions dont on nous gratifie depuis bientôt quinze ans !

———

VARIÉTÉS.

Nouvelles scientifiques, congrès, cours, propagande.

Crescit eundo.

Il y a seize ans, les préoccupations politiques absorbaient trop les esprits pour qu'on fît attention à l'arrivée en France d'une des plus grandes découvertes de notre époque. Vraiment, le XIXᵉ siècle marquera dans l'histoire, par les évènements mémorables qu'il aura enfantés, et pourra être appelé, à juste titre, le siècle de l'organisation, de la paix et de la *rédemption terrestre* de l'humanité. En effet, nous assistons à de grandes et solennelles réformes, bien supérieures à celles opérées dans le domaine de la métaphysique, par le siècle dernier.

A part les choses étonnantes, les progrès inouïs réalisés depuis cinquante ans dans les arts, l'industrie et les sciences...., nous avons à signaler surtout deux grandes découvertes qui, à elles seules, constituent la base réelle, solide, sur laquelle va désormais s'édifier l'humanité.... C'est d'abord la SCIENCE SOCIALE..., découverte par un homme de génie encore méconnu comme tous, science qui, comme théorie d'ordre et de liberté, viendra permettre, à l'aide seul de ses principes, l'organisation véridique de la société, en donnant le moyen de pratiquer la loi du Christ, si longtemps cherchée et enfin trouvée savoir : *de chercher le royaume de Dieu et sa justice, afin d'avoir par surcroît les choses dont nous avons besoin.*

La seconde découverte est la nouvelle médecine, l'HOMŒO-PATHIE, destinée à venir, à l'aide de son axiome, détruire les germes et virus de maladies, refaire les constitutions et les rendre plus aptes à remplir leur destinée respective.

1—*f*

Ces deux vérités, encore généralement peu appréciées, quoique désirées de toutes parts, se répandent envers et contre tout, dans toutes les intelligences, grâce aux généreux efforts de quelqes hommes pleins de zèle et d'amour, qui ne reculent ni devant l'ostracisme impie auquel on les condamne, ni devant les dénégations et les injustices dont les poursuivent les juifs et les pharisiens du jour ; éclairés comme par cette nuée lumineuse qui guidait autrefois le peuple de Dieu, ils marchent et marchent toujours, en voyant à chaque pas s'embellir la route, et disparaître les ronces et les pierres du chemin.

Déjà des contrées entières ont adopté la seconde de ces vérités, l'homœopathie. L'Allemagne, la Prusse, l'Angleterre, l'Italie et l'Espagne la protégent et la répandent. Des congrès viennent d'avoir lieu à Paris et à Londres ; des hôpitaux sont demandés partout. Et pour obéir à notre désir le plus cher, et ne pas attendre la bonne volonté toujours trop tardive et souvent empêchée de l'autorité, nous allons, à nos frais, s'il le faut, fonder un petit hôpital au sein de cette contrée de l'ouest, où nous nous sommes imposé la tâche de venir importer cette doctrine.

Nous aurions été bien heureux, pour rendre à la mémoire de notre illustre maître le seul hommage qu'il ait désiré, d'élever ce premier monument de sa gloire dans le département de la Loire-Inférieure, que nous avions choisi, d'après son conseil, pour le centre de notre active propagande ; mais nous l'avouons avec douleur, à mesure que nos succès semblent nous attirer des sympathies nouvelles, nous voyons chaque jour, d'un côté, les difficultés s'accroître devant les craintes où l'on est, sans doute, de renverser un ordre établi depuis longtemps. Les demandes que nous avons adressées à ce sujet aux autorités respectives sont restées *sans réponses...* Et pourtant, nous donnions par des *chiffres* la preuve authentique de la supériorité de notre réforme et des avantages immenses que la cause de l'administration, d'une part, et celle du peuple, de l'autre, devaient y gagner.

Nous avons senti que, malgré tout le bien qu'apporte en ce monde civilisé, l'arrivée d'une chose nouvelle, il existe une triste observance du passé, un fétichisme trop dévoué pour les idoles du jour, qui viennent paralyser les volontés les plus saintes et les enlacer dans le réseau inextricable de la politique du *statu quo* et du *laissez faire*.

Aussi, pour ne pas troubler sur sa chaise curule l'académie médicale de Nantes, que nous voulons laisser mourir de sa bonne mort au milieu de toute sa gloire, nous nous sommes proposé de réaliser notre œuvre dans un département voisin, où nul obstacle hiérarchique ne viendra arrêter notre élan, et où surtout les frais immenses que nous imposera cette création ne seront pas aussi élevés que dans notre ville.

Et comme nous espérons bien trouver, pour cette crèche d'un nouveau genre, des âmes charitables qui nous assisteront, nous terminerons, pour leur donner quelque garantie de nos succès et des services incalculables qu'elles seront par nous appelées à rendre à l'humanité, en leur disant quelques mots du seul hôpital homœopathique qui existe encore en France, et dont les journaux ont rendu compte dernièrement d'une manière trop favorable, pour qu'à notre tour nous n'accordions pas à l'auteur de cette courageuse initiative tout le mérite qui lui est si légitimement dû.

*Extrait du numéro de l'*HERMINE*, du 9 septembre 1846.*

« L'HOPITAL DE THOISSEY, dans le département de l'Ain, est situé sur la rive gauche de la Saône, vis-à-vis Mâcon, en face du hameau de Saint-Poins, où M. de Lamartine a donné l'exemple d'une généreuse initiative, en fondant une école pour les enfants du pays; ainsi, en même temps que l'illustre poète donnait les moyens d'éclairer l'intelligence de la génération villageoise qui entoure ses terres; sur une autre rive, un homme aussi modeste que savant donnait la preuve authentique et solennelle de l'immense service que l'on peut rendre à la santé du corps et de l'esprit, en appliquant aux malades la médecine homœopathique, encore répudiée des écoles, pour le bon plaisir seulement de messieurs de l'académie royale.

» *Il y a déjà plus de dix ans* que l'honorable et bon docteur GASTIER a adopté dans son hôpital le traitement médical de l'homœopathie; depuis cette époque, les *avantages* obtenus ont été si *remarquables sous tous les rapports,* que chaque année des éloges et des remerciements sont votés au docteur villageois, si digne d'un autre théâtre, pour les services qu'il rend à l'administration et aux malades. Il a été RECONNU et ÉCRIT par le conseil chargé de surveiller les dépenses et l'exercice sanitaire de cet hospice, que depuis l'installation de l'homœopathie, la MORTALITÉ Y EST DIMINUÉE DE PLUS D'UN TIERS, et les DÉPENSES SONT RÉDUITES PRESQUE A RIEN; et chose plus remarquable encore : il est authentiquement démontré que : PAR LA COURTE DURÉE DU SÉJOUR QU'Y FONT LES MALADES, LEUR NOMBRE A PU, AINSI QUE CELUI DES LITS, EN ÊTRE AUGMENTÉ SANS LE MOINDRE FRAIS, GRACE AUX IMMENSES ÉCONOMIES DE TOUTE NATURE, PAR LESQUELLES L'HOMŒOPATHIE EST VENUE, DEPUIS PLUS DE 10 ANS, ENRICHIR CET ASILE DU PAUVRE.

» Nous savons de bonne part que l'administration de l'hospice et les conseils de la ville et du département ont pris sur ce fait nouveau tous les renseignements nécessaires pour éclairer le pouvoir quand il s'occupera enfin de la question des hôpitaux et des améliorations indispensables à y introduire; certes, nous pouvons l'avancer avec fierté, l'hôpital de Thoissey sera pour la réforme à venir un haut enseignement, et son habile médecin pourra être regardé avec raison comme un praticien expérimenté et digne à tous égards de la haute justice et protection du roi. » LE Dr F. P.

PROPAGANDE

DE LA MÉDECINE HOMŒOPATHIQUE EN EUROPE, ET SURTOUT EN ANGLETERRE.

Tous les jours, les nouvelles les plus intéressantes nous arrivent sur la marche progressive de l'homœopathie ; on peut dire à cette heure que toutes les contrées du monde en connaissent les bienfaits, qu'y répandent des médecins convertis à cette heureuse réforme.

Aujourd'hui nous ne nous occuperons pas de notre belle France, où elle est destinée avant peu à tenir le premier rang; nous allons dire d'abord son installation et ses progrès dans notre chère alliée l'Angleterre, à qui nous devrons sans doute les succès définitifs que nous obtiendrons vis-à-vis de notre gouvernement, pour son inauguration en science et médecine des écoles; comme nous lui devons déjà, les premiers essais pour la vapeur, les chemins de fer, les télégraphes électriques, etc., etc.

C'est en 1830, que l'homœopathie pénétra dans la Grande-Bretagne, c'est au lord *Shrewsbury*, que revient cet honneur; c'est lui qui appela de Naples, le célèbre docteur *de Romano*, dont les premiers succès captivèrent l'attention et la sympathie de toute l'aristocratie.

En 1832, la reine-mère gravement malade et condamnée par les médecins de la cour, on appela de l'Allemagne le célèbre docteur *Stapf*, qui guérit la malade, et répandit encore par son séjour, les lumières nécessaires aux nouveaux adeptes.

Le docteur *Quin*, médecin ordinaire du roi des Belges, quitta ce poste pour continuer à Londres l'impulsion donnée par le docteur *Stapf*.

2 - *f*

Bientôt le nombre des partisans devint si grand qu'on fit appel auprès des contrées voisines ; et la France , toujours si lente à s'emparer des bonnes choses , perdit alors un de ses enfants, qui est allé recueillir sur une autre terre la gloire qui ne peut jamais échapper aux natures douées d'une haute intelligence et d'un noble cœur. Le docteur Curie ne sera pas perdu pour nous tout à fait, espérons que lorsque l'homœopathie aura conquis son droit de naturalisation dans notre pays et installé sa doctrine dans nos écoles , dans nos hôpitaux , il nous viendra , appelé par l'élite de ses confrères , heureux de profiter alors du fruit de ses études et de ses succès.

Et si nous osions donner ici un conseil , nous engagerions les jeunes intelligences qui possèdent à fond le nouvel art de guérir , à s'expatrier quelques années , pour asseoir définitivement à l'étranger notre réforme ; persuadés que c'est là peut-être le seul moyen d'amener nos ministres à s'occuper sérieusement de cette grave question.

Déjà Madrid a organisé , au sein de son école, sous l'influence française, une académie homœopathique , composée de tout ce qu'il y a de plus honorable dans l'université.

Saint-Pétersbourg est aussi dans la même voie, et le czar vient d'autoriser la création d'un nouvel hôpital homœopathique à Moscou.

A Vienne en Autriche , il y en a deux parfaitement dirigés.

A Berlin également.

En Italie, où cette médecine est généralement répandue, elle ne peut manquer d'échapper à la haute sagacité et à l'amour vraiment chrétien de notre nouveau Ganganelli !

Il n'y a donc que la France, en Europe, qui... n'ait pas encore osé donner à cette découverte admirable la place que des nations moins civilisées lui ont déjà faite et que l'avenir lui réserve.

Ainsi, l'Angleterre vit bientôt se ranger autour des docteurs de *Romano, Quin, Curie, Belluomini,* les *Broarks, Epps, Ozann, Wil, Mayne, Crouin, Cole, Kallmann, Massol, Dunsford,* etc, etc.

Trois pharmaciens, les sieurs *Taylord, Pressly, Headling,* s'occupent spécialement des préparations nouvelles, avec toute la conscience qu'inspire une véritable conviction.

Si honorablement représentée et soutenue par de grandes fortunes et des notabilités princières : la reine-mère, le duc de Wellington, les lords Milton, Brougham, etc., etc., le fameux banquier *Leaf, Esq,* etc. la nouvelle médecine ne pouvait manquer de prospérer, appuyée surtout sur les cures qu'elle répétait chaque jour.

Aujourd'hui, son triomphe est assuré : des dispensaires, un hôpital même, confié aux soins du docteur Curie, lui sont consacrés, grâce à la générosité d'un grand nombre de lords, et surtout de M. Leaf, dont la philanthropie est ici au-dessus de tout éloge.

L'Angleterre a un mérite incontestable sur la France : c'est qu'elle sait mieux qu'elle tous les sacrifices que réclame une bonne cause; elle est moins rieuse, moins légère à l'endroit des nouveautés, et nous enlève ainsi la gloire de l'inauguration, qui pour nous équivaut à celle de la découverte.

Nous terminerons ce coup-d'œil rapide sur l'Angleterre, par la citation des personnes notables qui soutiennent l'hôpital homœopathique du docteur Curie.

En première ligne, nous placerons d'abord : le banquier *Leaf,* le duc *de Wellington* et *de Badford,* les comtes *de Vilton,* de *Grosvenor,* le marquis *d'Ailesbury,* etc., etc.

Notre correspondance nous apprend qu'un dispensaire nouveau vient d'être fondé sous le patronage des comtes de *Dembigh,* de *Shrewsbury,* lord *Darre,* sir *Sandford-Graham,* la princesse de *Suntherland,* etc., etc.

Espérons donc qu'en face d'un aussi complet triomphe, nos seigneurs français imiteront bientôt un si bel exemple de philanthropie.

Déjà, nous n'avons pas à nous plaindre, malgré le peu d'enthousiasme des classes élevées de notre société, pour les choses nouvelles; ce calme plat, cette espèce de constance pour les choses établies, et en faveur, témoigne hautement de la conscience, de la gravité avec laquelle on nous juge et de l'importance qu'on attache, de la considération qu'on adresse à tout ce qui a captivé d'abord l'attention, l'estime, et acquis l'affection des familles.

Nous aimons bien mieux avoir à lutter contre d'aussi nobles sentiments, que nous serions heureux d'inspirer un jour avec la même persévérance, plutôt que d'avoir contre nous la calomnie, la dénégation injuste et les procédés, souvent indignes, dont on nous poursuit, et pourtant, il faut le dire, avec trop peu de succès!

Non, nous ne nous plaindrons pas du sort de l'homœopathie, depuis quinze ans qu'elle est venue comme une exilée se réfugier en France, sur son sol hospitalier, ouvert à toutes les infortunes, sous ses lois, protectrices de tous les opprimés!

A peine existions-nous en société médicale, quand HAHNE-MANN, de glorieuse mémoire, vint habiter Paris en 1834, et encourager de sa présence et de ses lumières, l'étude et la pratique de la grande découverte de notre époque!

Aujourd'hui, que trois ans se sont déjà écoulés, depuis que notre illustre maître a reçu l'investiture de l'immortalité, notre nombre à singulièrement grandi partout, et notre école, devenue une armée pleine de foi et d'amour pour son œuvre sainte, combat chaque jour avec ce courage et ce mérite qui donnent seuls la victoire.

Dr F...

NOTICE SUR HAHNEMANN,

FONDATEUR DE LA MÉDECINE HOMŒOPATHIQUE.

Oui, Dieu projette çà et là dans l'immensité des temps, des génies inspirés,
rares flambeaux dans la nuit des orages,
qui doivent nous guider dans le chaos
et nous ramener au vrai, dont l'ignorance tend trop souvent à nous éloigner.

SAMUEL-CHRISTIAN HAHNEMANN, naquit à Meissen,
petite ville de la Saxe, le 10 avril 1755, de parents sans
fortune, qui lui inculquèrent de bonne heure l'amour de Dieu
et l'horreur du mensonge; il se distingua, dès son enfance, par
une grande aptitude au travail, et par l'esprit solide et judicieux
qu'il porta dans ses premières études; il dut à ses succès,
dans les classes élémentaires, d'obtenir gratuitement l'instruction des écoles supérieures, et à l'âge de 14 ans, il remplaçait
déjà le professeur de grec dans ses leçons. En 1775, il se
rendit à l'université de Leipsig pour y suivre les cours de
médecine, et il employa ses loisirs à traduire de l'anglais,
plusieurs ouvrages médicaux. Après deux années de travaux,
il alla à Vienne, afin d'y suivre les hôpitaux, et sut si bien
mériter la confiance et l'amitié du médecin directeur de l'hôpital de *Léopold*, le docteur *de Quarin*, que celui-ci se
faisait souvent remplacer par le jeune Hahnemann auprès de
ses malades.

En 1781, il soutint, avec un succès éclatant, sa thèse pour
le doctorat, à l'université de Heidelberg, et, fier et heureux du
beau titre qu'il venait d'obtenir, il revint en Saxe et se fixa
définitivement à Leipsig, où il se livra principalement à des
études de chimie et de minéralogie. Convaincu qu'il était de

3—*f*

l'imperfection de la médecine ordinaire, dégouté de ses contradictions sans nombre et du vide de ses théories, il renonça presqu'entièrement à la pratique pour se livrer à de nouvelles études.

Il publia un grand nombre de traductions de l'anglais, du français et de l'italien, et beaucoup d'articles de médecine et de chimie dans les journaux scientifiques de l'A'lemagne; ce qui est resté de ses premiers travaux, et ce qui avait contribué déjà à lui faire un nom avant la découverte des faits homœopathiques, ce sont principalement : ses recherches sur l'empoisonnement par l'arsenic, les preuves judiciaires pour le constater, et le mode de préparation du mercure solubre qui a conservé son nom. L'ensemble de ses travaux, dont la direction était tout expérimentale, prouve que dès lors *Hahnemann* n'entrevoyait de salut pour la médecine, que dans un examen plus attentif des faits. Déjà à cette époque on voit naître chez lui cette idée, devenue plus tard si féconde, que la première condition d'un emploi sur des substances médicales, c'est l'étude approfondie de leurs effets vrais sur l'organisation humaine, et que le seul moyen d'observer ces effets d'une manière concluante, c'est de les suivre attentivement chez l'homme sain, et non chez le malade; où mille influences perturbatrices inappréciables contribuent à les dénaturer.

Dans l'année 1790, en traduisant la *Matière médicale de Culen*, Hahnemann fut si mécontent des hypothèses gratuites par lesquelles on tentait d'expliquer la puissance fébrifuge du quinquina, qu'il résolut d'éclaircir enfin cette question en faisant sur lui quelques essais avec cette substance. Ce fut alors qu'il découvrit avec étonnement le premier fait, qui donna naissance plus tard à la doctrine homœopathique. Il observa que le quinquina, par son action propre, produisait chez l'homme sain une fièvre intermittente très-analogue à celle que ce médicament guérit le mieux, et qu'en outre, il faisait naître une foule d'autres symptômes très-variés dont il n'avait jamais été question dans les matières médicales. Frappé de cette observation, Hahnemann se demanda si la propriété fébrifuge du quinquina ne viendrait pas précisément de cette faculté de produire chez l'individu sain une affection toute semblable, et si ce fait, une fois bien avéré, ne se répèterait pas pour d'autres substances capables aussi de dévolopper des maladies. L'expérience seule pouvait en décider; il n'hésita pas à l'interroger, avec un zèle et une patience que la perspective d'un grand but à atteindre pouvait seule soutenir à un si haut degré.

La première chose à faire était évidemment d'étudier avec le plus grand soin sur l'individu sain, les symptômes propres à chaque substance qu'on emploierait plus tard à guérir. Hahnemann commença dans ce but une série d'expériences sur lui-même et sur quelques amis disposés à coopérer à ses travaux. Rien ne lui coûta pour arriver à ses fins : privations de tout genre, régime sévère pendant les essais, souffrances journalières, et souvent très-pénibles, causées par l'ingestion répétée de petites doses de poisons les plus actifs; il se soumit à tout pendant des années entières pour arriver à la connaissance de cette loi qu'il cherchait avec tant d'ardeur. Les découvertes curieuses qui furent la suite de ses travaux opiniâtres, le récompensèrent, il est vrai, richement. Il reconnut, avec évidence, à quel incroyable degré d'imperfection se trouvait encore l'étude des propriétés pathogénétiques des médicaments. Tout était à créer dans cette branche de la science. On ne connaissait des principaux agents médicaux que les symptômes les plus saillants; et sans même s'embarrasser de rechercher si ces effets tumultueux appartenaient réellement à l'action directe de chaque substance, ou s'ils n'étaient pas plutôt causés par une réaction violente de l'organisme , s'efforçant de rejeter au dehors la force ennemie qui l'attaquait, on avait classé les agents thérapeutiques suivant ces symptômes saillants , en vomitifs, purgatifs sudorifiques, diurétiques , etc. Tout ce vain échafaudage s'écroula devant les observations répétées et fidèles d'Hahnemann. Il étudia chaque substance jusque dans les moindres nuances de ses effets, toujours sur l'homme sain , et il vit que ces nuances seules peuvent servir , dans bien des cas , à caractériser l'action des médicaments, dont les symptômes violents se ressemblent presque tous plus ou moins.

Tout en se livrant à ce travail laborieux , qui devait fournir les matériaux d'une matière médicale, Hahnemann, ramené à la pratique par le désir d'explorer la voie nouvelle qui s'ouvrait devant lui , répéta avec d'autres substances le fait si curieux qu'il avait observé dans le mode d'action du quinquina. Il s'assura d'abord que le principe homœopathique se vérifiait également pour les divers médicaments, distingués jusqu'alors par l'épithète *de spécifiques :* que le soufre ne guérissait la gale qu'à cause de la propriété dont il jouit de produire des éruptions cutanées analogues à celles de cette affection contagieuse; que le mercure développait chez une personne saine, des symptômes morbides semblables à ceux qu'il guérit ordinairement, etc.

Ce ne fut d'abord qu'avec la plus grande circonspection qu'Hahnemann tenta sur ses malades l'application du principe nouveau qu'il avait découvert : il essaya de combattre les symptômes des maladies, en leur substituant en quelque sorte l'action de celle des substances déjà éprouvées qui offrait avec eux le plus d'analogie. Le succès couronna ses premières tentatives : il obtint des guérisons tout à la fois plus sûres, plus complètes et plus faciles. L'évidence de mille faits répétés , et dans lesquels le principe se vérifiait toujours, le conduisit enfin à proclamer dans toute sa généralité la loi homœopathique.

Cependant, l'expérience pratique amena bientôt Hahnemann à une découverte nouvelle et très-importante relativement au mode d'action des médicaments. On conçoit que la nature même de la méthode homœopathique, qui entraîne nécessairement une augmentation momentanée des symptômes morbides, devait imposer la plus grande réserve dans la dose du remède à administrer; aussi Hahnemann commença-t-il tout d'abord par réduire de beaucoup les doses usitées dans la médecine ordinaire. Il resta cependant, à son début, bien au-dessous de ces atténuations presque infinitésimales, dont l'action a été, et est encore, l'objet de tant de doutes. Il commença par des fractions de grain, telles à peu près qu'on les emploie pour les remèdes les plus actifs, l'arsenic, la noix vomique, la morphine, etc. Le besoin d'une exactitude rigoureuse dans l'appréciation de quantités aussi exigües, lui suggéra des procédés particuliers pour fractionner les doses; il imagina de mélanger les sucs actifs des plantes, dans les proportions déterminées avec l'alcool, qui leur sert de principe conservateur, ou les substances sèches pulvérisées, avec le sucre de lait en poudre, matière éminemment neutre et propre à servir d'excipient. Ainsi une goutte de suc de plante, mélangée intimement avec 99 gouttes d'alcool, donnait une préparation dont chaque goutte contenait un centième de goutte du médicament. Une de ces gouttes, mélangée de nouveau avec 99 gouttes d'alcool, portait la division jusqu'au dix-millième, et ainsi de suite. Il en était de même des substances en poudre broyées très-intimement avec les mêmes quantités proportionnelles de sucre de lait, en prenant le grain pour unité.

Or, ce mode de préparation conduisit Hahnemann à cette singulière observation, que l'acte de broyer les substances, ou de secouer les liquides qu'il mélangeait, développait, à un haut degré, l'énergie de leurs propriétés pathogénétiques, et ce ne fut que guidé par l'expérience, seul oracle auquel il eût foi, qu'Hahnemann arriva, par des réductions successives, aux doses infinitésimales qu'il prescrit aujourd'hui. Ces doses, infiniment petites, sur lesquelles on a tant plaisanté, parce que la plaisanterie était singulièrement facile, sont donc un résultat de l'expérience prolongée. La réalité de leur action a été reconnue de tous ceux qui ont bien voulu prendre la peine de vérifier le fait, et le nombre en est grand à l'époque actuelle, car il y a des médecins homœopathes dans tous les pays.

Ce fut à Georgenthal, dans un hospice d'aliénés, fondé par le duc de Gotha, qu'Hahnemann obtint les premiers succès qui firent quelque sensation dans le public ; il y guérit, entre autres, un homme de lettres nommé Klockenbring, auquel une épigramme de Kotzebue avait fait perdre la raison. Il pratiqua ensuite à Brunswick, en 1794, et à Kœdigslutter, où ses succès devinrent si décisifs, si brillants, qu'il vit dès-lors commencer contre lui les persécutions dont il a eu à souffrir pendant si longtemps. La jalousie de quelques confrères, peu dignes assurément du nom de médecins, et les intérêts des pharmaciens menacés par le succès de la nouvelle doctrine, s'élevèrent contre l'audacieux réformateur, et lui suscitèrent mille obstacles. Il y avait en effet de quoi faire trembler la pharmacie, dans l'apparition d'une méthode qui s'annonçait comme traitant les malades avec des millièmes de grain de médicaments.

Il est évident qu'Hahnemann, surtout à son début, ne pouvait s'en rapporter qu'à lui-même pour le choix et la préparation des substances qu'il employait ; nécessité qui résulte de la nature même de la médication homœopathique. On en appela contre lui à d'anciens règlements non abrogés qui défendent aux médecins de donner eux-mêmes les médicaments, et qui assuraient aux pharmaciens un monopole exclusif à cet égard. En conséquence, Hahnneman se vit obligé de quitter le pays, ne voulant pas consentir à confier la préparation de ses instruments de guérison aux mains d'adversaires intéressés à traverser ses succès. Il se retira donc d'abord à Hambourg, ensuite à Eislembourg et à Torgau, où il continua ses travaux.

Beaucoup plus désireux de faire tourner au profit de la science et de l'humanité la belle découverte due à sa persévérance, que de la faire servir à ses intérêts pécuniaires, Hahnemann ne songea point à en conserver le secret, ce qui lui eût été très-facile. Dès qu'il se fut assuré de la réalité des faits, il publia ses observations dans plusieurs articles du journal de Hufeland, où il rapporta aussi quelques-unes des guérisons obtenues par la nouvelle méthode. Il ne se laissa pas décourager par les attaques violentes qui surgirent alors de toutes parts contre lui. Assuré désormais de la bonté de sa cause, il répondit à ses adversaires avec cette chaleur qui est l'effet d'une conviction profonde, et cette indignation de l'homme d'honneur qui repousse des imputations calomnieuses. Ce fut sans doute un malheur pour l'homœopathie elle-même, que le ton d'extrême acrimonie qui a régné pendant si longtemps dans la polémique d'Hahnemann et de ses adversaires; mais on ne saurait, certes, en faire un reproche au premier. Il a dû proportionner la vigueur de la défense à la violence de l'attaque.

Dans l'année 1800, une épidémie meurtrière de scarlatine, qui ravagea une partie de l'Allemagne, devint pour Hahnemann l'occasion d'une nouvelle découverte aussi curieuse qu'importante. Appliquant au traitement de cette maladie le principe homœopathique, il trouva d'abord dans la belladonne un remède spécifique pour la combattre. La belladonne en effet, dans son action puissante sur l'organisme, produit des éruptions de plaques d'un rouge foncé, accompagnées des principaux symptômes morbides qui caractérisent la scarlatine. Mais

après avoir trouvé le remède efficace, Hahnemann se demanda
si cette même analogie d'action ne le rendait point propre à
préserver aussi de la contagion, par une influence semblable
à celle de la vaccine à l'égal de la petite vérole. Le parallèle,
en effet, s'offrait tout naturellement à l'esprit. Aucun fait
homœopathique n'est plus singulier, plus surprenant, moins
explicable, que l'action préservative, prolongée pendant toute
la vie d'un homme, d'une quantité inappréciable en poids de
virus-vaccin; et pourtant ce fait, si fort contesté dans l'origine,
est maintenant reconnu comme indubitable. Hahnemann en-
trevit, dans ce fait isolé, une loi générale qu'il était réservé à
l'homœopathie de proclamer comme telle. Comment le virus-
vaccin met-il l'organisme à l'abri de la contagion de la petite
vérole, si ce n'est en y substituant d'avance une action très-
analogue, et propre, par cela même, à exclure toute influence
de même nature? Or, pourquoi le médicament homœopathique et spécifique d'une maladie contagieuse, s'il était pris
à l'avance, ne préserverait-il pas de cette même maladie par
un procédé tout semblable? Hahnemann essaya donc de faire
prendre à un grand nombre d'enfants de très-petites doses
de belladonne, qu'il répétait tous les six ou sept jours pour
les préserver de la scarlatine. L'expérience vérifia complètement ses conjectures, et la vertu préservative de cette substance contre la fièvre rouge, niée d'abord et rejetée comme
une vaine hypothèse, a été constatée dès-lors, dans des
milliers de cas, par des médecins de toutes les opinions et de
tous les pays.
Hahnemann a encore trouvé d'autres préservatifs très-
importants : la *camomille*, prévient les accidents qui suivent
une violente colère, l'*aconit* ceux qui pourraient résulter de
la peur, la *pulsatille* préserve de la rougeole, le *cuivre* et
l'*ellébore blanc*, du choléra, etc. Bien entendu que ces
remèdes doivent toujours être administrés aux doses homœo-

pathiques, préparés comme Hahnemann l'indique : le régime
est aussi indispensable pendant qu'on en fait usage.

Cependant, des observations répétées et l'exercice pratique du nouveau principe médical pendant plusieurs années,
avait produit une masse de faits suffisants pour permettre
de s'élever à une théorie plus complète. Hahnemann y travailla
pendant quatre années, et en 1810 il fit paraître son *Organon de
l'art de guérir*, où la doctrine homœopathique se trouve exposée avec détail. Cet ouvrage, marqué au sceau du génie, qui
a été depuis revu plusieurs fois et fort augmenté, en est
maintenant à sa cinquième édition; il a été traduit en plusieurs
langues.

Hahnemann revint à Leipsig en 1811, dans le but d'y pratiquer et d'y enseigner l'homœopathie. L'influence que ses doctrines commencèrent dès-lors à exercer, réveilla de nouveau
contre lui la jalousie et la haine. Les calomnies les plus contradictoires furent répandues sur son compte. On l'accusait
tantôt de ne donner à ses malades que des substances complètement inertes, en laissant croire qu'elles étaient douées de
toutes sortes de vertus; tantôt de mettre dans tous ses remèdes
de l'arsenic et d'autres poisons très-violents. On lui reprochait
du charlatanisme, tandis qu'il avait loyalement exposé au
public les fruits de ses pénibles recherches, et rendu compte
d'une manière toute scientifique de sa méthode et de ses procédés. Mais, en dépit de l'opposition la plus violente, ses
enseignements trouvaient des disciples, et les malades affluaient
autour de lui. Chose très-remarquable, c'est en guérissant
plusieurs médecins des maladies contre lesquelles les méthodes
anciennes les avaient laissés sans secours, qu'il se fit les
disciples les plus chauds et les plus éclairés. Ce fut ainsi qu'il
sauva d'une maladie de poitrine le docteur Necher, médecin
distingué, qui, plus tard, porta et répandit à Naples la doctrine
homœopathique. Il rétablit aussi les docteurs Aegidi et Petersen.

En 1812, aidé de quelques amis et de plusieurs de ses disciples les plus zélés, Hahnemann commença la publication de sa matière médicale pure, dont six volumes ont paru depuis, successivement, et ont déjà reçu les honneurs d'une deuxième édition. Cet important ouvrage forme maintenant le riche arsenal où les homœopathes vont chercher des armes contre toutes les maladies connues. Près de quatre-vingt mille observations de symptômes variés à l'infini laissent bien rarement le médecin homœopathe dans l'embarras, lorsqu'il s'agit de trouver les analogues d'une affection quelconque. Cette richesse cependant s'accroît chaque jour, et il serait difficile d'assigner, sous ce rapport, des limites aux développements futurs de l'homœopathie.

Cependant, jusque vers l'année 1816, la méthode homœophathique n'avait obtenu de succès bien décidés que dans son application aux maladies aiguës. La classe des affections chroniques, si nombreuse et si rebelle aux traitements ordinaires, avait présenté à l'homœopathie même des difficultés inattendues. Convaincu par sa longue expérience de la généralité du principe de sa doctrine, Hahnemann vit dans ces obstacles mêmes l'indice d'un problème non résolu encore sur la nature des maladies chroniques. Il appliqua à la recherche de ce problème tout son talent d'observation et son infatigable ardeur de travail, et c'est ainsi qu'il fut amené, après plusieurs années, à établir le principe de la nature miasmatique des affections chroniques, et à découvrir les substances propres à les combattre efficacement.

Ce ne fut qu'après douze années d'expériences et d'observations, qu'Hahnemann publia les fruits de ses nouvelles et précieuses recherches, dans son ouvrage sur les maladies chroniques, imprimé en 1828 (1).

(1) Les maladies chroniques, leur nature propre et leur traitement homœopathique, par *Samuel Hahnemann*, traduction française par le docteur *Jourdan*, de l'Académie de Médecine, 1842, 3 vol in-8°, dernière édition.

En 1820, de nouvelles persécutions, suscitées principalement par les pharmaciens de Leipsig, forcèrent encore Hahnemann à quitter cette ville. Mais cette fois, le duc régnant d'Anhalt-Kœthen, FERDINAND, offrit à l'illustre proscrit un asile assuré dans sa résidence, et l'accueillit avec la plus grande distinction, il a séjourné quatorze ans à *Kœthen*, où il s'est voué entièrement à la pratique étendue que sa célébrité lui procurait, et à l'achèvement de ses immenses travaux. Pendant tout ce temps, cette ville fût le rendez-vous de tous les malades qui, n'ayant trouvé aucun secours dans la médecine ordinaire, et ne connaissant point à proximité de disciples d'*Hahnemann*, n'hésitaient pas à franchir l'espace qui les séparait du vénérable père de l'*homœopathie*.

Depuis 1834, Paris a eu le bonheur de posséder ce génie de l'Allemagne; mais ce n'est pas pour se reposer de ses fatigues qu'*Hahnemann* avait choisi la France pour sa seconde patrie, il était sûr que sa présence parmi nous accélèrerait la propagation de sa doctrine dans l'univers, et il s'était décidé à nous consacrer les dernières années de sa belle carrière médicale. Quoique écrivant toujours beaucoup, il avait pourtant une clientelle qui l'occupait douze heures par jour. Cette vie si pleine faisait son bonheur; même dans ses dernières années, où son grand âge aurait dû lui rendre le repos nécessaire, il ne restait jamais inoccupé. Il aimait beaucoup tous les arts, mais surtout la musique. Son caractère doux et aimant captivait tous ceux qui l'approchaient; on eût difficilement deviné, sous les aimables dehors de cette douceur enfantine, ce génie infatigable et persévérant qui a apporté de si grandes innovations dans les sciences médicales.

La mort nous l'a enlevé, le 3 avril 1843, au moment où il songeait encore à 89 ans, à revoir les ouvrages précieux qu'il nous a légués comme les codes sévères et véridiques de son immortelle réforme. Cette tâche glorieuse appartient maintenant à son école; oui, c'est à nous ses disciples, à ceux surtout qui ont été assez heureux pour le connaître et pour recevoir quelques étincelles du feu sacré qui l'animait; c'est à nous, disséminés aujourd'hui sur tout le globe, qu'est réservée la noble mission de continuer ses œuvres, et surtout de propager et de faire bénir son nom!

Longtemps persécuté, quoique toujours modeste, mais entraîné par la pente de sa nature à vulgariser les principes de sa médecine qu'il voulait imposer aux savants, il a dû lutter un demi-siècle avant d'être agréé et honoré des suffrages des corps académiques, toujours si peu empressés à reconnaître les innovations... Luttons donc comme lui, armés du courage que donnent la conviction et la science; prenons en pitié les hommes et leurs injustices, et disons-nous bien : qu'un éclair de bonheur cicatrise bien des blessures; que rien ne peut suspendre le cours d'une découverte; que les persécutions les plus injustes ne font que hâter l'heure de la délivrance; qu'il n'y a pas de plus glorieuse cause enfin que celle de la vérité, pour laquelle arrive toujours l'heure du triomphe et de la gloire!

Oui!, l'heure de la réhabilitation arrivera pour Hahnemann, comme elle est venue pour tous les génies qui ont passé successivement au milieu de nous, et son auréole brillera du même éclat que celle des *Galilée*, des *Newton*, des *Jenner*, des *Parmentier*, et de tant d'autres, morts à la peine et au service de l'humanité...

D'ici là, paix et respect à sa mémoire, et qu'en face de sa tombe, la haine et l'incrédulité s'inclinent et se taisent jusqu'au jour du jugement que portera bientôt sur ses œuvres notre siècle!

D' F. P.

DU COMTE SÉBASTIEN DES GUIDI,

Introducteur de l'homœopathie en France..

Le docteur comte Sébastien DES GUIDI est né le 5 août 1769, au château de Guardia, à Caserte, près Naples. Sa famille était originaire de Florence, où elle s'était établie en venant de Saxe à la suite de l'empereur Othon (1).

La généalogie de cette noble famille qui compte plus de dix siècles d'existence, est consignée dans une notice fort détaillée dans le livre d'or de la noblesse.

A neuf ans, il fut envoyé à Naples par son père, pour y commencer ses études qui furent dirigées par ses deux frères aînés, Jérôme et Philippe, l'un et l'autre très-distingués dans les lettres et les sciences.

La littérature ancienne et moderne, les mathématiques, la physique, la chimie, la médecine et le droit, furent successivement étudiés par lui avec un égal succès.

En 1799, les événements politiques, dont sa patrie fut le théâtre, l'obligèrent à venir chercher un refuge en France, où, peu de temps après il fut nommé au concours, professeur de mathématiques à l'école centrale de l'Ardèche.

En 1802, il fut naturalisé français pour avoir apporté en France des talents utiles. Peu de temps après, il fut appelé au Lycée de Lyon, où il enseigna les mathématiques et la physique.

C'est dans cette ville et à cette époque qu'il épousa M⁽ᵐᵉ⁾ Lucrèce Schion, d'une ancienne et riche famille du Dauphiné; cette dame, d'un mérite tout-à-fait supérieur, est aussi remarquable par sa bonté que par son esprit.

(1) Nous devons ces lignes véridiques à un honorable magistrat de Lyon, M. Arguillère, ami depuis quarante ans du docteur à qui nous offrons ici nos sincères remerciements, pour l'extrême obligeance qu'il a mise à nous rendre ce service.

En 1810, il fut reçu docteur ès-sciences, et appelé à la Faculté de Marseille, où il enseigna les mathématiques spéciales.

En 1813, les services qu'il avait rendus à l'instruction publique, le firent nommer inspecteur de l'Académie de Grenoble, et en 1819, les nombreux amis qu'il avait laissés à Lyon, eurent le plaisir de le voir revenir dans cette ville avec le titre d'inspecteur de l'Académie de Lyon.

Sébastien des Guidi, en professant les sciences exactes, n'avait cependant pas négligé les sciences naturelles, et la médecine avait été pour lui l'objet d'une affection particulière. Dans ses loisirs, il avait étudié l'anatomie comparée sous le célèbre professeur Brédin, et il avait eu successivement pour maîtres et pour amis, les plus illustres médecins de Paris et de Montpellier. Le savant Fodéré de Strasbourg lui accordait une grande estime, et ce fut dans la faculté de cette ville qu'il fut reçu docteur en médecine, en 1818.

Dix années plus tard, des affaires de famille l'ayant appelé à Naples, il conduisit Mme des Guidi qui, depuis longtemps, était atteinte d'une douloureuse maladie contre laquelle les soins les plus éclairés n'avaient eu aucun succès. On espérait que le voyage adoucirait ses souffrances. Arrivée à Naples, on lui prescrivit les eaux de Pouzzol; mais loin de s'amender, la maladie fit des progrès si effrayants que la médecine n'avait plus d'espoir. Réduit à une cruelle extrémité, le docteur des Guidi, qui avait entendu parler d'homœopathie, alla réclamer les soins du célèbre docteur *Romani* qui pratiquait cette nouvelle doctrine, et peu de temps après, ce savant médecin avait complètement rétabli la santé de la malade.

Cette cure miraculeuse produisit un si grand effet sur le docteur des Guidi, qu'elle le détermina à étudier la méthode de Hahnemann. Il se mit aussitôt en rapport avec les hommes qui la pratiquaient, et suivit assidument la clinique homœo-

pathique, établie, en 1829, à l'hôpital militaire de la Trinité à
Naples. Les docteurs Romani et de Horatiis dirigeaient cette
clinique dont les résultats furent si satisfaisants, qu'ils établi-
rent d'une manière incontestable, la supériorité de la nouvelle
doctrine sur l'ancienne.

En 1830, il revint en France et se fixa de nouveau à Lyon,
où il mit en pratique la réforme de Hahnemann, dont il voulut
enrichir sa patrie adoptive.

La première personne qu'il traita homœopathiquement fut
une dame qui appartenait à l'une des principales familles de
la ville. Cette dame, atteinte d'une maladie contre laquelle
tous les efforts de l'*allopathie* avaient échoué, se trouvait
dans un danger si imminent que les premiers docteurs de
Lyon avaient déclaré qu'il était impossible de la sauver,
cependant après un traitement homœopathique dont la durée
ne fut pas longue, cette dame reprit une santé parfaite.

A la même époque, un négociant distingué, malade depuis
un grand nombre d'années, et qui avait vainement suivi les
conseils des meilleurs médecins, fut également guéri par le
docteur des Guidi.

Un jeune enfant d'un an appartenant aussi à une grande
famille était tombé subitement malade et n'avait pu être
guéri par l'ancienne méthode. Lorsque cet enfant fut presque
mort, sa mère désolée réclama les soins du nouveau docteur
et peu de jours après, son enfant était bien portant.

Enfin deux dames de la même famille, l'une habitant Lyon
et l'autre Genève, atteintes toutes deux d'aliénation mentale
furent également guéries.

Des cures aussi étonnantes obtenues par l'homœopathie,
devaient nécessairement appeler sur l'homœopathe l'attention
générale, et bientôt son cabinet ne put contenir la foule des
malades, qui devint telle, que le vaste escalier du collége qui
conduisait à son appartement était encombré chaque jour.

Presque tous les malades qui se présentaient étaient atteints de maladies réputées incurables, et cependant presque tous trouvèrent dans l'homœopathie la guérison ou l'adoucissement de leurs maux. Jamais un aussi grand succès n'avait couronné un aussi beau début.

Les cures faites à Genève déterminèrent la conversion à l'homœopathie de plusieurs savants médecins genevois et celles faites à Lyon attirèrent l'attention de plusieurs praticiens distingués qui, désirant savoir par quels moyens tant de guérisons étaient obtenues, s'adressèrent au docteur des Guidi.

Alors, cet homme de bien dont le désintéressement était grand, et qui faisait de l'exercice de la médecine un acte de pure bienfaisance, ouvrit son cabinet à tous les médecins qui se présentèrent; parmi eux, nous citerons les docteurs Jouve, Rapou, Dessaix, Gueyrard, Gastier, Dutesch, Chazal et Perrussel, tous anciens praticiens déjà, excepté le dernier qui sortait à peine des écoles, et que son dévouement au choléra de Marseille, venait de faire honorablement connaître; il mit à leurs dispositions sa science, ses livres, ses remèdes et ses malades. Dès ce moment sa maison devint le centre d'une réunion de médecins et d'autres hommes instruits qui prit le titre de société homœopathique Lyonnaise. Cette petite société dont le succès allait croissant et dont l'influence se répandit bientôt au dehors, donna naissance à la grande société homœopathique gallicane qui se réunit pour la première fois, à Lyon, en septembre 1833, sous sa présidence.

Cette première assemblée qui comptait plus de soixante sociétaires, tant nationaux qu'étrangers fut extrêmement remarquable par les vastes et profondes connaissances qui y furent développées. La session dura trois jours, et avant de se séparer, la société couronna dignement ses travaux en émettant le vœu qu'une médaille fut frappée pour perpétuer

le souvenir de l'homme de génie, qui, le premier, avait introduit l'homœopathie en France. C'est ainsi qu'en 1800 dans la
séance du 16 octobre, la classe des sciences physiques et mathématiques décerna au célèbre A. Volta, une médaille d'or
sur la proposition du premier consul.

Les malades guéris par le docteur se chargèrent de réaliser
ce vœu, et peu de temps après, trois cents souscripteurs
faisaient frapper une grande médaille en or à l'effigie de leur
bienfaiteur, et portant la légende caractéristique suivante :
Mirè sanati gratitudinis memores. Cette médaille fut offerte
au docteur des Guidi, et chaque souscripteur en con-
serva pour mémoire une semblable en bronze. Beaucoup
d'autres furent distribuées à des sociétés savantes, aux
autorités et aux admirateurs de la nouvelle doctrine et de son
propagateur.

Indépendamment de ses nombreux travaux, le docteur des
Guidi a publié plusieurs ouvrages sur l'homœopathie. Sa lettre
aux médecins français qui a eu un si prodigieux succès et
qui a été traduite dans toutes les langues de l'Europe, a
déterminé beaucoup de conversions à l'homœopathie, et sa
réponse au rapport de l'académie de médecine de Paris, a
noblement défendu l'homœopathie contre les attaques auxquelles elle est exposée (1).

Enfin accablé par un travail de correspondance et de con-
sultation auquel il ne pouvait plus suffire, le docteur des Guidi
demanda la permission de se retirer de l'Université ; mais le
gouvernement ne voulant pas se priver de ses avis et de ses
conseils, le nomma inspecteur honoraire de l'Académie, et
ensuite pour récompenser les services multipliés qu'il avait

---

(1) Il est encore l'auteur de plusieurs ouvrages sur le traitement homœopathique
de quelques maladies que l'allopathie ne guérit pas : et il a entretenu avec Hahnemann,
qui lui accordait la plus grande estime, une correspondance qui lui fait le plus
grand honneur.

rendus à l'humanité, le roi lui envoya l'étoile de la Légion-d'Honneur. Officier de l'Université de France, il remplit encore les fonctions gratuites de membre du conseil de l'Académie de Lyon.

Enumérer les cures nombreuses de cet habile médecin ne serait pas possible. D'ailleurs, ce n'est peut-être pas dans la guérison d'une foule de malades, que se trouve son principal mérite. Apôtre de l'humanité, il a considéré l'exercice de la médecine comme un sacerdoce. Il n'en a pas voulu faire une spéculation pécuniaire. Il a constamment fait preuve du plus beau désintéressement. Aucun sacrifice n'a été épargné par lui pour la propagation d'une science qu'il considère comme éminemment utile à l'humanité.

Homme d'une conviction profonde et sincère, il ne s'est jamais laissé abattre par les tribulations et les calomnies que de petites passions ont déchaînées contre lui. Homme supérieur, il a fait la part des misères humaines et ne s'en est point effrayé. Faisant du bien même à ses ennemis, il a constamment et sans jamais s'arrêter, marché vers le but qu'il s'est proposé : propager la science et adoucir les maux de l'humanité.

ODE SAFFIQUE.

Composée par le docteur ROMANI, *médecin homœopathe de Naples.*

ADRESSÉE AU COMTE S. DES GUIDI.

Tua cara immago, che nel fido petto
Dolce amistade mi scolpi, mirai
Battuta in auro, o fratel mio diletto
    E la baciai!

E salve dissi di Lione a 'saggi,
Che tua pietate et det tuo ingegno il chiaro
Valor di un serto, che non pate oltraggi
    Incoronaro.

Salve a te dissi ancor, salve mio Guidi,
Che della nuova scienza i semi puri
Recasti a' Franchi da' sebezi lidi
    Con fausti auguri;

Salve tre volte al massimo Anemanno
Che di Epidauro et Coo vifè le scuole,
All'età nostra e a quelle che verranno.
    Provvido sole.

Di strenuo figlio esulta il padre antico
Al bel trionfo, e laude unisce a laude:
D'inclito amico a' colti allov' l'amico
    Esulta e applaude

Ben io predissi a te l'immortal serto,
Che nelle terra del valor beata
Reddivi, u'degna a generosa merto
    Corona è data.

Deh! perché pari almio guibelo intenso
Che mi lampeggia in viso ed empie il core
L'estro non sento, che incendea l'immenso
    Teban cantore?

Reggeva un Dio chi nella elea patestra,
Spettacol magno a popolo infinito,
Fulmineo piede e inevitabil destra
    Mostrava ardito.

Un Dio reggeva il valoroso auriga,
Quando in Olimpia transvolò 'primiera
Dodici volte l'agil sua quadriga
    L'ardua carriera.

Un Dio più grande più possente e forte
Sorrege il sofo, che el Ver combatte
E degli errori la feral coorte
    Disperde e abbatte.

O da' rei morbi laniata e stanca
Disconsolata umanità languente ,
Sorgi dal letto del dolor , rinfranca
     L'alma dolente.

Stuolo di prodi , cui pietà di fieri
Antichi affanni tuoi distringe e incalza
Per te ad Igea novelli templi alteri
     Pugnando innalza.

E templi an l'Istro e l'Onega et la Neva ;
Templi à il Tamigi maestoso , illustre
Presso il Rodano il suo delubro eleva
     Lione industre

Dissipatrice di caligin tetra
La sacra fiamma arde su l'ara e splende
E i cor temprati a maschie opre penètra
     Move ed accende.

Vive faville del celesto foco
Parigi accoglie ; accoglie Elvezia , e a bella
Gara di onore i forti in ogni loco
     Virtute appella,

D'inestinguibil verità la tromba
Scuote la Europa di dottrine amica ,
E nuove scorte , nuove vie rimbomba ,
     Nuova fatica :

Scuote la terra , ove premier pervenne
L'Italo sommo , il nauta portentoso
E incita il Genio a dispiegar le penne
     A vol famoso.

E il genio è desto , e attende e indaga e trova ,
L'ampio reame della scieza avanza ;
E dall'ardita coronata prova
     Toglie fidanza.

Chironi insigni del sebeto, o eletti
Del Dio di Delo casti sacerdoti
E voi solerti giovani diletti
        A Igea devoti,

Che fate voi, voi che alla empirea sede,
Serao levate e Contugno e Sarcone?
Calpesterete con inguisto piede
        Vostre corone?

Onta e vergogna e irreparabil danno
Fia restar dietro a chi primier si mossse
E degli errori e del funesto inganno
        Il vel rimosse,

Labile è il regno delle stolte fole:
Di cieca sorte e pur caduco il dono
Seguiam Virtude e Verità, che sole
        Eterne sono,

Dr ROMANI.

MÊME ODE,

Traduite de l'Italien,

PAR UNE MALADE DE LYON.

Quand j'aperçus cette image si chère,
Qu'un art savant transmet à l'avenir,
Je la couvris, ô mon bien aimé frère,
        Des larmes du plaisir!

Je rendis grâce à ces sages du Rhône,
Admirateurs de la haute bonté,
Qui sur ton front posèrent la couronne
        De l'immortalité.

8—f

Honneur à toi dont la philantropie,
Sut la première apporter aux Français
Des bords lointains de la belle Italie,
    De merveilleux secrets.

Toi qui rouvris l'école d'Epidaure,
Grand Hahnemann, à toi trois fois honneur !
Sur l'univers tu fis briller l'aurore
    D'une immense lueur.

Fils adoptif de ce vaste génie,
Ton beau triomphe a réjoui son cœur....
Moi, ton ami, j'applaudis à ta vie,
    Heureux de ton bonheur !

Je l'ai prédit : cette terre de France,
Toujours ouverte aux généreux esprits,
Devait payer les efforts, la science
    D'un grand et noble prix.

Si l'amitié qui dicte mon langage,
Du chantre grec, m'inspirait les accens,
Ils rediraient aux enfants d'un autre âge,
    Tes travaux bienfaisants.

Un Dieu guidait l'athlète infatigable,
Quand sous les yeux d'un peuple de héros,
Il terrassait par sa force indomptable,
    Ses illustres rivaux.

Ce même Dieu guidait dans la carrière,
Le conducteur des agiles coursiers,
Qui, franchissant douze fois la barrière,
    Arrivaient les premiers.

Un Dieu plus grand dirige la pensée
Du philosophe en ses nobles combats,
L'erreur funeste est par lui dévoilée,
    Rien n'arrête son bras.

Elance-toi de ton lit de souffrance ,
Humanité, jouet de tant de maux ,
Respire enfin, renais à l'espérance ,
          Voici des jours plus beaux.

Voici venir la troupe valeureuse
De ces mortels, tes hardis défenseurs ,
Ils vont guérir d'une main courageuse,
          Tes anciennes douleurs.

Du Nord au Sud, à la déesse Hygie ,
Ils ont dressé des temples glorieux,
Et dans Lyon, séjour de l'industrie ,
          Leur encens monte aux cieux.

Sur leurs autels brille une pure flamme,
Elle reluit jusqu'aux plus sombres lieux,
Et sa chaleur pénètre, embrase l'âme
          Des hommes généreux.

La vérité de sa voix éternelle ,
Ebranle, émeut nos anciens continents,
Elle présente une route nouvelle
          A leurs doctes enfants.

Sa voix puissante agite aussi le monde
Que découvrit le grand navigateur ;
En tout pays, la semence féconde
          Attend le laboureur.

A cet appel s'éveille le génie,
Il cherche, trouve et rend grâce aux destins :
Car ses travaux adouciront la vie
          Des malheureux humains.

Ses ailes d'or timidement ouvertes,
Prennent bientôt un essor plus hardi ;
D'heureux succès suivent ses découvertes,
          Il se confie en lui.

Naples déjà voit dans sa noble enceinte,
Surgir nombreux les sectateurs zélés
De l'art divin qui fait taire la plainte;
    A leur voix accourez!

Ecoutez tous, vous qui rendrez hommage
Aux noms fameux de vos grands devanciers,
Laisserez-vous se flétrir le feuillage
    De vos propres lauriers!

Honte à jamais à qui reste en arrière,
A qui résiste à l'appel de l'honneur,
A qui fermant les yeux à la lumière,
    Se plaît dans son erreur!

Le faux savoir fut toujours peu durable,
Les dons du sort ont sa fragilité;
La vérité seule est impérissable,
    Suivons la vérité!

                             ***.

Nous, l'ami et l'heureux disciple de cet homme de science et de bien, que pouvons-nous ajouter à ces lignes dictées par des cœurs pleins d'admiration et de reconnaissance... Notre témoignage n'élèverait jamais à leur hauteur, le talent et les vertus de ce digne maître; nous dirons seulement que la justice des contemporains à son égard et la gloire que lui réserve la postérité, resteront toujours au-dessous des hommages que notre cœur adresse à la noblesse de son caractère, à l'élévation de son âme, comme à la supériorité de ses mérites.

                                    Dr F. P.

INTRODUCTION ET PROPAGANDE

DE L'HOMŒOPATHIE

Dans l'Ouest de la France.

Après être passée de l'humorisme outré de *Galien*, de sa doctrine des quatre éléments, à l'alchimie de *Paracelse*, aux archées du disciple d'*Arnaud-de-Villeneuve*, VANHELMONT ; après avoir rejeté et admis tour-à-tour la découverte d'*Harvey* ; avoir accepté le principe de vie de *Stahl*, puis les doctrines chimiques de *Haller* et de son maître *Boërhaave,* le solidisme, je dirai presque le matérialisme de *Cullen* et de *Brhown* ; après en être revenue enfin avec *Barthèz*, au principe vital reconnu déjà par *Hippocrate, Platon, Stahl, Bordeu*, etc. ; à la fin du XVIIIe siècle, la doctrine médicale était devenue un épouvantable chaos.

C'est en vain, dit le docteur Teste, que quelques *Nosologistes* infatigables, à la tête desquels il faut placer *Sauvages* et *Pinel*, eurent l'héroïque courage de fouiller ces décombres, de les remuer, de les coordonner, de les mettre en œuvre pour en reconstruire un nouvel édifice. A peine était-il debout, que voici venir un homme au regard d'aigle, à la parole retentissante ; de son souffle puissant, il fait crouler en un clin d'œil tout cet échafaudage dont, en moins de vingt ans, il ne reste plus vestige : et cet homme, BROUSSAIS ! après avoir fait table rase, passe à son tour, ne laissant après lui... que son mom !

Et BROUSSAIS n'avait pas eu trop de peine à tout détruire, car l'erreur ne saurait résister à l'homme de génie qui cherche la vérité.

Et qu'importent, en effet, au monde les classifications des nosologistes ; il n'y a qu'une santé, donc il n'y a qu'une maladie ;

9—f

et l'humanité qui souffre depuis tant de siècles, ne demande pas un nom, mais un remède à ses douleurs.

BROUSSAIS avait tout détruit, parce que l'heure de l'erreur avait sonné, et qu'il était temps que la vérité se fît jour enfin.

Et voilà pourquoi, après Broussais, il ne pouvait plus y avoir de chef d'école médicale, tant qu'on suivrait les mêmes errements.

Et voilà pourquoi, les hommes les plus remarquables dans la science, les *Bouillaud*, les *Chomel*, les *Andral*, et autres, peuvent avoir des élèves, mais ne peuvent plus avoir de disciples.

Mais, en même temps que les derniers coups étaient portés à l'ancienne doctrine médicale par BROUSSAIS, il surgissait en Allemagne un nouveau système, destiné à prendre la place de celui qui s'anéantissait de jour en jour.

Comme *Barthèz*, HAHNEMANN avait pris pour base ce principe: « Qu'il est dans les phénomènes de la nature orga-
» nisée, une cause inconnue qui y préside, *et qui n'a rien de*
» *commun avec la matière.* » Comme Barthèz, il avait nommé cette cause, *principe vital*, *force vitale*. L'exercice de cette force en mode composé, (*harmonique*), il avait dit, c'est la santé : son *désaccord*, la maladie.

« Les conquêtes de l'empirisme, sont les seuls progrès in-
» contestables, qu'ait fait la médecine depuis deux mille ans. »
a dit un auteur.

Eh bien! ce sont les conquêtes de l'empirisme, qui ont fait trouver à HAHNEMANN, son admirable LOI des SEM-BLABLES. C'est l'action étudiée, du quinquina, du mercure, du virus vaccin, sur la force vitale, en état d'harmonie, c'est-à-dire sur l'homme sain, qui a conduit Hahnemann à la découverte de l'HOMOEOPATHIE.

Cette découverte, je l'ai dit, coïncide d'une manière remarquable avec la destruction des doctrines admises jusques-là. (La fin du XVIII° siècle). Ce n'est cependant que bien plus tard, qu'elle a été connue en France.

Ce fut M. le comte des Guidi, qui en 1830, eut l'honneur de cette importation et des premiers succès. Depuis cette époque, et surtout depuis que le docteur Hahnemann se fut fixé à Paris, les progrès de sa doctrine devinrent de jour en jour plus rapides.

Bientôt, place lui fut acquise, si non dans l'enseignement officiel, du moins dans l'enseignement public. Les discours de M. le docteur d'Amador, dans son cours de pathologie générale et de thérapeutique générale, à la faculté de Montpellier; les leçons de M. le docteur Léon Simon, à l'Athénée d'abord, puis à la Sorbonne, ont eu un bien légitime retentissement.

Les contrées du Midi et de l'Est de la France, avaient été particulièrement favorisées depuis dix ans; déjà elles jouissaient des avantages, des bienfaits de la nouvelle doctrine, qui y était préconisée par des médecins habiles, sortis des rangs de la vieille école, alors qu'en 1840, c'est à peine si l'on en avait entendu prononcer le nom dans nos départements de l'Ouest; encore, presque toujours avait-il été accompagné de ces épigrammes, avec lesquelles, grands enfants que nous sommes, nous prétendons nous venger de tout ce que notre intelligence ne peut comprendre au premier mot.

Ce fut à cette époque que M. le docteur Perrussel, vint se fixer à Nantes.

Le projet de naturaliser le nouveau système médical dans une ville dont le positivisme est bien connu, n'était certes pas sans difficulté. Le docteur Perrussel comprit dès l'abord, tous les obstacles qu'il aurait à surmonter, tous les préjugés qu'il aurait à vaincre, et se mit résolument à l'œuvre. Etranger à la ville, à la contrée; sectaire d'un hardi novateur, ne devant compter sur aucune protection, sur aucune affection, puisqu'il n'était connu d'aucun, il ne voulut en appeler qu'à son zèle et à la science.

De l'autorité, il s'en passerait; des amis, il saurait s'en faire.

Il n'a pas eu besoin de l'une; les autres ne lui ont pas manqué.

Ardent, infatigable, écrivant et s'exprimant avec une rare facilité, le docteur Perrussel n'en était pas à son début lorsqu'il vint à Nantes. Déjà à Lyon, la société homœopathique de cette ville, l'avait choisi à vingt-six ans, en 1834, pour son secrétaire particulier, lorsque feu le savant et bon docteur Dessaix, en était le secrétaire-général.

Marseille lui avait décerné une médaille d'honneur, en reconnaissance de ses services pendant le choléra de 1835. — Et dès la même époque, il commençait une série d'écrits par la publication d'un opuscule, sur cette campagne glorieuse pour l'homœopathie, sur les effets des petites doses et les heureux résultats obtenus en cette occasion. En 1837, un nouvel ouvrage sortit de sa plume; les *Lettres sur l'homœopathie* parurent, pendant qu'il installait les nouvelles doctrines dans les départements de la Loire et de la Côte-d'Or.

Ses premiers succès, ses travaux sérieux, l'étude qu'il dut faire de la langue allemande et anglaise, son dévouement, lui valurent l'amitié paternelle du vénérable Maître dont il conserve des gages flatteurs. C'est avec de pareils antécédents, soutenu par l'affection toute particulière de Hahnemann, par celle non moins vive que lui portait M. le comte des Guidi, dont j'ai déjà parlé; c'est honoré aussi des sympathies des docteurs Gastier, Dessaix, Croserio, Molin, Jahr,...... que le docteur Perrussel se présentait à Nantes.

Son premier soin fut de créer un *dispensaire* pour les pauvres, c'était juste. Dans un cœur comme le sien, les questions d'humanité devaient avoir le premier pas. Ce dispensaire fut tellement suivi, qu'il fallut, pendant près de *trois ans*, lui consacrer jusqu'à trois jours par semaine. Mille à douze cents

pauvres y furent traités, et avec un succès, présage heureux
de tous ceux obtenus depuis lors, par la doctrine dans nos
contrées.

De remarquables résultats pouvaient bien satisfaire la juste
ambition de ce Propagateur, mais non contenter son âme;
il ne pouvait lui suffire d'opérer le bien à l'aide d'une
doctrine; il fallait encore que cette doctrine fût reconnue,
appréciée, et dès-lors pratiquée autour de lui. Bientôt il eut
le bonheur de voir quelques médecins répondre à son appel,
et venir partager sa tâche. Je citerai MM. les docteurs
Gardey, Destez, Bénier de Lambaie et Richard qui furent les
premiers à adopter le nouveau système.

Quant au docteur lui-même, continuant ses travaux d'écrivain et de penseur, en 1843, il publiait un nouvel ouvrage,
Critique de l'allopathie et de l'homœopathie; et je ne dois
pas oublier que cette publication fut encore le moyen d'une
bonne œuvre, puisque la brochure fut livrée au profit des
victimes du tremblement de terre de la Guadeloupe.

En 1845, un journal, l'*Observateur homœopathe de la Loire-
Inférieure*, vint continuer la propagation de la science.

A cette même époque, le docteur Perrussel adressa à l'administration des hospices et à l'administration supérieure, un
Mémoire, dans lequel, après avoir exposé les incontestables
succès obtenus par l'homœopathie, les avantages qui devaient
en résulter pour les classes pauvres, l'immense économie de
temps et de frais qu'elle pouvait réaliser dans le traitement
des maladies, il demandait qu'une salle de *douze* lits fût con-
sacrée, non pas à des expériences, il n'en est point à faire, et
ce n'est pas nous qui demanderions jamais que les hôpitaux
en fussent le théâtre, mais à des observations comparatives,
ayant pour sujet, le nombre des guérisons, les délais nécessaires à les obtenir, la durée des convalescences, enfin les
frais de traitement. Et qui ne comprend de quel intérêt il serait

10—*f*

pour l'humanité souffrante, de voir diminuer le temps de séjour à l'hospice, quand tant de pauvres attendent leur tour pour y entrer; de voir diminuer les frais, afin qu'avec les mêmes ressources, un plus grand nombre d'infortunes puissent être secourues.

Ce Mémoire ne fut pas pris en considération!...

Cependant l'œuvre de propagande avançait à grand pas; l'homœopathie était adoptée par toutes les classes. Les pauvres affluaient chez le digne élève de Hahnemann, qui était venu leur en apporter les bienfaits; les classes riches lui accordaient de jour en jour une préférence plus marquée; ses écrits portaient la conviction dans tous les esprits, la théorie y était développée d'une façon tellement lucide, tellement précise de logique; et n'était-elle point d'ailleurs appuyée sur les preuves les plus solides, sur des faits.

Aussi bientôt, ce ne fut plus à Nantes seulement, mais dans toutes les villes voisines, que la doctrine de Hahnemann fit des prosélytes.

Inaccessible à toutes vues d'intérêt personnel, n'ayant à cœur que le triomphe de la vérité, le docteur Perrussel avait, je l'ai dit déjà, appelé ses collègues à la nouvelle doctrine médicale; il leur avait ouvert son cabinet, les avait initiés à ses études, leur avait dit son expérience, et plusieurs en avaient profité.

En 1846, le succès de l'homœopathie était tel, que de quarante à cinquante lieues les malades venaient en réclamer les secours.

Sous cette influence, les villes considérables de l'ouest se sont ouvertes à l'homœopathie. A Niort, les docteurs Ginestet et Vernhes, voient chaque jour s'accroître leur clientèle, et comme hommage rendu à leurs succès, aussi bien qu'à leur mérite, une société de secours mutuels qui se compose de plus de huit cents chefs de famille, vient de les choisir, tous deux, pour ses médecins ordinaires.

A Nantes, des docteurs honorablement connus, en outre de ceux que j'ai nommés déjà, se préparent à quitter des positions acquises, pour obéir à de nouvelles et intimes convictions; je pourrais en citer plusieurs, entr'autres, le docteur Libaudière qui jouit, comme anatomiste, d'une réputation méritée.

A Fontenay, le docteur Chaigneau qui, depuis trois mois, s'initie à Nantes, à la réforme, promet à l'homœopathie un nouvel adepte d'intelligence et de cœur.

Enfin, à Bourbon-Vendée, où déjà les succès obtenus par le docteur Perrussel, lui avaient créé une nombreuse clientelle, un de ses élèves qu'il a soulagé d'abord d'une affection au cœur, dont il souffrait depuis vingt ans, cherche, aidé de ses conseils, à marcher sur ses traces.

Croyant n'avoir rien fait, tant qu'il reste quelque chose à faire, le docteur Perrussel poursuit le cours de ses travaux ; un nouvel ouvrage pratique et surtout philosophique, vient de donner encore une preuve des études approfondies auxquelles il ne cesse de se livrer ; *La Vérité en Médecine* est une œuvre de propagande dont les fruits se montrent déjà. Les plus flatteurs témoignages de sympathie ont dû prouver à son auteur que sa pensée a été comprise, ses nobles vues appréciées.

La dernière livraison de *La Vérité en Médecine* n'avait pas encore paru, que ce docteur annonçait, pour 1848, un traité sur la *théorie et le traitement homœopathique des maladies chroniques.*

Tant de persévérance, tant de veilles, tant de soins, rendent bien compte du progrès croissant, chaque jour, de la doctrine de HAHNEMANN, dans nos contrées; grâce aux efforts, grâce au courage de son disciple, et surtout aux travaux des nouveaux confrères, l'Ouest ne restera donc pas en arrière dans le grand mouvement qui entraîne le monde vers la lumière.

En décrivant les phases de l'introduction et des progrès de l'homœopathie dans l'Ouest, je n'ai eu, mon bon docteur, qu'à faire l'historique de votre œuvre. J'ai fait ce que j'ai pu pour sauvegarder votre délicate susceptibilité; j'ai conservé par devers moi tout ce que j'aurais eu à dire de votre caractère; je n'ai même pas voulu raconter tout ce que vous avez apporté de modération, de calme, de dignité, dans les luttes injustes qui vous ont été si souvent suscitées.

Je n'avais à parler que de vos travaux!... Vos amis n'ont pas besoin que je leur dise votre cœur.

Baron D. DE MONESTROL.

Les nouvelles qui nous arrivent de toutes parts, sont des plus heureuses pour le triomphe prochain de notre cause;

La plus importante de toutes, est celle qui nous annonce que S. S. PIE IX a reçu une pharmacie homœopathique qu'il avait commandée pour son usage particulier.

Le docteur *Varlez*, ex-médecin en chef de l'hôpital de Bruxelles et de la résidence royale, pratiquant déjà, depuis près de vingt ans l'homœopathie, nous écrit du 17 avril, en nous adressant ses vives sympathies :

« Placé sur les confins de l'Allemagne, de la France, de
» l'Angleterre et de la Hollande, ayant des relations journalières
» avec les hommes distingués de ces pays, je suis à même de con-
» naître et d'apprécier la marche du progrès scientifique ; je
» puis donc assurer que l'homœopathie, partout, gagne du ter-
» rain. Partout, ce sont les médecins les plus consciencieux et
» les esprits les plus positifs qui se vouent à son culte ; il faut
» donc qu'elle triomphe, c'est sa destinée; son principe est
» invariable comme la nature sur laquelle il s'appuie, et tous les
» raisonnements ne prévaudront pas contre cette vérité. »

TABLE DES MATIERES.

AVANT-PROPOS.

A TOUS. I   IV

DOCTRINE ET PHILOSOPHIE MÉDICALE. — A.

La vérité en médecine.   1   2
—   Coup-d'œil synthétique.   3   28
—   Coup-d'œil historique.   29   55
—   Coup-d'œil historico-critique.   56   120

PHYSIOLOGIE GÉNÉRALE. — B.

Etudes des Lois de la vie, etc..   1   8
—   De la Vie, etc.   9   24
—   De l'Homme, etc.   25   48
—   De la Nutrition, etc.   49   60
—   De la Respiration, etc.   61   68
—   Du Système nerveux, etc.   69   96

HYGIÈNE GÉNÉRALE. — C.

—   De l'Air.   1   4
—   De la Terre.   5   8
—   Du Feu.   9   16
—   De l'Eau.   17   24
—   Des Habitations, etc.   25   28

*

TABLE DES MATIÈRES.

THÉRAPEUTIQUE GÉNÉRALE. — D.

—	De la vie du Sang	1	12
—	Des Emissions sanguines	13	28
—	De l'Appareil digestif et des Purgatifs	29	44
—	De la Méthode révulsive	45	48
—	Des Narcotiques	49	58
—	Résumé	59	64

CLINIQUE INTERNE. — E.

Observations générales		1	4
—	Maladies des Femmes	5	16
—	Maladies des Enfants	17	24
—	Maladies des Vieillards	25	36

CLINIQUE EXTERNE. — E.

—	Guérisons chirurgicales	37	48

VARIÉTÉS. — F.

Nouvelles diverses		1	4
—	Propagande, etc.	5	8
—	Notice sur Hahnemann	9	20
—	Biographie du comte des Guidi	21	32
—	Introduction de l'Homœopathie dans l'Ouest.	32	40

992 — NANTES, IMPRIMERIE DE CH. GAILMARD, RUE DE GUÉRANDE.